肝硬変
治療マニュアル
エキスパートの
コツとさじ加減

編集 吉治 仁志

南江堂

編集者・執筆者

▌編集

吉治　仁志　よしじ　ひとし　　奈良県立医科大学内科学第三講座（消化器・内分泌代謝内科）教授

▌執筆（執筆順）

名越　澄子　なごしすみこ　　埼玉医科大学総合医療センター消化器・肝臓内科 教授

玉城　信治　たまき　のぶはる　　武蔵野赤十字病院消化器科

黒崎　雅之　くろさき　まさゆき　　武蔵野赤十字病院消化器科 部長

西村　貴士　にしむら　たかし　　兵庫医科大学超音波センター/内科学（肝・胆・膵科）講師

飯島　尋子　いいじま　ひろこ　　兵庫医科大学超音波センター長/内科学（肝・胆・膵科）教授

尾島　英知　おじま　ひでのり　　慶應義塾大学医学部病理学 准教授

久保田直人　くぼた　なおと　　慶應義塾大学医学部病理学

坂元　亨宇　さかもと　みちいえ　　慶應義塾大学医学部病理学 教授

瀬古　裕也　せこ　ゆうや　　京都府立医科大学大学院医学系研究科消化器内科学

伊藤　義人　いとう　よしひと　　京都府立医科大学大学院医学系研究科消化器内科学 教授

持田　智　もちだ　さとし　　埼玉医科大学医学部消化器内科・肝臓内科 教授

清水　雅仁　しみず　まさひと　　岐阜大学大学院医学系研究科消化器病態学 教授

白木　亮　しらき　まこと　　岐阜大学大学院医学系研究科消化器病態学 准教授

磯田　広史　いそだ　ひろし　　佐賀大学医学部附属病院肝疾患センター

江口有一郎　えぐち　ゆういちろう　　佐賀大学医学部附属病院肝疾患センター 特任教授

橋田　竜騎　はしだ　りゅうき　　久留米大学病院整形外科/リハビリテーション部

川口　巧　かわぐち　たくみ　　久留米大学医学部内科学講座消化器内科部門 講師

中本　晋吾　なかもと　しんご　　千葉大学大学院医学研究院消化器内科学

加藤　直也　かとう　なおや　　千葉大学大学院医学研究院消化器内科学 教授

辰巳　明久　たつみ　あきひさ　　山梨大学医学部附属病院消化器内科（第一内科）

榎本　信幸　えのもと　のぶゆき　　山梨大学医学部附属病院消化器内科（第一内科）教授

赤羽たけみ　あかはね　たけみ　　奈良県立医科大学内科学第三講座（消化器・内分泌代謝内科）講師

岩佐　元雄　いわさ　もとお　　三重大学大学院医学系研究科消化器内科学 准教授

竹井　謙之　たけい　よしゆき　　三重大学大学院医学系研究科消化器内科学 教授

大平　弘正　おおひら　ひろまさ　　福島県立医科大学医学部消化器内学 主任教授

執筆者一覧

原田　　大	はらだ　まさる	産業医科大学医学部第3内科学 教授
田中　　篤	たなか　あつし	帝京大学医学部内科学 教授
角田　圭雄	すみだ　よしお	愛知医科大学内科学講座（肝胆膵内科）准教授（特任）
米田　政志	よねだ　まさし	愛知医科大学内科学講座（肝胆膵内科）教授
瀬川　　誠	せがわ　まこと	山口大学医学部附属病院漢方診療部 准教授
坂井田　功	さかいだ　いさお	山口大学大学院医学系研究科消化器内科学 教授
鍛治　孝祐	かじ　こうすけ	奈良県立医科大学内科学第三講座（消化器・内分泌代謝内科）学内講師
日高　　央	ひだか　ひさし	北里大学医学部消化器内科学 准教授
國分　茂博	こくぶ　しげひろ	新百合ヶ丘総合病院肝疾患低侵襲治療センター
西口　修平	にしぐち　しゅうへい	兵庫医科大学内科学（肝・胆・膵科）主任教授
廣岡　昌史	ひろおか　まさし	愛媛大学医学部附属病院総合診療サポートセンター 准教授
日浅　陽一	ひあさ　よういち	愛媛大学大学院医学系研究科消化器・内分泌・代謝内科学 教授
寺島　健志	てらしま　たけし	金沢大学先進予防医学研究センター 特任准教授／金沢大学附属病院消化器内科
山下　竜也	やました　たつや	金沢大学先進予防医学研究センター 准教授／金沢大学附属病院消化器内科
八橋　　弘	やつはし　ひろし	国立病院機構長崎医療センター肝疾患相談支援センター センター長
阪森亮太郎	さかもり　りょうたろう	大阪大学大学院医学系研究科消化器内科学 学内講師
竹原　徹郎	たけはら　てつお	大阪大学大学院医学系研究科消化器内科学 教授
建石　良介	たていし　りょうすけ	東京大学大学院医学系研究科がんプロフェッショナル養成プラン・消化器内科学 特任講師
遠藤　　啓	えんどう　けい	岩手医科大学医学部内科学講座消化器内科肝臓分野
滝川　康裕	たきがわ　やすひろ	岩手医科大学医学部内科学講座消化器内科肝臓分野 教授
富山　恭行	とみやま　やすゆき	川崎医科大学肝胆膵内科学 講師
日野　啓輔	ひの　けいすけ	川崎医科大学肝胆膵内科学 教授
原口　雅史	はらぐち　まさふみ	長崎大学大学院医歯薬学総合研究科消化器内科学分野
佐々木　龍	ささき　りゅう	長崎大学大学院医歯薬学総合研究科消化器内科学分野
中尾　一彦	なかお　かずひこ	長崎大学大学院医歯薬学総合研究科消化器内科学分野 教授
中井　正人	なかい　まさと	北海道大学大学院医学研究院内科学講座消化器内科学教室
坂本　直哉	さかもと　なおや	北海道大学大学院医学研究院内科学講座消化器内科学教室 教授
河岡　友和	かわおか　ともかず	広島大学病院消化器・代謝内科 診療講師

iii

平松　憲	ひらまつ　あきら	広島大学病院消化器・代謝内科 診療講師
茶山　一彰	ちゃやま　かずあき	広島大学大学院医歯薬学総合研究科消化器代謝内科学 教授
小田　耕平	おだ　こうへい	鹿児島大学大学院医歯学総合研究科消化器疾患・生活習慣病学
井戸　章雄	いど　あきお	鹿児島大学大学院医歯学総合研究科消化器疾患・生活習慣病学 教授
熊谷公太郎	くまがい　こうたろう	鹿児島大学大学院医歯学総合研究科消化器疾患・生活習慣病学
小林　貴	こばやし　たかし	横浜市立大学大学院医学研究科肝胆膵消化器病学
中島　淳	なかじま　あつし	横浜市立大学大学院医学研究科肝胆膵消化器病学 主任教授
野村　貴子	のむら　たかこ	香川大学医学部消化器・神経内科学 学内講師
正木　勉	まさき　つとむ	香川大学医学部消化器・神経内科学 教授
波多野悦朗	はたの　えつろう	兵庫医科大学肝・胆・膵外科 教授
海道　利実	かいどう　としみ	京都大学大学院医学研究科肝胆膵・移植外科 准教授
谷合麻紀子	たにあい　まきこ	東京女子医科大学医学部消化器内科学 准教授
徳重　克年	とくしげ　かつとし	東京女子医科大学医学部消化器内科学 教授
土屋　淳紀	つちや　あつのり	新潟大学医学総合病院 消化器内科 講師
寺井　崇二	てらい　しゅうじ	新潟大学大学院医歯学総合研究科消化器内科学分野 教授
元山　宏行	もとやま　ひろゆき	大阪市立大学大学院医学研究科肝胆膵病態内科学 病院講師
河田　則文	かわだ　のりふみ	大阪市立大学大学院医学研究科肝胆膵病態内科学 教授
大藤　和也	おおふじ　かずや	福井大学学術研究院医学系部門内科学(2)分野
中本　安成	なかもと　やすなり	福井大学学術研究院医学系部門内科学(2)分野 教授

序　文

　この数年で，慢性肝疾患，特に肝硬変における治療は大きな変遷を遂げている．直接作用型抗ウイルス薬（direct-acting antivirals：DAAs）の導入はC型慢性肝炎，代償性肝硬変の治療にパラダイムシフトをもたらし，安全かつ効果的な治療が提供可能となった．また非代償性肝硬変では，肝性腹水，脳症さらに皮膚瘙痒感や低栄養・サルコペニアといった病態に対しても新規治療法が次々と認可されるようになり，C型非代償性肝硬変に対してもDAAsが認可されている．これら新たな治療法の登場によって，肝硬変診療は予後の改善だけではなく，QOLの向上をその目的とする新たなステージを迎えたと言える．また治療法の進歩に伴い，各病態の概念や評価方法も大きく変遷することとなり，実際の臨床においては，各ガイドラインに記載されている以上の幅広い知識を習得することが必要となる．

　本書『肝硬変治療マニュアル』はこれからの肝硬変診療に向けて，2017年に刊行された『肝疾患治療マニュアル』（編集：竹原哲郎，持田　智）の肝硬変領域における最新の知見をアップデートし，さらなるステップアップを目的として刊行した．まず，冒頭の第1章では「診断・病態評価のコツ」として，肝硬変の疾患概念・最新の非侵襲的診断法や合併症の評価法について概説した．次に，肝硬変の各原因疾患に沿った治療，栄養療法，運動療法について第2章「病態に応じた治療のコツとさじ加減」で，肝硬変に合併するさまざまな病態の治療を第3章「合併症治療のコツとさじ加減」で詳細に紹介した．スムーズに実臨床へ活用して頂くことを目的として，実際の処方例とともに治療におけるさじ加減をワンポイントで示させて頂いた．また，第4章では「肝硬変治療薬のキホン」として肝硬変治療薬側から焦点を当てて，各治療薬の作用機序や特徴，処方上の注意点などについて個別に論じることとした．さらに，第5章でIVR治療や外科治療などについて「非内科的治療のコツとさじ加減」で紹介し，最後に第6章で現在開発段階や臨床治験などを含めた「肝硬変のトピックス」で締めくくった．

　目まぐるしくアップデートされる情報に網羅的に対応するために，第一線で活躍する肝硬変診療のエキスパートの先生方に執筆を依頼した．重なる追記，修正をお願いしたが，多忙をきわめるなかで迅速に対応頂いた執筆者の先生方に深謝する．本書が肝硬変診療ガイドラインの理解へのサポートとなり，より深い知識を得るとともに日常臨床に役立てて頂ければ幸甚である．

2019年10月

吉治　仁志

目　次

第1章　診断・病態評価のコツ

1. 概念と臨床所見.. 名越澄子　2
2. 血液検査.. 玉城信治，黒崎雅之　6
3. 非侵襲的診断...................................... 西村貴士，飯島尋子　11
4. 組織検査.......................... 尾島英知，久保田直人，坂元亨宇　17
5. 合併症の診断...................................... 瀬古裕也，伊藤義人　26
6. 重症度の分類.. 持田　智　32
7. Acute-on-Chronic Liver Failure とは.................. 持田　智　36

第2章　病態に応じた治療のコツとさじ加減

1. 栄養評価と指導.. 42
   - a. 低栄養時（PEM）.............................. 清水雅仁，白木　亮　42
   - b. 過栄養時.................................... 磯田広史，江口有一郎　49
2. 肝硬変における運動療法........................ 橋田竜騎，川口　巧　55
3. 成因別の病態と治療.. 64
   - a. ウイルス性肝硬変（B型）.............. 中本晋吾，加藤直也　64
   - b. ウイルス性肝硬変（C型）.............. 辰巳明久，榎本信幸　70
   - c. NASH 肝硬変.................................... 赤羽たけみ　80
   - d. アルコール性肝硬変.................... 岩佐元雄，竹井謙之　89
   - e. 自己免疫疾患による肝硬変（AIH，PBC）........ 大平弘正　96
   - f. 代謝性疾患による肝硬変
     （Wilson 病，ヘモクロマトーシス）.................. 原田　大　104
   - g. 原発性硬化性胆管炎（PSC）.......................... 田中　篤　110
4. 糖尿病合併例における糖尿病治療薬の使い方
   .... 角田圭雄，米田政志　117

第3章　合併症治療のコツとさじ加減

1. 胸腹水.................................... 瀬川　誠，坂井田功　124

目 次

2. 肝性脳症 .... 鍛治孝祐 132

3. 消化管出血（食道胃静脈瘤，PHG）.... 日高　央，國分茂博 140

4. サルコペニアと筋痙攣（こむら返り）.................. 西口修平 147

5. 門脈血栓症 .... 廣岡昌史，日浅陽一 152

6. 出血傾向，血小板減少症 .... 寺島健志，山下竜也 159

7. 瘙痒症 .... 八橋　弘 164

8. 他臓器関連（肝腎症候群，肝肺症候群）
.... 阪森亮太郎，竹原徹郎 170

9. 肝発癌予防 .... 建石良介 178

第4章　肝硬変治療薬のキホン

1. 亜鉛製剤 .... 遠藤　啓，滝川康裕 184

2. 肝庇護薬 .... 遠藤　啓，滝川康裕 187

3. 分岐鎖アミノ酸製剤 .... 富山恭行，日野啓輔 192

4. 利尿薬 .... 富山恭行，日野啓輔 194

5. 難吸収性抗菌薬 .... 原口雅史 196

6. 抗凝固薬 .... 佐々木龍，中尾一彦 199

7. カルニチン .... 中井正人，坂本直哉 202

8. ナルフラフィン .... 中井正人，坂本直哉 205

9. ルストロンボパグ .... 河岡友和 208

10. 合成二糖類 .... 平松　憲，茶山一彰 212

11. 漢方製剤（筋痙攣，肝庇護）.................... 小田耕平，井戸章雄 215

12. プロバイオティクス .... 熊谷公太郎，井戸章雄 218

13. 排便調節薬 .... 小林　貴，中島　淳 221

第5章　非内科的治療のコツとさじ加減

1. 合併症に対する IVR 治療 .... 國分茂博 226

2. 腹水濾過濃縮再静注法（CART）.......... 野村貴子，正木　勉 232

3. 肝硬変・肝癌に対する外科治療.................... 波多野悦朗 237

4. 肝移植 .... 海道利実 245

第6章 肝硬変のトピックス

1. 肝硬変と腸内細菌.............................谷合麻紀子, 徳重克年 252
2. 肝硬変に対する再生医療.....................土屋淳紀, 寺井崇二 256
3. 肝硬変に対する抗線維化薬.................元山宏行, 河田則文 261
4. 肝癌に対する新規治療薬.....................大藤和也, 中本安成 268

索 引...273

謹告 著者ならびに出版社は，本書に記載されている内容について最新かつ正確であるよう最善の努力をしております．しかし，薬の情報および治療法などは医学の進歩や新しい知見により変わる可能性があります．薬の使用や治療に際しては，読者ご自身で十分に注意を払われることを要望致します．

株式会社 南江堂

第1章

診断・病態評価のコツ

第1章　診断・病態評価のコツ

1. 概念と臨床所見

1　肝硬変の概念と原因

　肝硬変は，種々の原因による慢性肝障害により，肝実質細胞が減少し，線維化が進展して肝の構造が改変され，びまん性に再生結節が形成され，再生結節を線維性隔壁が取り囲む病変である．2018年に実施された50,903例の肝硬変症例の成因調査では，B型肝炎が11.8%，C型肝炎49.2%，B型＋C型0.8%，アルコール性19.4%，自己免疫性2.7%，胆汁うっ滞型3.3%，代謝型0.2%，うっ血性0.4%，薬物性0.1%，特殊な感染症0.01%，非アルコール性脂肪肝炎5.8%，その他6.4%であった[1]．2008年の全国集計[2]と比べC型肝炎が60.9%から49.2%に減少し，非アルコール性脂肪肝炎が2.1%から5.8%に増加した．

2　肝硬変の病態と臨床所見

　肝硬変では線維化による肝臓内構造の改変に加えて，肝臓内の血管が収縮傾向にあることから血流抵抗が増大して門脈圧が上昇するのに対して，肝臓外の内臓系の動脈や末梢血管は弛緩状態にある．門脈圧が亢進すると側副血行路が形成され，食道，胃，直腸に静脈瘤が生じるだけでなく，腸内細菌により産生されるアンモニアなどの毒性物が門脈-体循環短絡（シャント）を介して肝を迂回して体循環に流れ込み肝性脳症をきたす．門脈圧亢進は脾腫の原因ともなる．一方，内臓系の動脈弛緩は有効循環血液量の不足から腎臓での水分とナトリウムの再吸収を増大させ，門脈圧亢進と肝でのアルブミン産生の低下による低膠質浸透圧とともに腹水を貯留させる．

　また，糖質・脂肪・蛋白質・エネルギー代謝の中心臓器である肝臓の機能低下は，蛋白質・エネルギー低栄養などにより筋萎縮・筋力低下をきたし，血液凝固因子の合成能低下と脾機能亢進などによる血小板減少は出血傾向を生じる．肝実質細胞のビリルビン代謝能の低下は黄疸をきたす．

2

1. 概念と臨床所見

3 　臨床所見

　肝硬変に特異的な臨床所見はないが，クモ状血管腫，手掌紅斑，女性化乳房，腹壁静脈の怒張，腹水，下腿浮腫，脾腫，黄疸，肝性脳症などが肝硬変に特徴的な所見である．

a クモ状血管腫

　クモが足を広げた形に似た毛細血管拡張である．中心部の点状隆起部は流入動脈なので硝子板で軽く圧迫すると拍動を観察できる．開大した動静脈吻合から静脈側に流入した動脈血が細静脈を表皮へと上行し表皮下の毛細血管拡張を引き起こしたものと考えられている．主に，顔面，前頸部，前胸部，前腕にみられる．アルコール性肝硬変に認められることが多く，肝での不活性化が障害され血中に増加したエストロゲンが原因と考えられている．肝硬変以外では，妊娠，経口避妊剤内服時，甲状腺機能亢進などでみられる．

b 手掌紅斑

　母指球部，小球部を中心に両手掌に対称性に生じる毛細血管拡張によるびまん性紅斑である．アルコール性肝硬変に多くみられる．肝硬変以外では，妊娠，慢性肺疾患，遷延性心内膜炎，多発性関節炎，痛風，糖尿病，全身性エリテマトーデスでもみられる．

c 女性化乳房

　肝硬変に合併する浮腫，腹水対策にスピロノラクトンを投与すると起こりやすい．しばしば痛みを訴える．肥満者の皮下脂肪との鑑別のためには触診で乳腺組織を確認する必要がある．多くは両側の乳房にみられるが，左右差を認めることもある．

d 腹壁静脈怒張

　上腹部に上行性にみられる側副血行路である．臍を中心とした放射状の静脈拡張はメドゥサの頭（caput Medusae）と呼ばれる．

e 腹水・下腿浮腫

　少量の腹水の有無は腹部超音波検査で確認する必要がある．量が増えると体位変換による濁音界の移動や波動により診断できる．肝硬変による下腿浮腫は指で押すと離した後も圧痕が残る pitting edema である．肝硬変以外に

3

第 1 章　診断・病態評価のコツ

肝細胞逸脱酵素上昇を伴う浮腫は，心不全によるうっ血肝，甲状腺機能低下などであるが，甲状腺機能低下に伴う下腿浮腫は非圧痕性浮腫である．

f 脾　腫

　打診や右側臥位の触診で脾臓を触知できない場合は，腹部超音波検査で確認する．肝硬変以外でも，右心不全など門脈圧亢進による脾静脈血の還流障害，種々の感染症による炎症，腫瘍細胞の浸潤，白血病や骨髄線維症などの骨髄増殖性疾患などが脾腫の原因となる．

g 黄　疸

　血中総ビリルビン値が 2 mg/dL 程度以上になると，眼球結膜に軽度黄染がみられ，さらに上昇すると皮膚黄染が認められる．また，腎臓から排泄される直接ビリルビンが増加すると尿の色調が暗褐色を呈する．肝硬変以外にも体質性黄疸，溶血性貧血，急性肝障害，閉塞性黄疸などでもみられる．

h 肝性脳症

　初期症状として昼夜の逆転が重要であるが，後から気づかれる場合が多い．犬山シンポジウム昏睡度分類の昏睡度Ⅱ度以上になると羽ばたき振戦がみられる．近年，昏睡度Ⅰ度と昏睡なしの間にミニマル肝性脳症が存在することが知られるようになった[3]．知識や言語性認知機能が比較的保たれているのに対して動作性認知機能が低下するので，運転操作など複雑な動作が困難になり，転倒しやすくなる．

i その他

　数秒～数分続く，疼痛を伴う筋肉の急激な収縮であるこむら返りや，皮膚瘙痒症は肝硬変患者の QOL を著しく損う．肝硬変に伴うサルコペニアは握力が男性 26 kg，女性 18 kg 未満で筋力低下とするが，筋肉量低下の可能性の有無は下腿の最も太いところを両側の第 1 指と第 3 指（男性）または第 2 指（女性）で輪を作り楽に囲めるかどうかで簡単に調べられる．

　初期の肝硬変では，これらの臨床所見は認められないことが多く，肝硬変の存在の否定に有用な臨床所見はない[4]．

■文　献

1) 上野義之ほか：肝硬変の成因別実態 2018．西口修平（監修），医学図書出版，東京，

4

1. 概念と臨床所見

p.1-2, 2019

2) Michitaka K et al：Etiology of liver cirrhosis in Japan：a nationwide survey. J Gastro-enterol **45**：86-94, 2010

3) Ferenci P et al：Hepatic encephalopathy - definition, nomenclature, diagnosis, and quantification：final report of the working party at the 11th World Congresses of Gastroenterology, Vienna, 1998. Hepatology **35**：716-721, 2002

4) Udell JA et al：Does this patient with liver disease have cirrhosis? JAMA **307**：832-842, 2012

第1章　診断・病態評価のコツ

2. 血液検査

　慢性肝疾患において，肝線維化進行を正確に評価することは臨床上きわめて重要な問題である．初期の肝線維化の進行の少ない慢性肝炎から肝線維化が進行し，肝硬変へと進行するにしたがって合併症の発生リスクが上昇する．肝線維化進行に伴って発癌リスクが上昇するだけでなく，腹水や肝性脳症，黄疸といった肝硬変関連合併症の発生頻度も上昇する．したがって，慢性肝疾患の診療において肝線維化の評価は必須である．

　肝線維化評価のゴールドスタンダードは肝生検である．実際に病理組織での線維量の診断や線維構造の変化を観察することで肝硬変の有無を診断する．しかし，肝生検による評価には疼痛や出血などの合併症のリスクを伴う．近年高齢で多くの併存疾患を抱えた患者が多くなっており，侵襲を伴う肝生検を容易に行うことは困難なことが多くある．また，肝生検ではサンプリングエラーや観察者による評価の相違が生じやすいといった問題点も存在する．繰り返し評価することで病態の経時的変化を観察することが困難であるといった問題点も存在する．そこで，より簡便で非侵襲的な肝線維化診断法の開発がなされてきた．さまざまな非侵襲的肝線維化診断法のなかから，本項では血液検査による肝線維化診断法について解説する．

┃ 1 ┃ 血液検査の組み合わせによる診断法 (FIB-4 index)

　血液検査を用いた非侵襲的肝線維化法として，複数の血液検査項目を組み合わせた線維化スコアリングの有用性が報告されている．いずれの手法も高い診断精度を有しており，いずれのスコアリングを用いても問題はないが本項では FIB-4 index について解説する．FIB-4 index は以下の計算式から算出される肝線維化スコアリングの1つである．

　　年齢×AST／(血小板数（×10^9/L）×$\sqrt{\text{ALT}}$)

　FIB-4 index が他のスコアリングよりも優れている点は年齢，AST，ALT，血小板という日常臨床で広く用いられている採血項目のみを使用して算出し

6

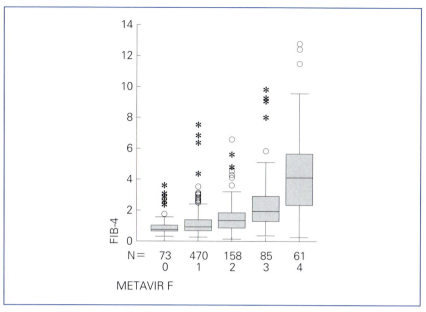

図1 肝線維化ステージとFIB-4 indexの関係

［文献1より引用］

ている点である．特別な採血などは必要なく簡便に算出できるため病院や診療所，地域医療などあらゆる場面で使用可能であり，実際の臨床においても広く普及してきている．

　FIB-4 indexは特にC型慢性肝炎における肝線維化進行症例の診断として普及している．図1に示されるように実際の病理組織とFIB-4を比較した場合に，肝線維化進行に伴ってFIB-4が上昇する有意な相関関係が認められた[1]．このコホートにおけるFIB-4による高度線維化進行（F3〜4）の診断精度はFIB-4＜1.45においてnegative predictive valueが94.7％，FIB-4＞3.25におけるpositive predictive valueが82.1％と高い診断精度が報告された．

　血液検査で肝線維化を診断する最も有効な点は繰り返し簡便に測定することが可能である点である．したがって経時的に測定し，その変化が実際の病理組織における病態の変化と相関しているかを検討する必要がある．当院で2回肝生検を施行した314例について肝生検での線維化の変化とFIB-4の変化を検討したところ，線維化改善にしたがってFIB-4も改善し，線維化増悪にしたがいFIB-4も増悪する相関関係が明らかとなった．したがって，FIB-4の経時変化をみることによって肝内の線維化の変化を非侵襲的に観察するこ

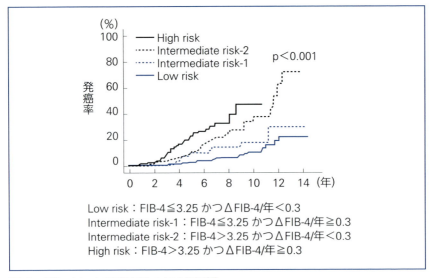

図2 FIB-4 による発癌リスクの層別化

[文献2より引用]

とが可能である．肝線維化を診断する意義はその後の発癌を予測することにある．実際に FIB-4 を用いて C 型慢性肝炎患者の発癌率を検討したところ，FIB-4 が有用であると報告されている．1 ポイント測定した FIB-4 が発癌と関連するのみならず，経時的な改善・増悪と発癌率の改善・増悪が相関しており，これらを組み合わせることによって発癌率を層別化することが可能である（図2）[2]．このように，経時変化によって病態の変化を把握することができるのが血液検査を用いるメリットの1つである．

FIB-4 は C 型慢性肝炎のみならず，脂肪肝などでもその有用性が報告されている．米国における 14,841 人の population-based prospective survey では FIB-4 が高値になるにしたがって全死亡率や心血管イベントの発生率が上昇することが明らかとなった[3]．近年，ウイルス性肝炎以外に糖尿病や脂肪肝から肝硬変に進行する患者が増加しているが，FIB-4 はこのような患者における予後予測ツールとしても有用である．

2　M2BPGi

M2BPGi はわが国において開発・臨床応用された新たな肝線維化マーカーである．2015 年 1 月に保険収載され，これまでにさまざまな有用性が報告さ

2. 血液検査

M2BGi levels (COI)	N	発癌率 (患者数)		
		5年	10年	15年
≧4	118	30.5% (89)	54.1% (61)	77.0% (50)
1-4	434	3.9% (342)	14.8% (197)	31.6% (90)
<1	155	0% (109)	1.1% (60)	3.1% (10)

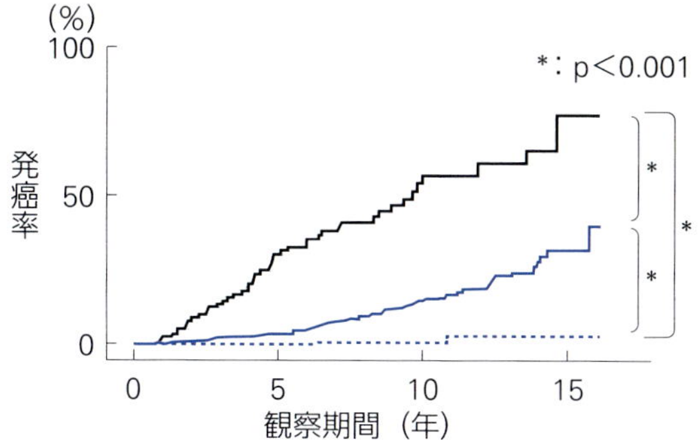

図3　M2BGi による発癌リスクの検討

［文献 4 より引用］

れている．シスメックス社の自動免疫測定装置（HISCL®）を用いて，わずか 10 μL の血清があれば 17 分で全自動で測定することが可能である．その簡便性から現在日本において広く普及している．

　M2BPGi は C 型慢性肝炎患者における肝線維化診断法として開発された．C 型慢性肝炎患者における病理による Fibrosis stage と M2BPGi の相関を検討すると，Fibrosis stage の増加に伴い M2BPGi も増加する相関関係が認められる[4]．肝硬変予測における M2BPGi のカットオフ値は 4 COI 前後といわれている．また M2BPGi は肝線維化のみならず，その後の発癌とも強く相関している．M2BPGi で層別化したところ M2BPGi の上昇に伴い発癌率も増加することが明らかとなっており（図 3）[4]，C 型慢性肝炎の臨床において M2BPGi の測定が予後や合併症の予測に重要な役割を果たしている．

　M2BPGi の測定値の解釈にあたっては病態を考慮する必要がある．近年 C 型慢性肝炎は直接作用型抗ウイルス薬治療によってほぼすべての患者がウイルスを排除することができるようになっている．ウイルス排除によって

M2BPGi 値は速やかに低下することが知られている．治療前肝硬変であった患者における治療後 12 週時点での M2BPGi を測定すると平均 2.0 COI 程度まで低下している．すなわち病態の変化によってカットオフ値を変える必要があることには注意が必要である．実際に C 型慢性肝炎ウイルス排除後の発癌率を M2BPGi で検討すると，M2BPGi：1.75 COI がカットオフ値となり，その後の累積発癌率を層別化することができることが明らかとなっている[5]．また，近年増加している非アルコール性脂肪性肝疾患（NAFLD）でもカットオフ値が異なることに注意が必要である．289 例の NAFLD 患者における病理組織による線維化 Stage と M2BPGi の相関を検討したところ，高度線維化進行（Stage 3〜4）を診断するベストカットオフ値は 0.94 であることが報告されている[6]．したがって M2BPGi 検査値については背景肝疾患，病態の変化に応じて解釈を変える必要がある点には十分注意をする必要がある．しかし，血液検査で簡便に繰り返し測定でき，線維化診断のみならず，発癌や合併症の予測に有用であることが報告されており，肝疾患診療においてさらに広く用いられると考えられる．

■ 文　献

1) Vallet-Pichard A et al：FIB-4：an inexpensive and accurate marker of fibrosis in HCV infection. comparison with liver biopsy and fibrotest. Hepatology **46**：32-36, 2007

2) Tamaki N et al：Non-invasive prediction of hepatocellular carcinoma development using serum fibrosis marker in chronic hepatitis C patients. J Gastroenterol **49**：1495-1503, 2014

3) Unalp-Arida A, Ruhl CE：Liver fibrosis scores predict liver disease mortality in the United States population. Hepatology **66**：84-95, 2017

4) Yamasaki K et al：Elevated serum levels of Wisteria floribunda agglutinin-positive human Mac-2 binding protein predict the development of hepatocellular carcinoma in hepatitis C patients. Hepatology **60**：1563-1570, 2014

5) Yasui Y et al：Wisteria floribunda agglutinin-positive Mac-2 binding protein predicts early occurrence of hepatocellular carcinoma after sustained virologic response by direct-acting antivirals for hepatitis C virus. Hepatol Res **20**：13233, 2018

6) Abe M et al：Association between Wisteria floribunda agglutinin-positive Mac-2 binding protein and the fibrosis stage of non-alcoholic fatty liver disease. J Gastroenterol **50**：776-784, 2015

3. 非侵襲的診断

　肝臓病の診療において肝線維化の評価は重要である．特に肝硬変では予後規定因子となる門脈圧亢進症や肝発癌をきたす．病理組織学的には肝炎症が持続することで肝細胞の変性，壊死，脱落，再生が繰り返され，病期が進展すると，主に門脈域の架橋性線維化（bridging fibrosis）の形成，肝小葉構築の歪みが起こり，再生結節が形成され，肝硬変へと進展する．

　これまで肝線維化の程度を診断するには肝生検が必要であった．超音波検査，CT 検査，MRI 検査では肝臓の形態変化をみて線維化の程度を評価してきた．肝縁鈍化，表面凹凸不整，左葉腫大，右葉萎縮，尾状葉腫大，脾腫，肝実質の粗糙化や結節性の変化は，線維化と再生結節を反映している[1,2]．とはいえ，慢性肝炎の程度を明確に区別するのは難しく，肝硬変と慢性肝炎でさえ，画像診断のみで明確に区別するのは困難であった．

　近年，「硬さ」を定量化して慢性肝炎，肝硬変の診断をするエラストグラフィが普及しつつあり，肝硬変の診断がこれまでより容易に可能となったと同時に，肝臓病診療に必須の検査となりつつある．『肝硬変診療ガイドライン（第 2 版）』[3] では，Clinical Question 2-2 で肝硬変診断における画像診断についてエラストグラフィが有用であると述べられているとともに，Clinical Question 2-3 では肝生検の有用性を述べつつ侵襲性やサンプリングエラー，評価者間の組織診断の不一致についても言及している．EASL-ALEH Clinical Practice Guidelines[4] では，肝線維化診断は非侵襲的診断法である超音波エラストグラフィが重要な位置を占めている．本項では超音波検査および超音波・MR エラストグラフィを中心に，慢性肝炎，特に肝硬変の画像診断について概説する．

1 ┃ B モード超音波検査

　慢性肝炎が進行するにつれて，肝表面は凹凸不整となり，肝辺縁の鈍化，肝実質が粗糙となり，肝静脈の走行も不整となる．肝硬変にいたると，右葉萎縮，左葉腫大，尾状葉腫大，あるいは肝両葉委縮をきたし，肝表面の凹凸不整，肝実質の粗造化，肝内脈管の狭小化，脾腫や，側副血行路の発達，腹

第1章　診断・病態評価のコツ

水を認める．しかし，初期の肝硬変や背景肝疾患によってはこれらの典型的な画像所見を呈さない場合もあり，客観性にやや乏しく，判断に難渋する場合も存在する．後ほど述べるBモードと超音波エラストグラフィとの肝線維化の診断能では非代償性肝硬変の診断能は両者で同等であり，相加効果はないが，F2以上，初期の肝硬変の診断能は超音波エラストグラフィが優れており，Bモード所見を加えても肝線維化診断能は変わらない[5]．

2 　超音波エラストグラフィ

エラストグラフィとは外部より力を加えたときに生じる組織の変化を定量化したもので，臓器や病変の硬さを測定しており，肝臓では肝線維化を反映している．肝生検と比較して侵襲性，反復性，コストの面などが利点である．

エラストグラフィはその測定原理の違いにより strain imaging と shear wave imaging に分けられ（表1），現在は shear wave imaging が主流であ

表1　超音波エラストグラフィの分類

励起法 ＼ 測定物理量	Strain imaging	Shear wave imaging
用手的加圧 (Manual compression)	Strain elastography RTE（Hitachi） Elastography；GE, Philips, Toshiba, et al.	
音響放射力 (ARFI)	ARFI imaging VTI（Siemens）	Point shear wave elastography • VTQ（S2000, 3000） • ElastPQ（iU22, Affinity, EPIQ） • SWM（ARIETTA S70, ARIETTA E70, ALOKA ARIETTA 850） 2D Shear wave elastography • SWE（Aixplorer） • SWE（Aplio300, 400, 500, i700, i800, i900） • SWE（LOGIQE9, S8） • ElastQ（EPIQ）
機械的振動 (Mechanical impulse)		Transient elastography FibroScan（Echosens）

（日本超音波医学会：超音波エラストグラフィ診療ガイドラインより引用）
色文字は2018年7月時点で保険収載されている機種

3. 非侵襲的診断

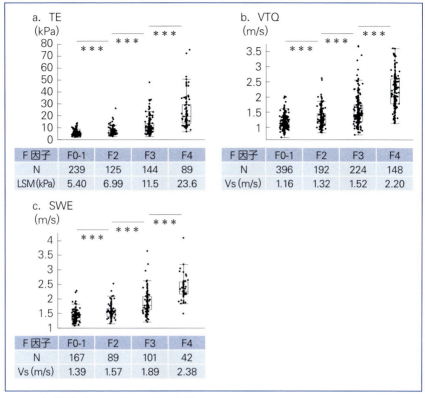

図1 各機種別のF因子と肝硬度値

ることから（図1），ここでは shear wave imaging による肝線維化診断について述べる．

a Transient elastography（TE）

わが国で 2011 年 10 月に初めて保険適用された超音波 shear wave elastography による肝硬度測定専用機である．プローブの先端にあるトランスデューサーから超音波と剪断波を機械的振動により発生させ，肝臓の硬さを計測し，10回測定した中央値を測定値としている．成功率60％以上，IQR/med（四分位点/中央値）30％未満が信頼に値する測定値とされる[4]．

FibroScan®（Echosens社）による肝線維化診断について，Friedrich-Rustらのメタアナリシス[6]ではF2≦，F3≦，F4（肝硬変）の診断能（AUROC）は 0.84，0.89，0.94 と非常に良好であり，FibroScan®による肝線維化診断は十分

13

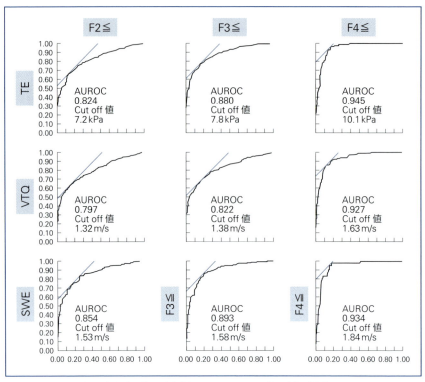

図2 各機種別，線維化別の診断能とカットオフ値（自験例）

に有用である．自験例でもF因子の上昇とともにLSM（liver stiffness measurement）も有意に上昇し（図1a），F2≦，F3≦，F4（肝硬変）のそれぞれのカットオフ値は7.2，7.8，10.1 kPa，それぞれの診断能はAUROC 0.824，0.880，0.945と非常に良好な診断能を呈している（図2）．

注意点はBモードが参照できない，腹水や高度肥満，高度の肝萎縮の場合は測定不良となることだが，高度肥満例，すなわちBMI 30 kg/m^{2}以上や皮膚から肝臓までの距離（skin to capsule distance：SCD）が25 mm以上の場合はXLプローブでの測定が推奨されており[4]，F2≦，F3≦，F4（肝硬変）の診断能（AUROC）はそれぞれ0.71，0.83，0.88と従来のMプローブよりはやや低いが，肝線維化診断には十分に対応可能である[7]．

b shear wave elastography

5〜10回の測定値の平均値をVs（m/s）値とし，肝線維化が進展するとVs

値は上昇する．point shear wave elastography（p-SWE）である VTQ® の検討では，肝線維化診断の感度/特異度は F2 以上で 0.74/0.83，F4（肝硬変）は 0.87/0.87 であり，TE と同等の診断能を呈する[8]．

　当院でのウイルス性肝炎に対する VTQ® の肝線維化診断の検討では，肝線維化の進展とともに Vs 値は有意に上昇し（図 1b），F2≦，F3≦，F4（肝硬変）のカットオフ値はそれぞれ 1.32，1.38，1.63 m/s で，診断能は AUROC 0.797，0.822，0.927 とこれまでの報告と同様に良好な結果であった（図 2）．

　2D-shear wave elastography（2D-SWE）は大きな観察用 ROI（関心領域）のなかに円形 ROI を設定し，円形 ROI 内の肝硬度を測定しあい，6〜10 回の測定値の平均を使用している．当院の検討（Aplio 500，キヤノンメディカルシステムズ社）では，肝線維化の進展とともに Vs 値は有意に上昇し（図 1c），F2≦，F3≦，F4（肝硬変）それぞれのカットオフ値は 1.53，1.58，1.84 m/s で診断能（AUROC）は 0.854，0.893，0.934 と良好であった（図 2）．また TE（FibroScan®）と p-SWE（VTQ®），2D-SWE（SSI®，SuperSonic Imagine 社）との比較検討では F2≦，F3≦，F4（肝硬変）のカットオフ値はそれぞれ 8.0，8.9，10.7 kPa で診断能（AUROC）はそれぞれ 0.88，0.93，0.93 と良好で，TE や VTQ® と同等の診断能であった[9]．

　自験例では肝生検と同日に同一人物に対して 6 機種で肝硬度測定を施行したところ，肝硬変診断能は AUROC 0.95 以上であり，各機種間の相関係数も 0.80 以上であった．

　shear wave imaging による肝硬度測定法であるが，空腹時に，右肋間より自然呼吸下で軽く息止めをして測定する必要があり，壊死炎症（急性肝炎，慢性肝炎），黄疸，うっ血などの影響も受けること[4]，背景肝や治療歴が測定値に影響を及ぼすことを知っておく必要がある．

　以上のように，測定時の注意点はあるが，機種によらず肝線維化診断は可能であり，特に肝硬変の診断能は AUROC 0.9 以上と非常に高く，超音波エラストグラフィによる肝線維化診断は十分有用であるといってよい．

3 MR エラストグラフィ

　振動発生装置で発生した空気の振動が患者の肝臓の位置に固定したパッシブドライバを通して肝臓を揺らし，その振動波をみて硬さを診断する．メタアナリシスでは BMI や背景肝によらず F2≦，F3≦，F4（肝硬変）それぞれの診断能（AUROC）は 0.88，0.993，0.92 と非常に高い診断能を呈するが[10]，

第 1 章　診断・病態評価のコツ

　汎用性やコストの問題があり，実臨床で普及するにはいたっていない（保険
適用外）．

　肝硬変の診断は非侵襲的肝線維化診断法であるエラストグラフィで十分可
能であり，特に shear wave imaging による超音波エラストグラフィは反復
性，汎用性，コストなどの面で主流をしめており，慢性肝炎・肝硬変診療に
必須の検査である．

■文　献

1) Freeman MP et al：Regenerating nodules in cirrhosis：sonographic appearance with anatomiccorrelation. AJR Am J Roentgenol **146**：533-536, 1986

2) 木村隆生ほか：肝実質所見に基づく肝硬変の超音波分類とその臨床的有用性．日消病会誌 **86**：1473-1485, 1989

3) 日本消化器病学会（編）：肝硬変診療ガイドライン 2015（改訂第 2 版），南江堂，東京，2015

4) European Association for the Study of the Liver：EASL-ALEH Clinical Practice Guidelines：Non-invasive tests for evaluation of liver disease severity and prognosis. J Hepatol **63**：237-264, 2015

5) Zheng J et al：Two-dimensional shear-wave elastography and conventional US：the optimal evaluation of liver fibrosis and cirrhosis. Radiology **275**：290-300, 2015

6) Friedrich-Rust M et al：Performance of transient elastography for the staging of liver fibrosis：a meta-analysis. Gastoenterology **134**：960-974, 2008

7) Xia B et al：Feasibility and Efficacy of Transient Elastography using the XLprobe to diagnose liver fibrosis and cirrhosis：A meta-analysis. Medicine（Baltimore）**97**：e11816, 2018

8) Bota S et al：Meta-analysis：ARFI elastography versus transient elastography for the evaluation of liver fibrosis. Liver Int **33**：1138-1147, 2013

9) Cassinotto C et al：Non-invasive assessment of liver fibrosis with impulse elastography：comparison of Supersonic Shear Imaging with ARFI and FibroScan®. J Hepatol **61**：550-557, 2014

10) Singh S et al：Diagnostic performance of magnetic resonance elastography in staging liver fibrosis：a systematic review and meta-analysis of individual participant data. Clin Gastroenterol Hepatol **13**：440-451, 2015

4. 組織検査

4. 組織検査

【肝硬変の病理学的所見】

　肝硬変は，さまざまな原因疾患により生じる慢性肝疾患の終末像であり，びまん性の組織形態を示す．基本的な病理組織学的特徴は，肝臓内で生じた線維増生により肝実質が分断されることで，本来の基本構築である小葉構築が改築され，線維化組織によって取り囲まれた残存する肝細胞が結節状の形態（再生結節：WHO 分類では，大結節性（径＞3 mm），混合結節性，小結節性（径＜3 mm）に分類）を形成することである．しかし，こういった終末像として解釈されている組織像も，原因となる疾患によってある程度特徴的所見を示す．また，近年の研究報告により不可逆的変化と考えられた肝線維化は，原因疾患の積極的治療により肝硬変を含めた進行性の慢性肝病態のかなりが改善することがわかっている．したがって，肝硬変患者の治療方針を決定するうえでも，肝硬変の基本像と疾患別の肉眼所見を含めた組織学的差異を把握することは重要と考えられる．また，正確な組織診断のためには，臨床情報との照合が不可欠である．本項では，まず肝線維化の基本事項を確認し，代表的な肝硬変をきたす疾患の肉眼的・組織学的特徴を解説する．

1 　肝線維化

　肝線維化の発生機序やパターンは，その原因となる疾患によって違いがあるが，基本的には傷害されて脱落・壊死した肝細胞に対して，肝細胞自身の再生とともに欠損した組織構築を線維化によって置換することで生じる病変である．肝実質の線維化には肝星細胞（hepatic stellate cells）や TNFα などさまざまな分子病理学的機構の関連がわかっているが，原因疾患別からみた詳細な線維化機構は未知な部分が多い．

　病理組織像での線維化の診断には，鍍銀染色や Azan 染色が有用である．また，疾患別にさまざまな線維化パターンを示すが，大別すると架橋性線維化（bridging fibrosis，門脈域間 P-P，門脈域中心静脈間 P-C，中心静脈間 C-C），静脈周囲性線維化（perivascular fibrosis），細胞周囲性線維化（pericellular fibrosis），鶏かご状線維化（chicken-wire mesh fibrosis），脱落後性肝線維化

17

第1章 診断・病態評価のコツ

（post-collaptic necrosis）などに分けられる.

2 代表的な疾患別にみた肝硬変の肉眼像と組織像

肝硬変をきたすとされる代表的疾患の肉眼所見と組織学的特徴を解説する.

a 慢性ウイルス性肝炎（B型，C型）

臨床的には肝炎ウイルスの持続的感染，6ヵ月以上の肝機能検査値の異常の持続した状態を指す，疾患の進行に伴い肝硬変に移行する. しかし，近年のめざましい治療の進歩で，完成された慢性ウイルス性肝炎性肝硬変を病理学的にみる機会は激減している.

1）肉眼所見

肉眼所見では HBV は大小不同を伴いながらも，大型の再生結節が主体（図 1a）であるのに対して，HCV 症例では比較的小型の再生結節が主体（図 1b）である. しかし，HCV 提示症例は終末期にはいたっておらず，さらに進行すると線維化が前面に出た凹凸の目立つ肉眼所見に変化する.

2）組織学的特徴

組織学的には門脈域にリンパ球を主体とした細胞浸潤と線維化，種々の程度の肝細胞の変性・壊死・炎症所見を認める疾患で，壊死炎症反応が進行するにつれて小葉改築と再生結節がみられるようになり，終末像として肝硬変へと進展する.

B型肝硬変は線維索が細く，大型の再生結節を形成する傾向がある（図 1c）. C型肝硬変の場合は線維索が B 型に比べ太く，結果として小型の再生結節が主体で（図 1d），門脈域へのリンパ球を中心とした炎症細胞浸潤が目立つ（図 1e）. いずれも P-P，P-C 間の架橋性線維化が認められる（図 1f）.

b アルコール性肝疾患

長期間の大量のアルコール摂取により肝細胞が傷害を受け線維化をきたす疾患である.

1）肉眼所見

典型例では，比較的小型の再生結節が主体であるが，本症例では大型の再生結節が混在している（図 2a）. 積極的に脂肪化をうかがわせる所見は認められない.

2）組織学的特徴

肝硬変をきたす前の段階では，リンパ球を中心とした慢性炎症細胞浸潤に

4. 組織検査

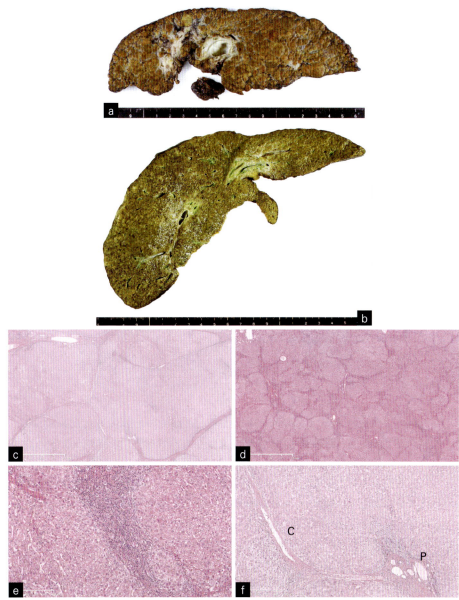

図1 慢性ウイルス性肝炎性肝硬変の肉眼所見・組織所見の特徴

a, b：HBV症例では大型の再生結節が主体（a）であるが，HCV症例では比較的小型の再生結節が主体（b）である．c：HBV症例の肝硬変は，組織学的に線維索が細い傾向にあり，再生結節も大型の傾向であることがわかる．d：HCV症例の肝硬変の場合は線維索がHBV症例の肝硬変にくらべ太く，小型の再生結節が主体である．e：HCV症例では，門脈域へのリンパ球を中心とした炎症細胞浸潤が目立つ．f：慢性ウイルス性肝炎が原因の肝硬変は，いずれもP-P，P-C間の架橋性線維化が認められる．
c：中心静脈，P：門脈域．

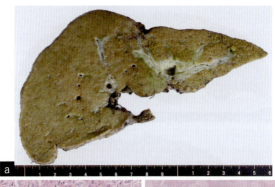
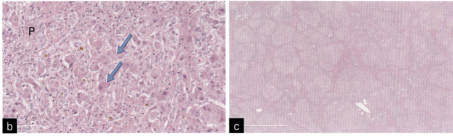

図2 アルコール性肝硬変の肉眼所見・組織所見の特徴
a：比較的小型の再生結節が主体で，脂肪化は目立たない．b：アルコール性肝炎が進行すると，門脈域（P）周辺の肝細胞（矢印）周囲性に鳥かごのような線維化がみられるようになる（chicken-wire mesh fibrosis）．
c：肝硬変では，小結節性主体であり，典型例では炎症性変化が乏しい．

乏しく，大滴性または小滴性の脂肪沈着，肝細胞の水腫状腫大とMallory体，好中球浸潤，肝細胞周囲性線維化といった特徴的所見が認められる．アルコール飲酒を持続することで，肝細胞周囲性線維化が高度になり，やがて中心静脈および門脈域周辺の肝細胞周囲性に鳥かごのような線維化がみられるようになる（chicken-wire mesh fibrosis）（図2b），最終的にはC-C間およびP-C間の架橋性線維化が進展し，肝硬変が形成される．一般的には小結節性の肝硬変であり，炎症性変化が乏しい（図2c）．

c 非アルコール性脂肪肝炎（nonalcoholic steatohepatitis：NASH）

非アルコール性脂肪性肝疾患（nonalcoholic fatty liver disease：NAFLD）は，アルコール非多飲者で，びまん性の大滴性を中心とした脂肪沈着を伴うアルコール性肝疾患類似の組織像を示す疾患群で，この中で肝細胞の変性，炎症，線維化が進行性病変として現れる状態をNASHと分類する．

4. 組織検査

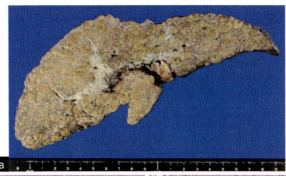

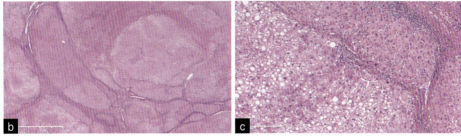

図3 NASH由来肝硬変の肉眼所見・組織所見の特徴

a：大小の再生結節からなる．NASH由来の肝硬変と診断するには，臨床情報が欠かせない．b，c：NASHの終末像であるburn out NASH．弱拡大では，脂肪化は目立たなくなり（b），強拡大でもNASHに特徴的な組織所見をみつけることは困難になる（c）．

1）肉眼所見

　大小の再生結節からなるが，臨床所見なしに肉眼所見のみでNASH由来の肝硬変と診断することは困難である（図3a）．ときに脂肪化を残存させることがある．

2）組織学的特徴

　肝硬変にいたる前の段階では，肝細胞の風船状腫大，Mallory体形成，炎症性変化がみられるが，肝硬変へ進行すると，アルコール性肝硬変と同様に小葉中心性に細胞周囲性の線維化，架橋性線維化がみられるようになる．線維化が進行し終末像に近づくと，大滴性の脂肪化をはじめとするNASHに特徴的な組織所見は消失傾向になり，burn out NASH（燃え尽きNASH）と呼ばれる（図3b，c）．原因不明とされてきた肝硬変の大部分がNASH由来の肝硬変と考えられている．

21

第1章 診断・病態評価のコツ

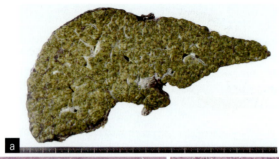

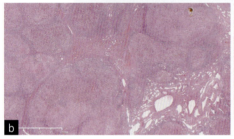
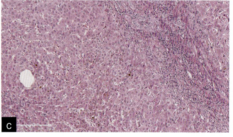

図4 PBCの肉眼所見・組織所見の特徴
a：胆汁うっ滞，線維化を目立たせ，比較的小型主体でありながら大小の"はめ絵"状の再生結節が形成されている．b，c：弱拡大では胆管炎周囲性の炎症と，線維化が目立ち（b），強拡大では門脈周囲には偽胆管増生，肝実質に胆汁うっ滞を認める（c）．

d 原発性胆汁性胆管炎（primary biliary cholangitis：PBC）

　原発性胆汁性胆管炎は，中年女性に好発する進行性胆汁うっ滞性肝疾患で，ミトコンドリア抗体（AMA）が高率に検出される．

1）肉眼所見

　肉眼所見では，胆汁うっ滞とともに比較的小型主体でありながらも大小不同の"はめ絵"状の再生結節が形成されている（図4a）．線維増生が目立つことがわかる．

2）組織学的特徴

　肝硬変にいたる前段階では，小葉間胆管に慢性非化膿性破壊性胆管炎（chronic nonsuppurative destructive cholangitis：CNSDC）や進行性の胆管消失が認められ，胆管炎は肝内に散在性に認められるが，進行とともに胆管が消失し，慢性胆汁うっ滞，門脈域の線維化，架橋性線維化が出現し，胆汁性肝線維症，胆汁性胆管炎へと進展する（図4b，c）．

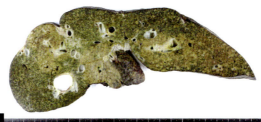
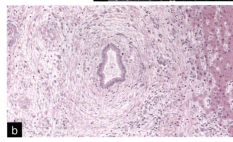
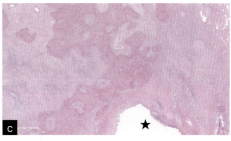

図5 PSC由来肝硬変の肉眼所見・組織所見の特徴

a：胆汁うっ滞とともに，特徴的な大小の拡張した胆管が散在性に認められるが，上流胆管の拡張は目立たない．円形で比較的小型の再生結節を形成している．b：肝内小型胆管では，オニオンスキン様の胆管周囲層状の線維化が認められる．c：胆汁うっ滞に関連した肝線維化が進行し，小型主体でありながら大小の再生結節を形成して，完成された肝硬変にいたる．数珠状の胆管拡張を反映するように，著明な胆管拡張像（★）と拡張を伴わない上流胆管を持つ線維化の目立つ門脈域が混在する．

e 原発性硬化性胆管炎（primary sclerosing cholangitis：PSC）

　原発性硬化性胆管炎は，若年男性〜中高年に好発し，臨床的に胆管の数珠状の拡張が特徴的な慢性胆汁うっ滞性肝疾患である．

1）肉眼所見

　特徴的な大小の拡張した胆管が散在性に認められ，その派手な拡張に比して周囲の肝実質内の胆管に拡張像は全く認められず，胆汁うっ滞を伴って円形・比較的小型の再生結節を形成している（図5a）．

2）組織所見

　数珠状の胆管拡張を反映するように，胆管周囲性に非特異的な慢性炎症細胞浸潤を伴って原因不明の輪状線維化や胆管硬化像が認められ，線維化の弱い領域では胆管拡張を示す．特に肝内小型胆管では，オニオンスキン様の胆管周囲線維化が特徴的所見として認められる（図5b）．病変の進行とともに，胆汁うっ滞に関連した肝線維化が進行する．門脈域の線維性拡大からはじまり，P-P間の架橋性線維増生，小葉改築を経て円形の再生結節を形成して，完成された肝硬変にいたる（図5c）．肝内胆管癌の発生母地にもなる．

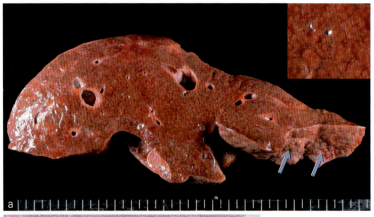

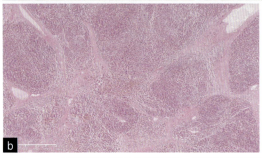

図6 うっ血性肝硬変の肉眼所見・組織所見の特徴
a：新鮮摘出検体では肝全体が暗赤色調を示し，小型主体でありながら，大小の結節を形成する．肝被膜からも結節が透見（矢印）できる．結節と結節の間には索状から地図状の線維が介在している（inset）．b：拡張した類洞が弱拡大でも観察され，中心静脈周囲性に脱落した肝細胞を補完するように不規則な線維化が全体に認められる．線維索の太さや取り残された肝細胞実質領域もさまざまであることがわかる．

f 慢性うっ血

　肝血流の流出路に障害が生じると，肝うっ血が生じる．肝うっ血は，心機能不全（ポンプ失調）や肺うっ血などを原因とした循環不全を背景とした場合が多く，剖検症例でみる機会が多い．そのほかでは，腫瘍による下大静脈近傍の肝静脈の圧排や閉塞でも生じることがある．

1）肉眼所見

　新鮮摘出検体（剖検例）では，肝全体が暗赤色調を示し，小型主体でありながら，大小の結節を形成していることが，割面および肝被膜の凹凸からみることができる（図6a）．a～eと異なり，結節と結節の間を詳細に観察するとより暗赤色の索状から地図状の線維が介在している．

2）組織学的特徴

　組織学的には，中心静脈周囲性に類洞の拡張，肝細胞の脱落が認められる初期の肝うっ血から，肝細胞の脱落が不規則・全肝におよび，脱落した領域を線維増生によって置換され（脱落後性肝線維化），うっ血性肝硬変にいたる．したがって，線維索の太さや取り残された肝細胞実質領域もさまざまである（図 6b）．

第1章　診断・病態評価のコツ

5. 合併症の診断

　肝硬変の進行に伴い種々の合成能や代謝機能が低下し，黄疸，脾腫，手掌紅斑，クモ状血管腫など多岐にわたる合併症が出現する．これらは肝機能障害と門脈圧亢進が相互に関連して生じるものである．本項では非代償期肝硬変の代表的な合併症である肝性脳症，腹水，サルコペニア，静脈瘤の診断・評価につき詳述する．

1 ┃ 肝性脳症

　肝性脳症は肝障害や門脈-大循環短絡路（シャント）を原因とする意識障害を中心とした精神神経症状である．発症機序は明らかになっていないが，アンモニアを中心とした中毒性物質説，偽性神経伝達物質説などが提唱されている．

a 診断・分類

　肝硬変においては，肝細胞障害によるアンモニア解毒作用の低下によって生じる肝不全型の脳症と，門脈-大循環短絡路によって生じ，便秘や消化管出血を契機に生じるシャント型脳症が相互に関連する．肝性脳症は，意識障害をはじめとした臨床所見，肝機能異常や高アンモニア血症などの血液検査，脳波などから他疾患を鑑別し総合的に診断される．重症度はわが国では犬山分類（I〜V度）が広く用いられているが，I度の診断には苦慮することが多い[1]．また，欧米ではA（acute）型，B（bypass）型，C（cirrhosis）型に分類する方法が提唱されている（表1）[2]．肝硬変はC型にあたり，さらにエピソード（間欠）型，持続型，ミニマル肝性脳症に分けられている．

b 臨床所見

　特徴的な臨床所見である羽ばたき振戦はII度以上の脳症で認める．当然IV度以上の昏睡となると消失する．脳波検査ではII〜III度において左右対称でびまん性の徐波化や三相波が観察されることが多い．さらに進行したIV度以上の昏睡状態になると周波数，振幅は減少し平坦となる．

26

5. 合併症の診断

表1 欧米の肝性脳症の分類

型	
A（acute） 急性肝不全，劇症肝炎	
B（bypass） 門脈-大循環系短絡路による脳症で， 肝疾患を伴わないもの	
C（cirrhosis） 肝硬変と門脈圧亢進症/門脈-大循環 短絡路でみられる脳症	エピソード型脳症 　誘因あり型 　誘因なし型 　　　再発型（2回/年以上） 　　　非再発型
	持続型脳症 　軽症型（grade I） 　重症型（grade II〜IV） 　治療依存型
	ミニマル肝性脳症

[文献2より引用]

C ミニマル肝性脳症

　ミニマル肝性脳症（潜在性肝性脳症）は，「臨床的な意識障害などの精神神経症状や検査異常を認めないが，鋭敏で定量的な精神神経機能検査でのみ異常を認める病態」と定義される．ミニマル肝性脳症では知識，数唱，単語などの言語性の認知機能は比較的保たれるが，動作性の認知機能が低下することが特徴とされる．このことから数字追跡試験（number connection test），積木試験（block design test），符号試験（digit symbol test）のうち1項目でも異常を認める場合に診断されることが多い．ミニマル肝性脳症は顕性脳症の前段階の病態を含むが，統一された診断基準はない．認知症との鑑別を含め診断方法の確立と治療介入の是非が待たれる．日本肝臓学会では肝性脳症の診断補助としてタブレット端末上の精神神経機能検査ソフト（NP-test）の希望者への配布を行っている．

2 腹　水

　肝硬変では膠質浸透圧低下，一酸化窒素の産生亢進による末梢血管拡張や動静脈シャントの増加などの複合的な要因で体液量の増加が生じる．肝臓でのアルブミン合成低下に伴う腹水貯留は有効循環血漿量低下を招き，腎血流

が低下する．腎血流が低下するとレニン・アンジオテンシン・アルドステロン系亢進および，キニン・カリクレイン系低下によるプロスタグランジンE_1（PGE_1），心房性ナトリウムペプチド（ANP）低下により腎尿細管における水，ナトリウムの再吸収とカリウム排泄を促進させる．このことがさらに体液量を増加させ腹水，浮腫を増悪させる．また，有効循環血漿量の低下は抗利尿ホルモン（ADH）を増加させ同じように尿細管での水，ナトリウム再吸収およびカリウム排泄を促進する．

a 原因の鑑別

試験穿刺により採取した腹水により腹水の原因の鑑別を行う．肝硬変性の腹水の大部分は腹水中蛋白濃度が2.5 g/dL以下の漏出性腹水である．また血清-腹水アルブミン濃度差（serum-ascites albumin gradient：SAAG）が1.1以上の場合は門脈圧亢進が腹水産生に関与していることを示唆する（「3章1.胸腹水」の項も参照）．

b 特発性細菌性腹膜炎

肝硬変の8～18％に合併する特発性細菌性腹膜炎（SBP）は，DICへと進展し致死的な経過を取ることもある疾患である．発症機序は解明されていないが，起因菌はグラム陰性桿菌が多く腸内細菌の腹水中への移行が示唆されている．2000年に行われたInternational Ascites Clubのコンセンサスミーティングでは，腹水培養陽性かつ腹水中の好中球が250/mm^{3}以上の場合に特発性細菌性腹膜炎と診断される[3]．しかし腹水細菌培養の陽性率は低く，腹部症状を欠くこともあるため，腹水中の好中球が250/mm^{3}以上で，他の腹膜炎が否定された場合はSBPと診断し早期の治療を行うことが推奨されている[4]．

3 サルコペニア

肝疾患においてサルコペニアの合併は，肝切除後や肝移植後の予後不良因子となると報告されている[5]．その原因としては術後の敗血症などの合併症が増加することが示唆されている[6]．

a 原　因

肝硬変におけるサルコペニアの発症には，肝臓におけるグリコーゲン貯蔵量の低下による蛋白質・エネルギー低栄養[7]，蛋白合成に関わるインスリン様

成長因子1（IGF-1）シグナル経路やmammalian target of rapamycin（mTOR），分岐鎖アミノ酸の低下，テストステロンの減少による骨格筋形成抑制など，複数のメカニズムが関与すると予想されている[8,9]．また肝硬変においては，アンモニア値の上昇やアルコール摂取が，筋肥大の陰性調節因子である血中のミオスタチン濃度を高めるという報告があり，骨格筋量の制御に関与しているものと考えられる[10,11]．

b 診　断

サルコペニアの診断については，European Working Group on Sarcopenia in Older People（EWGSOP），Asian Working Group for Sarcopenia（AWGS）によるものが以前より提唱されていた．人種差や肝疾患に特化したカットオフ値を考慮し，2016年に日本肝臓学会より『肝疾患におけるサルコペニア判定基準（第1版）』が発表された[12]．この判定基準の特徴としては，年齢基準を撤廃し非高齢者でも用いることができること，筋力の判定において歩行速度を指標から外したことがあげられる．このことにより外来において容易に判定することが可能となった．まず握力測定により筋力の評価を行い，筋力低下が認められれば生体電気インピーダンス分析法（bioelectrical impedance analysis：BIA）またはCTにて骨格筋量の評価を行う（図1）．

まだサルコペニアの肝疾患における臨床的意義については，etiologyによる違いや治療介入の効果など不明点が多くさらなるエビデンスの蓄積が待たれる．

4 ┃ 静脈瘤

かつて肝癌，肝不全とともに三大死因の1つであった消化管出血の原因となる静脈瘤であるが，治療法の進歩によりコントロールが可能となってきている．

a 診断・評価

食道胃静脈瘤の診断は上部消化管内視鏡検査で行われる．所見は部位，形態，色調，発赤所見，出血所見，粘膜所見につき『門脈圧亢進症取扱い規約』（第3版）に則って記載する．

また，治療方法の決定には側副血行路などの血行動態の評価が必要である．超音波内視鏡や造影CTを用いて供血路や傍食道静脈と静脈瘤との関係を評

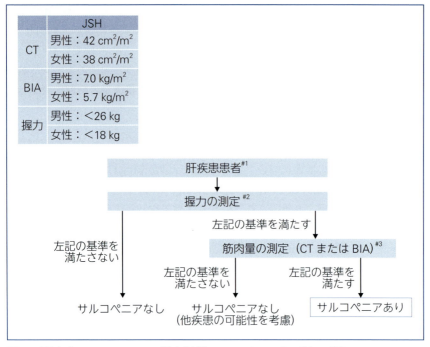

図 1　肝疾患のサルコペニア判定基準フローチャート（第 1 版）
付記（#1-3）については肝疾患におけるサルコペニアの判定基準（第 1 版）を参照.
(日本肝臓学会サルコペニア判定基準作成ワーキンググループ：肝疾患におけるサルコペニアの判定基準（第 1 版）．肝臓　57：353-368, 2016 より許諾を得て転載)

表 2　上部消化管内視鏡検査の間隔

	静脈瘤なし	静脈瘤あり
肝障害リスクあり （飲酒，ウイルス排除無効例など）	2 年ごと	1 年ごと
肝障害リスクなし （ウイルス排除後，禁酒後，肥満なしなど）	3 年ごと	2 年ごと

価する．

b 上部内視鏡のスクリーニング検査

　門脈圧亢進症の診断，治療につき開催されるガイドライン会議が 2015 年に開催された（Baveno Ⅵ）．そこでは静脈瘤に対して上部内視鏡検査のスクリーニング検査方法について提唱された[13]．

Transient elastography（TE）と血小板数，さらに静脈瘤の有無と危険因子によって検査間隔を規定した．TE＜20 kPa かつ血小板数 15 万 / μL 以上では静脈瘤破裂のリスクは低いため定期的な内視鏡によるスクリーニングは不要とされた．また，静脈瘤の危険因子と既往により表2のように規定された．

■文　献

1) 劇症肝炎の診断基準．A 型肝炎，劇症肝炎：第 12 回犬山シンポジウム．中外医学社，東京，p 110-230，1982

2) Ferenci P et al：Hepatic encephalopathy—definition, nomenclature, diagnosis, and quantification：final report of the working party at the 11th World Congresses of Gastroenterology, Vienna, 1998. Hepatology **35**：716-721, 2002

3) Rimola A et al：Diagnosis, treatment and prophylaxis of spontaneous bacterial peritonitis：a consensus document. International Ascites Club. J Hepatol **32**：142-153, 2000

4) 日本消化器病学会（編）：肝硬変合併症の診断・治療—腹水，肝硬変診療ガイドライン 2015（改訂第 2 版）．南江堂，東京，p 89-90，2015

5) Harimoto N et al：Sarcopenia as a predictor of prognosis in patients following hepatectomy for hepatocellular carcinoma. Br J Surg **100**：1523-1530, 2013

6) Kaido T et al：Impact of sarcopenia on survival in patients undergoing living donor liver transplantation. Am J Transplant **13**：1549-1556, 2013

7) Moriwaki H et al：Branched-chain amino acids as a protein- and energy-source in liver cirrhosis. Biochem Biophys Res Commun **313**：405-409, 2004

8) Sadowski CL et al：GH regulation of IGF-I and suppressor of cytokine signaling gene expression in C2C12 skeletal muscle cells. Endocrinology **142**：3890-3900, 2001

9) Grossmann M et al：Low testosterone levels as an independent predictor of mortality in men with chronic liver disease. Clin Endocrinol（Oxf）**77**：323-328, 2012

10) García PS et al：Brief-reports：elevated myostatin levels in patients with liver disease：a potential contributor to skeletal muscle wasting. Anesth Analg **111**：707-709, 2010

11) Qiu J et al：Hyperammonemia in cirrhosis induces transcriptional regulation of myostatin by an NF-κB-mediated mechanism. Proc Natl Acad Sci USA **110**：18162-18167, 2013

12) 日本肝臓学会サルコペニア判定基準作成ワーキンググループ：肝疾患におけるサルコペニアの判定基準（第 1 版）．肝臓 **57**：353-368, 2016

13) de Franchis R；Baveno Ⅵ Faculty. Expanding consensus in portal hypertension：Report of the Baveno Ⅵ Consensus Workshop：Stratifying risk and individualizing care for portal hypertension. J Hepatol **63**：743-52, 2015

第 1 章　診断・病態評価のコツ

6. 重症度の分類

　わが国では，肝硬変の重症度判定に Child-Turcotte-Pugh（CTP）分類を用いるのが一般的であるが，欧米ではもっぱら model for end-stage liver disease（MELD）が利用されている．わが国の脳死肝移植適応判定でも，肝硬変症例の緊急性は，CTP スコア 10 以上を 6 点，13 以上かつ MELD スコア 25 以上を 8 点とするなど，限定的に MELD が用いられていた．しかし，2019 年 5 月以降は，MELD スコアと待機日数のみで，優先順位を決定することになる．一方，身体障害者福祉法の肝臓機能障害に関しては，CTP 分類を用いて等級を決定する状況が今後も続く．なお，肝癌の治療に際しては，外科では CTP 分類ではなく肝障害度分類が用いられ，内科では albumin・bilirubin（ALBI）grade の有用性も注目されている．

1 ｜ CTP 分類

　血清アルブミン濃度，総ビリルビン濃度，プロトロンビン時間および腹水と肝性脳症の程度を 1〜3 と分類し，その合計が 5, 6 は class A，7〜9 は class B，10 以上は class C と分類する（表 1）[1]．一般に腹水は 1 L 以下は 1 点，1〜3 L は 2 点，3 L 以上は 3 点とみなす．プロトロンビン時間はわが国では％表記で，欧米では国際標準比（international normalized ratio：INR）によって区分している．厚生労働省研究班の検討では，プロトロンビン時間 40％

表 1　Child-Turcotte-Pugh 分類

	1 点	2 点	3 点
肝性脳症	なし	軽度：Ⅰ，Ⅱ	昏睡：Ⅲ以上
腹水	なし	軽度	中程度以上
血清アルブミン濃度（g/dL）	3.5 超	2.8〜3.5	2.8 未満
プロトロンビン時間（％）	70 超	40〜70	40 未満
INR	1.7 未満	1.7〜2.3	2.3 超
血清総ビリルビン濃度（g/dL）	2.0 未満	2.0〜3.0	3.0 超

6. 重症度の分類

表2 肝障害度分類（日本肝癌研究会）

	A	B	C
腹水	なし	治療効果あり	治療効果少ない
血清ビリルビン値（mg/dL）	2.0 未満	2.0〜3.0	3.0 超
血清アルブミン値（g/dL）	3.5 超	3.0〜3.5	3.0 未満
$ICGR_{15}$（%）	15 未満	15〜40	40 超
プロトロンビン活性値（%）	80 超	50〜80	50 未満

註：2項目以上の項目に該当した肝障害度が2ヵ所に生じる場合には高いほうの肝障害度をとる．た
とえば，肝障害度Bが3項目，肝障害度Cが2項目の場合には肝障害度Cとする．また，肝障
害度Aが3項目，B，Cがそれぞれ1項目の場合はBが2項目相当以上の肝障害度と判断して肝
障害度Bとする．
[日本肝癌研究会（編）：臨床・病理原発性肝癌取扱い規約（第6版補訂版），金原出版，東京，p 15，
2019 より許諾を得て転載]

に対応するINRは，キットで差異があるものの1.6〜2.1に相当していた[2]．
したがって，わが国の肝硬変患者は，欧米の患者とスコアが同じでも，より
軽症の可能性がある．なお，脳死肝移植の適応評価では，肝障害度分類と同
様にプロトロンビン時間を50％と80％で区分している．このため肝臓機能
障害の等級はclass Bとして認定された患者が，肝移植に際してはclass Cで
「適応あり」と判定される場合がある．

2 肝障害度分類

　肝癌の治療で肝切除を実施する際は，インドシアニングリーン（ICG）負
荷試験が術前検査として一般化している．このため外科領域では，肝硬変の
重症度分類に，肝性脳症の代わりにICG 15分停滞率を加えた肝障害度分類
が用いられている（表2）[3]．また，血清アルブミン値は3.0と3.5 g/dL，プロ
トロンビン時間は50および80％で区分しており，CTP分類と差異があるこ
とに注意する必要がある．2項目以上該当する肝障害度が2つある場合は，
重篤なほうを肝障害度として採用する．また，Aが3項目で，BとCがそ
れぞれ1項目の場合は，Bが2項目とみなして，肝障害度はBとする．なお，
日本肝臓学会の『肝癌診療ガイドライン』では，内科治療ではCTP分類を利
用し，肝切除を考慮する場合に限定して肝障害度を用いている[4]．

33

第 1 章　診断・病態評価のコツ

3　MELD スコア

　血清総ビリルビン濃度，プロトロンビン時間 INR，血清クレアチニン濃度および血液透析の有無で計算する（表 3a）[5]．経頸静脈的肝内門脈静脈短絡術（transjuglar intrahepatic portosystemic shunt：TIPS）を実施した肝硬変患者の予後評価法として作成されたが，2002 年以降は United Network for Organ Sharing（UNOS）の指標として利用されている．MELD は 12 歳以上の成人を対象としており，小児に対しては血清総ビリルビンとアルブミン濃度，INR，年齢および成長障害の有無を指標とした pediatric end-stage liver disease（PELD）スコアが利用されている（表 3b）[6]．また，肝硬変では低ナトリウム血症も予後不良の要因であり，血清ナトリウム値も反映させた MELD-Na スコアも頻用されている（表 3c）[7]．これらスコアはいずれも，表 3 に記した Web サイトにアクセスすることで，簡単に算出できる．

表 3　MELD スコア，ALBI スコアとこれらに関連する重症度分類

a) MELD スコア=	9.57×ln（血清クレアチニン濃度：mg/dL） +3.78×ln（血清ビリルビン濃度：mg/dL） +11.20×ln（INR） +6.43 　血液透析実施例は血清クレアチニン濃度 4.0 mg/dL で計算 　〈http://reference.medscape.com/calculator/meld-score- 　end-stage-liver-disease〉
b) PELD スコア=	4.80×ln（血清ビリルビン濃度：mg/dL） +18.57×ln（INR） −6.87×ln（血清アルブミン濃度：g/dL） +4.36（1 歳未満）or+6.67（成長障害：<2 SD） 　1 歳未満で登録した場合は 2 歳までは 1 歳未満として加点 　〈http://reference.medscape.com/calculator/peld-score- 　end-stage-liver-disease〉
c) MELD-Na スコア=	MELD+1.59×（135−血清 Na 値：mEq/L） 血清 Na 値が 120 mEq/L 以下は 120，135 mEq/L 以上は 135 で算出 　〈http://www.mdcalc.com/meld-score-model-end-stage-liver- 　disease-12-older〉
d) ALBI スコア=	0.66×ln（血清ビリルビン濃度：mmol/L） −0.085×血清アルブミン濃度：g/L =0.66×ln（17.1×血清ビリルビン濃度：mg/dL） −0.85×血清アルブミン濃度：g/dL

4 | ALBI スコア

　血清アルブミンと総ビリルビンの濃度を基に算出するスコアで（表 3d），
－2.60 以下を grade 1，－2.60 超で－1.39 以下を grade 2，－1.39 超を grade
3 と分類する[8]．CTP 分類で class A ないし B をさらに区分する際に有用で，
class A でもスコア 5 と 6 には差異があり，スコア 6 は class B であるスコア
7 と同等とみなされる．このためわが国の肝硬変患者では，CTP 分類をスコ
ア 5，スコア 6〜7，スコア 8〜9 と区分するのが合理的との見解もある．

■文　献

1）Pugh RN et al：Transection of the oesophagus for bleeding oesophageal varices. Br J Surg **60**：646-649, 1973

2）Mochida S et al：Diagnostic criteria of acute liver failure：A report by the Intractable Hepato-Biliary Diseases Study Group of Japan. Hepatol Res **41**：805-812, 2011

3）日本肝癌研究会（編）：臨床・病理原発性肝癌取り扱い規約（第 6 版），金原出版，東京，p 15，2015

4）日本肝臓学会（編）：肝癌診療ガイドライン 2017 年版，金原出版，東京，p 67-68，2017

5）Kamath PS, Kim WR：The model for end-stage liver disease（MELD）. Hepatology **45**：797-805, 2007

6）McDiarmid SV et al：Development of a pediatric end-stage liver disease score to predict poor outcome in children awaiting liver transplantation. Transplantation **74**：173-181, 2002

7）Biggins SW et al：Evidence-based incorporation of serum sodium concentration into MELD. Gastroenterology **130**：1652-1660, 2006

8）Johnson PJ et al：Assessment of liver function in patients with hepatocellular carcinoma：a new evidence-based approach-the ALBI grade. J Clin Oncol **33**：550-558, 2015

9）Hiraoka A et al：Albumin-bilirubin（ALBI）grade as part of the evidence-based clinical practice guideline for HCC of Japan Society of Hepatology：A comparison with the liver damade and Child-Pugh Classification. Liver Cancer **6**：204-215, 2017

第1章　診断・病態評価のコツ

7.　Acute-on-Chronic Liver Failure とは

　慢性肝疾患の患者は，成因に対して未治療ないし治療が無効の場合は，肝予備能が徐々に低下して肝不全にいたる（chronic decompensation）．しかし，原疾患の急性増悪，飲酒，細菌感染などが誘因（acute insults）で，肝予備能が短期間に低下する場合があり，acute-on-chronic liver failure（ACLF）と呼んでいる．わが国では 2018 年に ACLF の診断基準が確立し，厚生労働省「難治性の肝・胆道疾患に関する調査研究」班がこれに基づいた全国調査を開始している．

1　海外における動向

　ACLF は 1981 年に Sherlock が提唱した概念で，アルコール性肝硬変の患者が，大量飲酒を契機に肝不全に陥る病態を，acute hepatic failure on chronic liver disease と命名した[1]．したがって，ACLF は元来，わが国の重症型アルコール性肝炎に相当する病態である[2,3]．

　一方，B 型肝炎ウイルス（hepatitis B virus：HBV）の蔓延するアジアでは，B 型慢性肝疾患の急性増悪が重要である．そこで，アジア太平洋肝臓病学会（Asian Pacific Association for the Study of the Liver：APASL）の ACLF Research Consortium（AARC）が，アルコール性症例に限定しない ACLF の診断基準を 2009 年に作成し[4]，2014 年にはこれに基づいた診療指針を発表した[5]．また，中国医学協会（Chinese Medical Association：CMA）も 2012 年に，HBV の急性増悪を念頭に置いた独自の ACLF 診断基準を発表している[6]．

　欧米でも 2010 年以降になると，ACLF を肝硬変症例の特異な病態として注目し，検討が進められている．まず，2011 年に欧州肝臓学会（European Association for the Study of the Liver：EASL）が AASLD と共同で ACLF の診断基準を発表した[7,8]．欧米における ACLF の概念は，APASL の診断基準よりも広義である．肝硬変症例にさまざまな要因が加わって，肝不全のみならず，肝以外の臓器機能不全が進行する病態とみなしており，特に腎不全の併発を重視している．このため Sherlock の重症型アルコール性肝炎を発端とする ACLF は，欧米では多臓器不全（multiple organ failure：MOF）に変貌し

36

7. Acute-on-Chronic Liver Failure とは

表1　わが国における acute-on chronic liver failure（ACLF）の診断基準

Child-Pugh スコアが 5～9 点の代償性ないし非代償性肝硬変に，アルコール多飲，感染症，消化管出血，原疾患増悪などの増悪要因が加わって，28 日以内に高度の肝機能異常に基づいて，プロトロンビン時間 INR が 1.5 以上ないし同活性が 40％以下で，血清総ビリルビン値が 5.0 mg/dL 以上を示す肝障害を ACLF と診断する．なお，その重症度に関しては，肝，腎，中枢神経，血液凝固，循環器，呼吸器の臓器機能障害の程度に応じて 4 段階に分類する（表2）．

［文献 11，12 より引用］

ている．2013 年には EASL の慢性肝不全（Chronic Liver Failure：Clif）協会が，同診断基準に基づいて，多施設共同調査（the EASL-Clif Acute-On-Chronic Liver Failure in Cirrhosis study：CANONIC）を実施し[9]，その病態を明らかにしている．

2　わが国における診断基準

　厚生労働省研究班は APASL，CMA ないし EASL-Clif Consortium の診断基準のいずれかを満たす症例を対象として予備調査を実施した[10]．その結果，わが国の症例の大部分は APASL の肝不全基準を満たすこと，APASL 基準では除外している消化管出血が acute insult である症例が少なからず存在すること，EASL-Clif Cosprtium の診断基準は予後を反映することなどが明らかになった．そこで，わが国の診断基準は APASL に準拠して，肝不全の程度を「プロトロンビン時間 INR が 1.5 以上ないし同活性が 40％以下で，血清総ビリルビン値が 5.0 mg/dL 以上」とすることにした（表1）[11, 12]．また，acute insult から肝不全成立までの期間は，APASL の診断基準と同様に「28 日以内」とした．EASL-Clif Cosortium の検討でも，入院から 28 日までに ACLF と診断された症例は予後不良とされている[9]．一方，背景肝に関しては，わが国の急性肝不全の診断基準との整合性を考慮して[13-15]，EASL-Clif 協会の診断基準と同様に，肝硬変の症例のみを対象とした．なお，対象は CTP が 5～9 点の症例で，class C の場合は acute insult が加わった場合でも，chronic decompensation の範疇で扱うことにした．ACLF の重症度は，EASL-Clif 協会の診断基準に準じた臓器機能不全の基準によって判定する（表2）[11, 12]．

3　今後の課題

　わが国の診断基準を満たす ACLF は，予備調査によると肝硬変の成因，acute

37

第 1 章　診断・病態評価のコツ

表 2　わが国における acute-on chronic liver failure（ACLF）の重症度分類

a）臓器不全の基準

臓器機能	基　準
肝　臓	血清総ビリルビン値≧12 mg/dL
腎　臓	血清クレアチニン値≧2 mg/dL ないし血液透析の実施
中枢神経	昏睡Ⅲ度以上の肝性脳症（犬山分類）
血液凝固	プロトロンビン時間 INR＞2.5 ないし末梢血血小板数≦20,000/μL
循環器	ドパミンないしドブタミンの投与
呼吸器	動脈酸素分圧（PaO_2）/吸入酸素分圧（FiO_2）≦200 ないし経皮的動脈酸素飽和度（SpO_2）/FiO_2≦200

b）重症度の基準

Grade	基　準
0	(1) 臓器機能不全なし (2) 腎臓以外の単一臓器機能不全で，血清クレアチニン値が 1.5 mg/dL 未満かつ肝性脳症なし (3) 中枢神経の単一機能不全で，血清クレアチニン値が 1.5 mg/dL 未満
1	(1) 腎臓機能不全のみ (2) 肝臓，血液凝固，循環器ないし呼吸器いずれか単一臓器機能不全で，血清クレアチニン値が 1.5 mg/dL 以上 2 mg/dL 未満ないし昏睡Ⅰ，Ⅱ度の肝性脳症 (3) 中枢神経の単一機能不全で，血清クレアチニン値が 1.5 mg/dL 以上 2 mg/dL 未満
2	(1) 2 臓器以上の機能不全
3	(1) 3 臓器以上の機能不全

［文献 11，12 より引用］

insults ともにアルコール性が最も多く，重症型アルコール性肝炎が病態の中心と考えられる[10]．このことは全国集計で検証する必要があり，また，その成績を基にわが国の診断基準を見直すことも課題となる．また，APASL は ACLF の予後予測法として AARC スコアを推奨しているが[16]，その指標の 1 つには血清乳酸値が利用されている．実臨床で乳酸値を測定することがまれなわが国で，AARC スコアの有用性を検証することも求められるであろう．

■ 文　献
1）Sherlock S：Diseases of the Liver and Biliary System. 6th Ed, Blackwell Scientific Pub-

lication, Oxford, p 107-115, 1981

2）高田　昭ほか：アルコール性肝障害に対する新しい診断基準試案の提案．肝臓 **34**：888-896, 1993

3）堤　幹弘：我が国におけるアルコール性肝障害の現状と診断基準の変遷．日消誌 **109**：1509-1517, 2012

4）Sarin SK et al：Acute-on-chronic liver failure：consensus recommendation of the Asian Pacific Association for the Study of the Liver（APASL）. Hepatol Int **3**：269-282, 2009

5）Sarin SK et al：Acute-on-chronic liver failure：consensus recommendations of the Asian Pacific Association for the Study of the Liver（APASL）2014. Hepatol Int **8**：453-471, 2014

6）Zhang Q et al：Comparison of current diagnostic criteria for acute-on-chronic liver failure. PLoS One **10**：e0122158, 2015

7）Jalan P et al：Acute-on chronic liver failure. J Hepatol **57**：1336-1348, 2012

8）Olson JC et al：Intensive care of the patients with cirrhosis. Hepatology **54**：1864-1872, 2011

9）Moreau R et al：Acute-on-chronic liver failure is a distinct syndrome that develops in patients with acute decompensation of cirrhosis. Gastroenterology **144**：1426-1437, 2013

10）Nakayama N et al：A multicenter pilot survey to clarify the clinical features of patients with acute-on-chronic liver failure in Japan. Hepatol Res **48**：303-312, 2018

11）持田　智ほか：我が国における Acute-On-Chronic Liver Failure（ACLF）の診断基準（案）．肝臓 **59**：155-161, 2018

12）Mochida S et al：Proposed diagnostic criteria for acute-on-chronic liver failure in Japan. Hepatol Res **48**：219-224, 2018

13）持田　智ほか：我が国における「急性肝不全」の概念，診断基準の確立：厚生労働省科学研究費補助金（難治性疾患克服研究事業）「難治性の肝・胆道疾患に関する調査研究」班，ワーキンググループ-1，研究報告．肝臓 **52**：393-398, 2011

14）Mochida S et al：Diagnostic Criteria of Acute Liver Failure：A Report by the Intractable Hepato-Biliary Diseases Study Group of Japan. Hepatol Res **41**：805-812, 2011

15）Sugawara K et al：Acute liver failure in Japan：definition, classification, and prediction of the outcome. J Gastroenterol **47**：849-861, 2012

16）Choudhury A et al：Liver failure determinates the outcome in patients of acute-on-chronic liver failure（ACLF）：Comparison of APASL ACLF research consortium（AARC）and CLIF-SOFA models. Hepatol Int **11**：461-471, 2017

第2章

病態に応じた治療のコツとさじ加減

第 2 章　病態に応じた治療のコツとさじ加減

1. 栄養評価と指導

a. 低栄養時（PEM）

エキスパートのコンセンサス

- 肝硬変患者は蛋白質・エネルギー低栄養（PEM）を合併し，PEM は同患者の予後や QOL を悪化させる
- 肝硬変患者においては，速やかに栄養評価を行うことで PEM やサルコペニアを診断し，適切な栄養療法（治療介入）をはじめる必要がある
- 栄養療法は PEM をはじめとする肝硬変の合併症を予防し，予後や QOL を改善する
- 分岐鎖アミノ酸（BCAA）製剤は肝硬変栄養療法の key drug である

1 ｜ 病態・診断・評価

a 病　態

　肝臓は糖質，蛋白質・アミノ酸，脂質などの栄養・エネルギー代謝において中心的な役割を果たす臓器である．したがって，肝予備能が低下する肝硬変患者は，さまざまな栄養・代謝障害を高頻度に合併する．特に蛋白質・エネルギー低栄養（protein-energy malnutrition：PEM）は，同患者の予後や QOL の悪化に深く関与しているため，適切な診断（栄養評価）と早期治療介入（栄養療法）を行う必要がある．

　肝硬変患者のアミノ酸代謝異常として，分岐鎖アミノ酸（branched chain amino acids：BCAA）の低下と芳香族アミノ酸の増加，およびこれらのモル比である Fischer 比の低下（アミノ酸インバランス）があげられる．BCAA はアルブミンの合成や骨格筋量の維持・増量において重要な役割を果たしているため，BCAA の低下は低アルブミン血症やサルコペニア（骨格筋量と筋力の低下）の発症にも深く関与している．

　肝硬変患者では肝実質細胞の減少に伴い，肝臓への糖の取り込みと，肝におけるグリコーゲンの合成・貯蔵能が低下する．またサルコペニアの合併によって，骨格筋への糖の取り込みも障害される．肝予備能の低下とサルコペニアによって引き起こされた糖質利用効率の低下は，肝硬変患者にみられる糖代謝異常（糖尿病，食後高血糖・高インスリン血症など）の原因となる．

42

BCAAのほうがブドウ糖よりエネルギー効率が高く，骨格筋でエネルギー源として燃焼される基質はBCAAが主体となるため，肝硬変ではPEMの進行，BCAAの低下，サルコペニアの進展，耐糖能異常が一連の病態として認められる．また肝硬変では，肝解毒機能の低下によって処理できなくなったアンモニアを，BCAAを基質として骨格筋で代償的に代謝するため，さらにBCAA濃度は低下し骨格筋は減少する．

b 診 断

　肝硬変患者の栄養アセスメントは，蛋白・エネルギーの両面から行う必要がある．蛋白低栄養は，血清アルブミン値を用いて評価する．肝硬変患者において，血清アルブミン値が3.5 g/dL未満であると生存率が有意に低下すること，また血清アルブミン値はBCAAの濃度と相関することが報告されており，低アルブミン血症の評価はきわめて重要である．

　エネルギー低栄養の評価には，非蛋白呼吸商，上腕筋周囲長・上腕周囲長，血清遊離脂肪酸（free fatty acid：FFA）が有用である．間接熱量計を用いて測定する非蛋白呼吸商は，エネルギー代謝状態を動的に評価するうえで有効であるが，機器の普及の問題もあり日常臨床で用いられることは少ない．上腕筋周囲長・上腕周囲長やFFAは非蛋白呼吸商と相関しており，特にFFAは栄養学的治療介入後の動的評価に有用である．栄養状態の評価および栄養療法の基本方針に関しては，『肝硬変診療ガイドライン2015（改訂第2版）』（日本消化器病学会編）にあるフローチャート（図1）を参照されたい[1-3]．

　栄養状態に関しては，食事量・栄養摂取状態の調査，主観的包括的アセスメント，身体測定，さらには二重エネルギーX線吸収法（dual energy X-ray absorptiometry：DEXA）や生体電気インピーダンス分析法（bioelectrical impedance analysis：BIA）などの体組成解析を行うことで，より包括的に評価することが可能である．握力値とDEXA，BIA，CT画像による骨格筋量の評価は，日本肝臓学会が作成した『肝疾患におけるサルコペニア判定基準（第1版）』の診断フローチャートにも組み込まれており，その臨床的意義は大きい[4]．

c 評 価

　肝硬変患者の栄養状態は，①蛋白低栄養あり・エネルギー低栄養あり（PEM），②蛋白低栄養あり・エネルギー低栄養なし，③蛋白低栄養なし・エネルギー低栄養あり，④蛋白低栄養なし・エネルギー低栄養なし，の4群に大別・評価される．栄養状態を適切に評価し治療方針を決定する．PEM

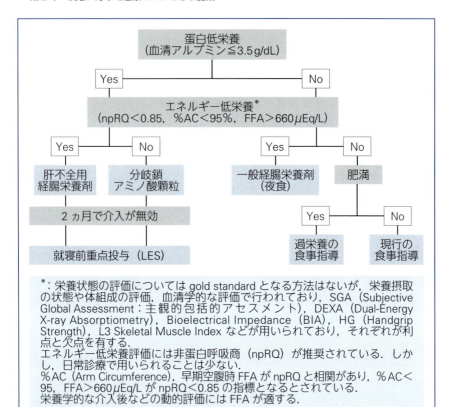

図1 肝硬変に対する栄養療法フローチャート
[日本消化器病学会（編）：肝硬変診療ガイドライン2015（改訂第2版），南江堂，東京，2015，p. xviiiより許諾を得て転載]

が肝硬変患者の重篤な合併症であることに変わりはないが，近年，その頻度は低下傾向にあり，蛋白低栄養やエネルギー低栄養を認めない肝硬変患者，さらには過栄養状態や肥満の肝硬変患者が増加している点に注意する必要がある．

2 治療の実際

a 治療方針の立て方

治療の基本は栄養療法と生活指導である．蛋白・エネルギー異常の評価とともに，腹水・浮腫，耐糖能異常，肝性脳症・蛋白不耐症などの合併症に注

1. 栄養評価と指導　a. 低栄養時（PEM）

表1　肝硬変患者の栄養基準

1. エネルギー必要量
   栄養所要量（生活活動強度別）*を目安にする
   耐糖能異常のある場合
   　　　　25〜30 kcal/kg**/日
2. 蛋白質必要量
   蛋白不耐症がない場合***
   　　　　1.0〜1.5 g/kg/日
   蛋白不耐症がある場合
   　　　　低蛋白食（0.5〜0.7 g/kg/日）＋肝不全用経腸栄養剤
3. 脂質必要量
   エネルギー比　20〜25％
4. 食塩
   腹水・浮腫（既往歴も含む）がある場合
   　　　　5〜7 g/日
5. 分割食（4〜6回/日）あるいは夜食（約200 kcal相当****）

*　　第六次改訂　日本人の栄養所要量（厚生労働省，2000）
**　　kg：標準体重kg
***　低アルブミン3.5 g/dL以下，Fisher比1.8以下，総分岐鎖アミノ酸/チロシンモル比（BTR）3.0
　　　以下の場合には分岐鎖アミノ酸顆粒製剤を投与することがある．
**** 肥満例では，夜食を給与する場合には，1日の食事総量を変化させないか減量する必要がある．
　　　また，やせ例では，夜食も含めて1日の食事総量の増加を検討する．夜食などはバランス食で
　　　あることが望ましい．

[文献5より引用]

意して栄養ケアプランを作成する．管理栄養士と連携・協力し，病態の変化
に合わせて経時的に栄養アセスメントと栄養指導を行う．

b 実際の治療

1）栄養療法

　肝硬変患者の栄養基準を表1に示す．総エネルギー必要量は，生活活動
強度を目安にして算出するが，特に耐糖能異常がある場合にはカロリー超過
に注意する．腹水・浮腫を合併している場合は低塩食を考慮する必要がある
が，過度の塩分制限は食欲の低下や栄養状態の悪化につながるため避けるべ
きである．蛋白質摂取はサルコペニア対策として有用であるが，過剰な蛋白
負荷は肝性脳症を誘発する可能性があるため，脳症の既往がある症例や蛋白
不耐症がある場合は，低蛋白食（0.5〜0.7 g/kg/日）やBCAAを含む肝不全
用経腸栄養剤を用いる．脂質必要量は，エネルギー比で20〜25％とする．
亜鉛の補充やビタミンの適量摂取も重要である[5,6]．

45

第2章 病態に応じた治療のコツとさじ加減

表2 経口 BCAA 製剤：肝不全用経腸・成分栄養製剤と顆粒製剤の比較

	肝不全用経腸・成分栄養製剤		顆粒製剤
製品名	アミノレバン EN®	ヘパン ED®	リーバクト®
用 法	1包（50 g） 3包/日	1包（80 g） 2包/日	1包（4.15 g） 3包/日
糖質/日（g）	94.5	123.4	―
脂質/日（g）	11.1	5.6	―
総エネルギー/日（kcal）	639	620	48
総アミノ酸/日（g）	40.5	22.4	12
BCAA/日（g）	18.3	10.9	12

2）BCAA 製剤

　経口 BCAA 製剤には肝不全用経腸栄養製剤と顆粒製剤があり，それぞれ肝硬変栄養療法の key drug としての役割を果たしている[7]．経腸栄養製剤と顆粒製剤のエネルギー量と総アミノ酸含有量・BCAA 含有量は異なるため，エネルギー低栄養状態や肝性脳症の有無によって両剤を使い分ける（表2）．経腸栄養製剤の適応は，肝不全の既往を有する肝硬変患者の栄養サポートであり，保険用量にて患者は 1 日約 620～640 kcal のエネルギーを摂取することが可能である．また経腸栄養製剤は，就寝前エネルギー投与（late evening snack：LES）として投与することも有用である[8]．

　顆粒製剤の適応は，肝硬変患者における低アルブミン血症（3.5 g/dL 以下）である．同剤の補充投与は，非代償性肝硬変患者の血清アルブミン濃度を維持・上昇させる．また長期投与により，肝不全の悪化やそのほかの原因による死亡からなる複合イベントと，肥満を有する肝硬変患者の肝発癌が抑制されることが報告されている（LOTUS 試験）[9, 10]．BCAA の補充も含めた適切な栄養療法は，サルコペニア対策としても重要である．

【処方例❶】
- アミノレバン EN　1 日 3 包またはヘパン ED　1 日 2 包
  （肝不全用経腸・成分栄養製剤）
- リーバクト　1 日 3 包（顆粒製剤）または 1 日 3 個（ゼリー剤）

3）分割食・LES

　特にエネルギー低栄養にある肝硬変患者に対しては，分割食や LES などのエネルギー栄養サポートによって夜間の飢餓状態・絶食期間を短縮し，エネルギー代謝や QOL の改善をめざす必要がある．標準体重から 1 日あたりの

1. 栄養評価と指導　a. 低栄養時（PEM）

表3　LES のポイント

- 五大栄養素がバランスよく含まれるものがよい
- 蛋白質として BCAA が多く含まれるものがよい
- 毎日摂るものなので，手軽に作れるものがよい
- 消化吸収がよく，消化管に負担が少ないものがよい
- 熱量としては 200 kcal 程度にする
- 朝，昼，夕の食事を調節し，総カロリーの増加に注意する
- 肝不全用経腸栄養剤が使用しやすい（例：アミノレバン EN 1 包を用いた場合，エネルギー213 kcal，蛋白質 13.5 g，BCAA 6.1 g の補給になる）

必要栄養素量を決定したあと，朝・昼・夕食から 200 kcal 相当を削減し，同カロリーを LES として就寝前に摂取させる．この際，1 日あたりの総エネルギー摂取量を基本設定値に保ち，過栄養による耐糖能異常の悪化や肥満，窒素摂取過剰によるアンモニア濃度の上昇などが生じないよう注意する．LES の内容としてはおにぎりなどの軽食，通常の経腸栄養剤も用いられるが，特に市販の肝不全用経腸栄養製剤は長期にわたるコンプライアンスがよいため推奨される（準備が簡単で摂取しやすいものが望ましい）．LES を含めた 1 日 4～6 回の分割食は，食後の過血糖や空腹時の低血糖も改善する．LES の要点を表 3 に示す．

【処方例❶】
- アミノレバン EN　1 包　就寝前

コラム　PEM に対するカルニチン補充療法の可能性

カルニチンは脂肪酸代謝やエネルギー産生を制御するビタミン様物質である．肝硬変患者は生合成能の低下，食事からの摂取不足，PEM，サルコペニア，腎障害などの複合的要因によって（相対的）カルニチン欠乏症をきたす．カルニチン欠乏症は，低アルブミン血症，高アンモニア血症，肝性脳症，こむら返りの発症と密接に関連しているが，近年，これらの合併症に対するカルニチン補充療法の有効性が明らかになってきている．特に，L-カルニチン（1,800 mg/ 日，4 週間）の投与によって非蛋白呼吸商が低下した肝硬変患者のエネルギー代謝異常が改善することも報告されており，PEM やサルコペニアに対するカルニチン補充療法の有効性が期待されている．

第 2 章　病態に応じた治療のコツとさじ加減

| 3 | 生活指導 |

　PEM をはじめとする肝硬変合併症の予防や QOL の維持において，食事指導を含めた生活指導は非常に重要である．睡眠・覚醒のリズムを整え，規則正しい生活を心がける．過労を避け，便秘や脱水，感染にも注意を要する．

■文　献

1) Moriwaki H et al：Branched-chain amino acids as a protein- and energy-source in liver cirrhosis. Biochem Biophys Res Commun **313**：405-409, 2004

2) Tajika M et al：Prognostic value of energy metabolism in patients with viral liver cirrhosis. Nutrition **18**：229-234, 2002

3) 日本消化器病学会（編）：肝硬変診療ガイドライン 2015（改訂第 2 版），南江堂，東京，2015

4) Nishikawa H et al：Japan Society of Hepatology guidelines for sarcopenia in liver disease（1st edition）：Recommendation from the working group for creation of sarcopenia assessment criteria. Hepatol Res **46**：951-963, 2016

5) 森脇久隆ほか：consensus 治療薬と栄養教育 1. 肝硬変. 日病態栄会誌 **5**：83, 2002

6) Suzuki K et al：Guidelines on nutritional management in Japanese patients with liver cirrhosis from the perspective of preventing hepatocellular carcinoma. Hepatol Res **42**：621-626, 2012

7) Marchesini G et al：Nutritional supplementation with branched-chain amino acids in advanced cirrhosis：a double-blind, randomized trial. Gastroenterology **124**：1792-1801, 2003

8) Miwa Y et al：Improvement of fuel metabolism by nocturnal energy supplementation in patients with liver cirrhosis. Hepatol Res **18**：184-189, 2000

9) Muto Y et al：Effects of oral branched-chain amino acid granules on event-free survival in patients with liver cirrhosis. Clin Gastroenterol Hepatol **3**：705-713, 2005

10) Muto Y et al：Overweight and obesity increase the risk for liver cancer in patients with liver cirrhosis and long-term oral supplementation with branched-chain amino acid granules inhibits liver carcinogenesis in heavier patients with liver cirrhosis. Hepatol Res **35**：204-214, 2006

1. 栄養評価と指導　b. 過栄養時

1. 栄養評価と指導

b. 過栄養時

エキスパートのコンセンサス

- 以前は低栄養が多かった肝硬変でも，最近では過栄養・肥満が増加している
- 肥満は肝硬変の重症化および肝発癌の高リスク因子である
- 肥満に合併しやすい糖尿病や動脈硬化といった生活習慣病にも留意した管理が必要である
- 食事療法による適正な栄養バランスと肥満の予防・改善が，肝癌発症予防に重要である

　肝臓は，糖・蛋白・脂質の代謝で中心的な役割を果たす臓器であり，肝疾患症例では潜在性あるいは顕在性の栄養障害を認めることが多い．また，過栄養は非アルコール性脂肪性肝疾患（nonalcoholic fatty liver disease：NAFLD）の主な発症要因であり，さらに肥満・メタボリックシンドロームといった全身性の疾患を招く危険性がある．本項では肝硬変患者における過栄養（肥満）について疫学，評価方法，治療法について概説する．

1 過栄養（肥満）の疫学

　近年，過食や運動不足といった生活習慣の変化に伴い，わが国では肥満および糖尿病，高血圧，脂質異常症といった疾患が増加している．これらの疾患は健康寿命や QOL を損うとともに，日本人の主要な死因である心血管疾患の発症リスクに強く関係しており，また肥満や糖尿病では肝癌や全身の癌発症リスクとも関連していることが明らかとなっている．さらに，メタボリックシンドロームの肝臓における表現形とされる NAFLD は，一部が肝硬変から肝癌に進展する場合があることも判明している．

　従来より肝硬変患者には，12％がエネルギー低栄養，25％が蛋白低栄養，そして 50％が蛋白質・エネルギー低栄養（protein-energy malnutrition：PEM）を認めると報告され[1]，肝予備能の改善やサルコペニアを防止し肝硬変の予後を改善するために，特に低栄養の評価に重点が置かれてきた．また

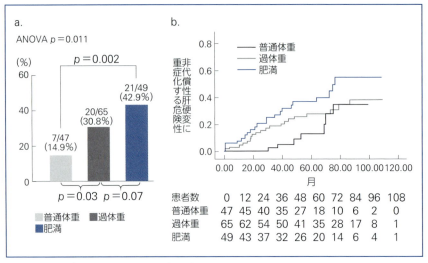

図 1 肥満が肝硬変患者に及ぼす影響

a：代償性肝硬変患者が非代償性へと増悪する肥満度別の割合．平均観察期間 59 ヵ月間で，肥満群が最も非代償性肝硬変に進展する割合が高かった．
b：代償性肝硬変患者が非代償性へと増悪する肥満度別の確率．非代償性肝硬変へと増悪する確率は，肥満群が最も高く，普通体重群が最も低かった．各群間には統計学的な有意差が認められた（$p=0.022$，Log Rank 検定）．

［文献 4 より引用］

　肝硬変患者では，血圧低下や抗酸化作用を有するビリルビンの血中濃度上昇，凝固因子の産生低下などの機序により，加齢に比して動脈硬化の進展は緩やかであると考えられ，過栄養や肥満の評価が重要視されていなかった．しかしながら近年では，一般人口における肥満の増加と同様，肝硬変患者においても肥満（BMI≧25 kg/m^2）を伴う割合が増加している．既報によると日本人の肝硬変患者における肥満の割合は，1995 年には約 20% であったが，2000 年は約 28% と増加しており[2]，さらに森脇らの報告では，2010 年時点では肝硬変患者の 33.7% が肥満であるとされ[3]，国民健康・栄養調査における一般人口における肥満の割合と同等以上となっている．2017 年に発表された欧州臨床栄養代謝学会（European Society for Clinical Nutrition and Metabolism：ESPEN）のガイドラインでは，図 1 のとおり，過体重および肥満は代償性肝硬変を非代償性肝硬変へ悪化させ，肝硬変患者の予後を悪化させることが示された．また肝硬変患者において，肥満がある症例では門脈圧亢進症を認め，減量により改善することも示された[4]．
　国内では，Muto らが非代償性肝硬変 622 例を検討し，BMI 高値が肝発癌

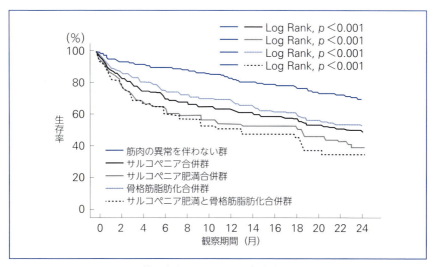

図2　サルコペニアや肥満の有無による肝硬変患者の予後の違い

Kaplan-Meier 曲線は，サルコペニア合併群，サルコペニア肥満合併群，骨格筋脂肪化合併群，筋肉の異常を伴わない群の生存率を示している．6ヵ月生存率はこの順に 72，69，76，91％ （$p<0.001$，Log Rank 検定）．同様に1年生存率は 62，59，68，85％ であった．

［文献6より引用］

の危険因子であったと報告している[2]．

　近年では骨格筋量の低下と筋力もしくは身体機能（歩行速度など）の低下により定義されるサルコペニアが注目されている．ESPEN のガイドラインでは，図2のとおり肝硬変患者において，肥満やサルコペニアをそれぞれ単独で罹患した場合よりも，両者を併発したサルコペニア肥満において，最も生命予後が不良であることが報告されている[5]．

2　評　価

　過栄養・肥満を伴う肝硬変患者においては，現在の栄養状態を評価するとともに，糖尿病や高血圧，脂質異常症といった動脈硬化のリスクとなる疾患の合併の有無や，肝臓および肝臓外の悪性疾患の有無も注意して評価していく必要がある．

a 栄養状態の評価

　すべての肝硬変患者に対して詳細な栄養アセスメントを行うことが理想的ではあるが，身体計測や質問紙票などを用いて栄養スクリーニングを行い，

栄養障害のハイリスク患者に対してさらに詳細な評価を行っていく．エネルギー栄養状態は，主にBMIを用いた標準体重と上腕三頭筋部皮下脂肪厚により，蛋白栄養状態は血清アルブミン値や上腕筋囲，クレアチニン身長指数で評価する．肥満の判定には，上腕三頭筋部と肩甲骨下部の皮下脂肪厚の合計値（成人男性40mm以上，成人女性50mm以上を肥満と判定する）やウエスト/ヒップ比（男性1.0以上，女性0.9以上で内臓脂肪型肥満を疑う）を参考とする．これらの指標を組み合わせることで，必要摂取エネルギー，蛋白量の算出，肥満や過栄養に対するさらなるアセスメントなどを行う．

b 肥満の評価

　肥満の評価では，特に内臓脂肪の蓄積が冠動脈疾患や糖尿病の発症リスクであるため，内臓脂肪量を評価することが重要である．ウエスト周囲長の計測は非常に簡便であり，内臓脂肪蓄積の基準値$100\,cm^2$に相当するウエスト周囲長として男性85cm，女性90cmが定められていることから，一般に汎用されている．しかしながら，肝硬変では浮腫や腹水をきたす場合もあるため，慎重に評価する必要がある．肥満学会では臍レベルあるいは修正計測部位でのCT断面像による内臓脂肪面積の測定値を内臓脂肪蓄積量の評価のスタンダードとしている．肝硬変における基準値をどこに設定するべきかについては，現在のところまとまったエビデンスが得られていない．生体電気インピーダンス分析法（bioelectrical impedance analysis）は，身体に微弱な交流電流を通し，体内の筋肉や脂肪の電気抵抗値（インピーダンス）から体水分量，除脂肪量，体脂肪量などの体組成を推定するものであり，この方法を用いた身体組成測定装置を用いて，肝硬変患者でも栄養評価が行われている．安全かつ簡便・迅速に繰り返して実施することができるので栄養評価に有効であるが，浮腫が強く血管内脱水傾向の患者では測定が困難となる可能性があると報告されており[6]，肝硬変患者での評価の際には注意が必要である．

c 血糖変動の評価

　肝硬変患者では線維化の進展とともに高率に耐糖能異常を合併し，食後の高血糖，夜間・早朝および空腹時の低血糖を特徴とする．近年では肥満や合併肝硬変やNAFLD由来の肝硬変症例の増加を背景とし，空腹時低血糖が認められない症例が散見される．インスリンやGLP-1製剤を使用中の糖尿病患者などで24時間持続血糖測定装置が実施できるようになっており，症例ごとの血糖変動の正確な評価に有用である．なお，HbA1cは糖尿病の診断目的に日常的に測定されているマーカーであるが，肝硬変では脾機能亢進か

ら Hb の半減期が短縮するため，HbA1c は本来よりも数値が低下すること
に注意する．

d 冠動脈疾患リスクの評価

　肥満および 2 型糖尿病や高血圧，脂質異常といった動脈硬化のリスクを有
する症例では，頸動脈超音波検査を実施し，内頸動脈・頸動脈洞・総頸動脈
を含んだ内中膜複合体厚（intima-media thickness：IMT）の測定やプラー
ク（1.1 mm 以上の限局した隆起性病変）の有無を観察し，冠動脈疾患など
の動脈硬化性疾患の発症リスクについても評価する．日本超音波医学会が提
案する「超音波による頸動脈病変の標準的評価法 2016（案）」では，max IMT
は総頸動脈 mean IMT に比較して冠動脈疾患の存在，予後との関連におい
ては重要度が高く，糖尿病症例や高血圧症例では mean IMT はフラミンガ
ムリスクスコアに付加価値がないか，あったとしてもごくわずかであり臨床
的には意味がないとする報告があることから，mean IMT よりも max IMT
のほうが有用と考えられている．max IMT は，左右の総頸動脈，頸動脈洞，
および内頸動脈の近位壁，遠位壁および両側壁の観察可能な領域における最
大の内中膜厚であり，mean IMT は総頸動脈の複数の地点の IMT の平均値で
ある．

e 癌リスクの評価

　肝硬変患者は肝癌の超高リスク群であり，3ヵ月ごとの腹部超音波検査に
よるスクリーニング検査を実施するが，肝硬変では右葉ドーム下や左方延長
した左葉の先端などに死角ができやすい．また，高度の腹部肥満では脂肪組
織を豊富に含んだ大網が肝臓に重なるため，超音波ではさらに評価が困難と
なることがある．リスクに応じて腹部ダイナミック CT や MRI の撮影や，AFP
や PIVKA-Ⅱといった腫瘍マーカーを測定することが望ましい．

　また肥満は肝臓外の臓器癌の発生とも関連があることがわかっており，海
外からの最近の報告では，BMI が増加すると，食道癌，男性の大腸癌（結
腸，直腸），胆道系および膵癌，閉経前女性の子宮内膜癌，腎癌，多発性骨
髄腫の発症リスクが上昇するとされている[7]．

　肝硬変患者が肥満を合併した場合に癌の発症リスクがどのようになるのか
については，まだ明らかになっていないが，一般の肥満者と同様に上部・下
部消化管内視鏡検査や腹部画像検査（超音波や CT 検査）による定期的なス
クリーニングを実施することが望ましいと考える．

第2章　病態に応じた治療のコツとさじ加減

3　治療の実際

　肝硬変患者の栄養基準は 2003 年の日本病態栄養学会で具体的に示され（「2-1-a. 低栄養時（PEM）」を参照），2010 年の日本消化器病学会の肝硬変診療ガイドラインでも栄養療法を行うことが強く勧められている．ESPEN ガイドラインでも，分割食あるいは夜食は肝硬変患者の蛋白栄養状態を改善させることから推奨されているが，肥満例で夜食を給与する場合には 1 日の食事総量を変化させないか減量する必要があることに注意する．

　なお，BMI 25 kg/m² 以上の非代償性肝硬変では，BCAA による発癌抑止効果が報告されている[2]．

　従来は運動が肝機能を悪化させるため安静が重要であると考えられていたが，現在では適度な運動であれば肝障害を悪化させないことがわかっており，むしろ過度の安静による肥満やサルコペニアを防止することが重要であると考えられているが，十分なエビデンスに不足している．フレイルの予防や日常活動度の維持のためには，少なくとも栄養指導のみならず，理学療法士らと連携して肝硬変患者にも適度な身体活動の指導が肝要であると考えられる．

■文　献

1）Tajika M et al：Prognostic value of energy metabolism in patients with viral liver cirrhosis. Nutrition **18**：229-234, 2002

2）Muto Y et al：Overweight and obesity increase the risk for liver cancer in patients with liver cirrhosis and long-term oral supplementation with branched-chain amino acid granules inhibits liver carcinogenesis in heavier patients with liver cirrhosis. Hepatol Res **35**：204-214, 2006

3）森脇久隆ほか：「ウイルス性肝疾患患者の食事・運動療法とアウトカム評価に関する研究」（肝炎等克服緊急対策研究事業）平成 23 年度報告書

4）Berzigotti A et al：Obesity is an independent risk factor for clinical decompensation in patients with cirrhosis. Hepatology **54**：555-561, 2011

5）Montano-Loza AJ et al：Sarcopenic obesity and myosteatosis are associated with higher mortality in patients with cirrhosis. J Cachexia Sarcopenia Muscle **7**：126-135, 2016

6）藤井利衣ほか：低栄養患者の栄養評価における多周波インピーダンス法の課題．静脈経腸栄養 **29**：1357-1362, 2014

7）Maria Kyrgiou et al：Adiposity and cancer at major anatomical sites：umbrella review of the literature. BMJ **356**：j477, 2017

2. 肝硬変における運動療法

エキスパートのコンセンサス

● 肝硬変患者は，腹水や心機能・呼吸器機能の低下から活動性が低下し，サルコペニアを高頻度に合併する

● 近年，サルコペニアは慢性肝疾患患者の QOL，肝発癌や患者予後に関わることが明らかとなっており，肝硬変患者に対する運動療法の重要性が認知されてきている

● 習慣的な運動は，癌発症予防や再発，死亡率を低下させることが報告されており，米国スポーツ医学会はすべての慢性疾患に運動療法を推奨している

● 慢性肝疾患患者を対象とした運動療法の安全性と有効性に関するエビデンスは限られている

　運動療法とは，運動を行うことで障害や疾患の症状の改善や，予防を図ることである．これまで運動療法は，脳卒中後の麻痺や，骨折などの整形外科疾患に対するものが主流だった．しかし，近年では，心疾患や呼吸器疾患をはじめとする内科疾患の運動療法も積極的に行われるようになった．本項では，肝硬変における運動療法ついて概説する．さらに，筆者らが取り組んでいる肝癌合併慢性肝疾患に対する癌のリハビリテーションについても紹介する．

1　運動療法をはじめるにあたって

　運動療法を行う際は，その有効性が危険性を上回っていることを確認する必要がある．また，肝硬変患者は食道静脈瘤，腹水，血球減少，肝性脳症などの合併症を高頻度に合併するだけでなく，心肺機能低下や糖尿病や腎疾患などを合併することがある．そのため，肝硬変合併症の悪化のリスクも併せて評価すべきである．

2 リスクの層別化

　各患者に適切な運動療法を行うため，米国スポーツ医学会（The American College of Sports Medicine：ACSM）のフローチャートに従い下記の順に3項目を評価し，リスクの層別化を行う（図1）．①心疾患，呼吸器疾患，代謝系疾患の既往の有無を確認する．②心血管および，呼吸器疾患を疑わせる主要徴候・症状を評価する．③冠動脈危険因子を評価する[1]．

　中リスクもしくは高リスクに分類された場合は，運動による有害事象が起こりうるため，運動負荷試験により運動量を検討することが推奨される[1]（図2）．なお，低リスク者に運動負荷試験は必須ではないが，低リスク者で

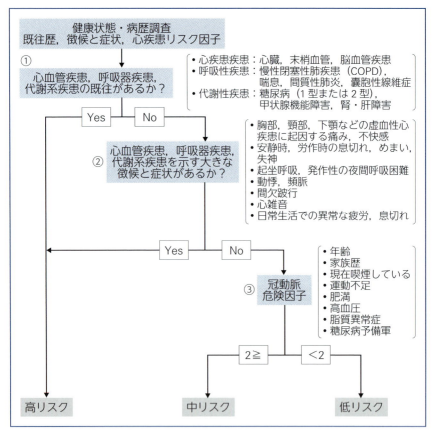

図1　米国スポーツ医学会（ACSM）のフローチャート
［体力医学会体力科学編集委員会（監訳）：運動処方の指針―運動負荷試験と運動プログラム（原書第8版），南江堂，東京，2011，p.24 より引用］

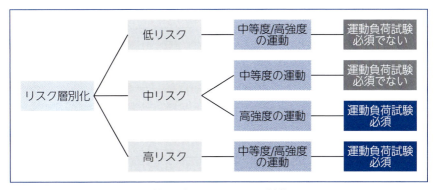

図2 運動負荷試験の必要性に対する ACSM の勧告
　中等度強度の運動：3〜6 METs 相当の運動，最大酸素摂取量の 40〜60％に相当する．高強度の運動：最大酸素摂取量の 60％以上に相当する．
[体力医学会体力科学編集委員会（監訳）：運動処方の指針―運動負荷試験と運動プログラム（原書第8版），南江堂，東京，2011，p.32 より引用]

あっても効果的な運動プログラムを作成するために心肺負荷試験を行うことがある．

3　肝硬変患者の運動療法における注意点

　破裂の危険性が高い静脈瘤，大量の腹水，足部浮腫，および肝性脳症などを有する場合は，患者個人の合併症にあわせて，運動プログラムの変更が必要となる[2]．表1には，肝硬変患者の運動療法に際して注意するべき点をあげた．静脈瘤などの肝疾患特異的な合併症を有していても運動療法は禁忌ではない．ただし，リハビリテーション実施前に適切な評価を行い，リスク管理を行う必要がある．

4　肝硬変患者の運動療法

　入院中の肝硬変患者は筋肉量が減少する．また，その筋肉量の減少は体幹と下肢で顕著であることが報告されている[3]．そのため，筆者らは，体幹・下肢の筋肉量維持を目的に運動プログラムを考案し，効果検証を行ってきた．運動プログラムは ACSM のガイドラインを参考にして，ストレッチング，筋力トレーニング，バランス練習，持久力トレーニングが含まれている[4]（図3）．

第2章　病態に応じた治療のコツとさじ加減

表1　肝硬変患者の運動療法に際しての注意点

肝硬変関連項目のスクリーニング	注意事項
MELD（model for end-stage liver disease）＞20	患者が段階的に運動負荷を高くする必要がある場合は，個別に心肺運動負荷試験を評価する必要がある
高リスク静脈瘤	適切な静脈瘤破裂の予防ができているか，運動処方前に確認する
腹　水	大量腹水の場合は内科治療の適正化が必要
肝性脳症	監視下での運動が望ましい
血小板＜20,000/μL or Hb＜8.0 g/dL	低強度運動のみ行う
糖尿病	運動前後で血糖の計測が必要
利尿薬	循環血液量低下，運動による低血圧に留意する

- 注1：2015のBaveno Ⅵコンセンサスは，Fibroscanスコア＞20 kPaまたは血小板数＜15万/μLを有するすべての肝硬変患者で，静脈瘤のスクリーニングを推奨している.
- 注2：一過性または顕在化した肝性脳症の患者では，監視下での運動が必要であるが，運動を処方する前に全例に肝性脳症の検査を実施する必要はない.

a ストレッチング

　ストレッチングは大腿四頭筋，ハムストリングス，股関節内転筋群，下腿三頭筋など下肢の大きな筋肉のストレッチングを行っている．対象者は高齢であり，筋損傷を防ぐために，反動をつけない持続的なストレッチングを各部位10〜20秒程度ずつ実施している.

b 筋力トレーニング

　筋力トレーニングは下肢の筋力増強と筋萎縮予防を目的としている．筋肥大を目的とした筋力トレーニングでは10〜15回連続して運動を行える負荷（10〜15 RM）が最適といわれている[5]．筆者らは座位の姿勢で膝関節の伸展運動を10 RMの重錘を足部に負荷した状態で10回，自重を用いた負荷でスクワットとカーフレイズを10回，それぞれ2〜3セットを目標に運動を行っている.

c バランス練習

　バランス練習は身体機能が低下している患者では転倒のリスクが高いため，理学療法士の監視下に手すりや平行棒，テーブルなど，固定された物で

2. 肝硬変における運動療法

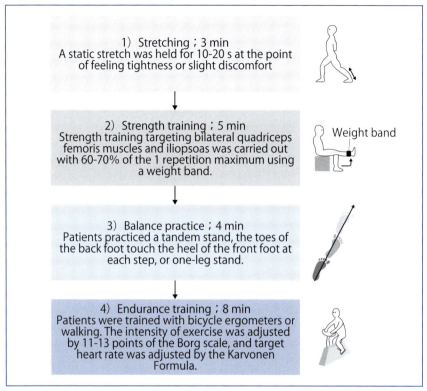

図3 当院における肝癌患者の運動プログラム

[Koya S et al：Effects of in-hospital exercise on liver function, physical ability, and muscle mass during treatment of hepatoma in patients with chronic liver disease. Hepatol Res 47：E22-34, 2017 より許諾を得て転載]

体を支えられる環境で行う．当院では床に引いたラインの上をつま先とかかとをつけて歩く継ぎ足歩行や，片脚立位保持練習を実施している．

d 持久力トレーニング

　持久力トレーニングは自転車エルゴメーター，またはトレッドミルを使用して行っている．自転車エルゴメーターはトレッドミルと比較すると全身運動ではなく，大腿四頭筋を中心とした下肢運動にはなるが，転倒リスクが低く，高齢者に適している．有酸素運動では運動強度と持続時間を適切に設定することが重要である．運動強度設定には，心臓リハビリテーションで用いられている心肺運動負荷試験（cardiopulmonary exercise test：CPX）を実施することが最も適切であるが，実際にはこの検査を実施している施設は限ら

れており，運動中の自覚的運動強度である Borg 指数または脈拍数を計測することが一般的である．

　筆者らは CPX を用いない場合は，運動強度を自発的運動強度である Borg 指数が 11（楽である）～13（ややつらい）になるような強度の運動に設定している．脈拍数で設定する場合は，Karvonen の式：

$$（最高心拍数－安静時心拍数）×40～60％＋安静時心拍数$$

を用いている．運動時間は 1 回 3～5 分程度の短い時間から設定し，20～60 分 / 日を目標にリハビリテーションを進めている．

5 運動療法が肝硬変患者に及ぼす影響

　筆者らは，肝動注化学療法（transcatheter arterial chemoembolization：TACE）目的に入院した肝癌合併慢性肝疾患の患者 54 名に上記の運動療法を実施した[4]．入院中に前述の運動療法を行った結果（入院期間 13 日，運動実施日数 7.5 日），肝予備能の低下，合併症の出現を認めず，持久力の指標である 6 分間歩行テストは維持されていた．上記の運動プログラムでは，筋量を維持はできなかったが，肝機能増悪など有害事象はなく，心肺機能の改善を認めた．さらに本研究では，筋肉量減少に関わる要因をデータマイニング解析（決定木分析）にて検討したところ，分岐鎖アミノ酸（branched chain amino acids：BCAA）の服薬が筋肉量減少を最小限に抑えることが明らかになり（図 4），BCAA 服薬が筋萎縮を予防する可能性が示唆された．このように，運動療法と栄養療法を組み合わせた集学的な治療が必要である．

6 自宅で一人でも可能な運動：肝炎体操

　肝炎情報センターと久留米大学により，肝炎患者の筋萎縮予防目的に，広い場所を必要とせず，その場でできる運動プログラム『肝炎体操』が考案されている（図 5）．肝炎体操のメニューは，非アルコール性脂肪肝の運動療法に関するメタアナリシス[6]の結果をもとに，脊柱起立筋，大腿四頭筋，下腿三頭筋などをターゲットとした運動を選択した．肝炎体操の詳細は，動画を含めて肝炎情報センターのウェブサイト（http://www.kanen.ncgm.go.jp/user/ippan.html）に掲載されている．毎日の生活に運動習慣を取り入れて筋肉の萎縮を予防することで，肝炎患者の健康寿命の延伸が期待できる．

2. 肝硬変における運動療法

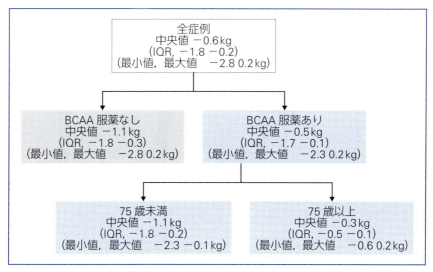

図4 BCAAの決定木解析

[Koya S et al：Effects of in-hospital exercise on liver function, physical ability, and muscle mass during treatment of hepatoma in patients with chronic liver disease. Hepatol Res 47：E22-34, 2017 より許諾を得て転載]

　肝硬変患者に対する運動療法について概説した．また，筆者らが取り組んでいる肝癌患者に対するがんのリハビリテーションについても論述した．肝硬変患者にサルコペニアは高頻度に認められる合併症であり，患者のQOL，肝発癌や予後に関わる重要な病態である．肝硬変患者は倦怠感などから活動量が低下している場合も多く，運動療法はサルコペニアに対して有益な治療と考えられる．本項が日常診療の一助となれば幸いである．

コラム　入院中は安静？

　入院中の患者は，行動範囲が狭まりベッド上で過ごす時間が長くなる．しかし，1日のベッド上安静で，1％の筋量が失われることが報告されている[7]．加齢現象では，1年で1％の筋量を失うため[8]，患者は1日の安静で，1歳分の加齢と同じ筋量を失っていることになる．そのため，入院中は寝たきりにならないように患者自ら動く必要がある．事実，肝癌の治療が成功したにも関わらず，1週間のベッド上安静で歩行できなくなる場合もある．患者だけでなく，医療者も「過度な安静は筋萎縮を促す」という意識改革が必要である．

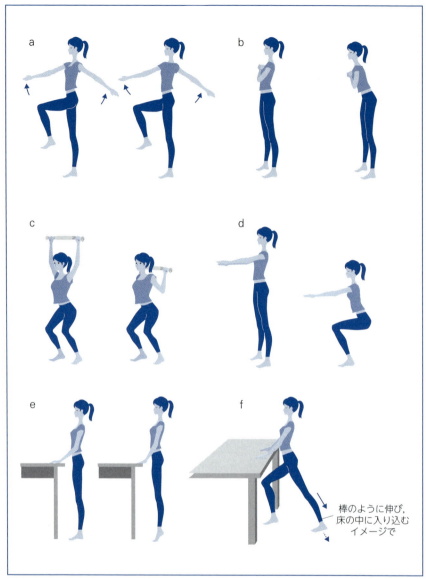

図5 肝炎体操

a：ダイナミックストレッチ（その場での動きを伴うストレッチ．伸び縮みすることによって関節の動きをスムーズにできる．体が温まり怪我の予防になる）
b：背中の筋肉：グッドモーニング
c：背中の筋肉：タオルラットプルダウン
d：お尻と脚の筋肉：スクワット
e：脚の筋肉：カーフレイズ
f：下肢：スタティックストレッチ（肝疾患の患者はこむら返りが多いため）

■文　献

1) Thompson PD et al：American College of Sports M：ACSM's new preparticipation health screening recommendations from ACSM's guidelines for exercise testing and prescription, ninth edition. Curr Sports Med Rep **12**：215-217, 2013

2) Tandon P et al：Exercise in cirrhosis：Translating evidence and experience to practice. J Hepatol **69**：1164-1177, 2018

3) 武藤美智子ほか：肝癌・食道胃静脈瘤治療の栄養状態におよぼす影響—多周波数生体電気インピーダンス法を用いた評価.　久留米医会誌 **74**：115-121, 2011

4) Koya S et al：Effects of in-hospital exercise on liver function, physical ability, and muscle mass during treatment of hepatoma in patients with chronic liver disease. Hepatol Res **47**：E22-34, 2017

5) Nelson ME et al：Physical activity and public health in older adults：recommendation from the American College of Sports Medicine and the American Heart Association. Med Sci Sports Exerc **39**：1435-1445, 2007

6) Hashida R et al：Aerobic vs. resistance exercise in non-alcoholic fatty liver disease：A systematic review. J Hepatol **66**：142-152, 2017

7) Wall BT et al：Skeletal muscle atrophy during short-term disuse：implications for age-related sarcopenia. Ageing Res Rev **12**：898-906, 2013

8) Marzetti E, Leeuwenburgh C：Skeletal muscle apoptosis, sarcopenia and frailty at old age. Exp Gerontol **41**：1234-1238, 2006

第 2 章　病態に応じた治療のコツとさじ加減

3. 成因別の病態と治療

a. ウイルス性肝硬変（B 型）

エキスパートのコンセンサス

- B 型肝硬変では HBV DNA が陽性であれば抗ウイルス治療対象であり，核酸アナログ製剤による治療を原則として生涯にわたり継続する
- 核酸アナログ製剤は B 型肝硬変の線維化，予後を改善し，肝発癌を抑制する
- エンテカビル（ETV），テノホビル製剤（TDF，TAF）が第一選択薬であり，腎障害や骨減少を認める場合は，ETV か TAF を用いる
- 非代償性肝硬変の治療では薬剤の忍容性や乳酸アシドーシスなどの副作用に注意し，肝移植の適応についても評価する．インターフェロン治療は禁忌である
- B 型肝硬変では抗ウイルス治療の効果に関わらず長期の肝癌サーベイランスが必要である

1 病態・診断・評価

a 病　態

　HBV 持続感染は，通常 HBs 抗原が 6 ヵ月以上の間隔をあけて陽性の状態と定義される．その病態は，宿主の免疫応答とウイルス増殖の状態により分類され，HBe 抗原，HBV DNA，ALT をモニターして評価する（表 1）．各病期へは必ずしも連続的に移行するとは限らない．HBe 抗原陽性あるいは陰性の慢性肝炎が長期に持続すると，肝病変が進展し肝硬変へといたる．B 型慢性肝炎から肝硬変への進行は年率 2〜6％と報告され，HBe 抗原陽性例のほうが肝硬変への進行が早いとされる．肝硬変まで病期が進行すれば年率 5〜8％で肝細胞癌が発生し，年率 3〜5％で非代償性肝硬変へと移行する[1,2]．HBe 抗原陽性例では肝硬変から非代償性肝硬変へ進行する割合が高い．B 型肝癌は非硬変肝から発症することもあるので注意が必要である．一方，肝硬変になる以前に HBe 抗原陰性非活動性キャリアや臨床的寛解にいたった症例では病期の進行リスクが低く，予後良好である．

64

3. 成因別の病態と治療　a. ウイルス性肝硬変（B 型）

表1　HBV 持続感染の分類

病　期	HBe 抗原	HBV DNA	ALT
HBe 抗原陽性無症候性キャリア（免疫寛容期）	陽性	高値（通常＞6〜7 logIU/mL）	正常
HBe 抗原陽性慢性肝炎（免疫応答期）	陽性	＞2,000 IU/mL（通常 4〜7 logIU/mL）	高値
HBe 抗原陰性慢性肝炎	陰性	＞2,000 IU/mL	高値
HBe 抗原陰性非活動性キャリア（低増殖期）	陰性	低値（2,000 IU/mL 未満）	正常（30 U/L 以下）
臨床的寛解（HBs 抗原陰性）	陰性	陰性	正常

b 診　断

　HBV 感染の診断は上述のとおりであるが，アルコール性，脂肪性，自己免疫性など他疾患の合併の有無や，HCV，HIV などとの重複感染についても鑑別する．

　肝硬変診断の詳細は他項に譲るが，非侵襲的方法による肝線維化評価としては，血液線維化マーカー，CT や超音波検査などの画像診断，肝硬度評価などがある．これまでに複数のマーカーを組み合わせたさまざまな線維化予測法が開発されているが，B 型肝硬変の診断において確立された方法というものはない．フィブロスキャンは B 型肝硬変の診断にも有用であるが，そのカットオフ値は C 型よりも低値を示す傾向があり，7.3〜17.5 kPa と報告されている[3]．欧州肝臓学会（EASL）のガイドラインでは＜6 kPa を線維化非進展，＞9 kPa（ALT 正常の場合）あるいは＞12 kPa（ALT 高値＜基準値上限 5 倍の場合）を線維化進展ないし肝硬変と判定することを提唱している[4]．

　肝生検は治療適応判断の観点からは，臨床的に明らかな肝硬変では必須ではなく，後述する治療適応基準には該当しないものの発癌リスクが懸念される状況などで考慮される．具体的には，ALT が軽度あるいは間欠的に上昇する症例，40 歳以上で HBV DNA 量が多い症例，血小板数 15 万/μL 未満の症例，肝細胞癌の家族歴のある症例，画像所見で線維化進展が疑われる症例などである[1]．HBe 抗原陰性の非活動性キャリアでは線維化進展例・非進展例の鑑別が困難なことがあることに注意が必要である．

第2章　病態に応じた治療のコツとさじ加減

c 評　価

　HBV の病期については病態の項で述べた．HBV DNA 量は診断のみならず，病期の評価，治療適応の判断，治療効果判定に有用である．HBe 抗原の有無は，病期や治療効果の評価に用いられる．そのほか，HBs 抗原量（コラム参照）や HBV ゲノタイプの測定を考慮する．ゲノタイプ C は B よりも肝発癌リスクが高いとされる．組織学的進展度の評価は，肝硬変の診断，治療適応の判断，肝癌のサーベイランスにおいて重要である．肝硬変の重症度の評価については他項を参照頂きたい．

　抗ウイルス治療の適応については日本肝臓学会による『B 型肝炎治療ガイドライン（2017 年 8 月第 3 版）』の基準を参照する[1]．すなわち慢性肝炎の治療対象は，ALT 31 U/L 以上かつ HBV DNA 量 2,000 IU/mL（3.3 LogIU/mL）以上とされ，一方肝硬変では HBV DNA が陽性であれば，HBe 抗原，ALT 値，HBV DNA 量に関わらず治療対象である．非活動性キャリアの定義を満たす症例でも，HBV DNA が陽性であり，かつ線維化が進展し発癌リスクが高いと判断される症例は治療対象とされている．

2 ┃ 治療の実際

a 治療方針の立て方

　日本肝臓学会による『B 型肝炎治療ガイドライン』の要点を以下に示す[1]．肝硬変では代償性，非代償性に関わらず，核酸アナログ製剤による治療が基本となる．核酸アナログ製剤は B 型肝硬変の線維化，予後を改善し，肝発癌を抑制することが明らかとなっている[3]．B 型肝硬変に対するペグインターフェロン治療は日本では保険適用外であり，ガイドライン上も安全性の観点から行わないことが推奨されている．インターフェロン治療は非代償性肝硬変に対しては禁忌である．

　核酸アナログ治療中の目標は，HBV DNA 陰性および ALT 正常化である．核酸アナログ治療中止後の再燃は肝不全の発症ないし増悪を誘発する危険があるため，原則として生涯にわたる治療継続が必要である．非代償性肝硬変では核酸アナログ治療開始後その効果が発現するまでの 3〜6ヵ月の間に肝不全死にいたる場合もあることから，肝移植も視野に入れた適切な対応が必要である．肝硬変合併症の管理については他項に譲る．

3. 成因別の病態と治療　a. ウイルス性肝硬変（B 型）

ⓑ 実際の治療

1）抗ウイルス療法

　エンテカビル（ETV），テノホビル製剤（TDF，TAF）が第一選択薬であり，腎機能障害，低リン血症，骨減少症・骨粗鬆症を認める場合は，ETV あるいは TAF が第一選択薬となる．挙児希望あるいは妊娠中の女性では TDF が第一選択薬である．非代償性肝硬変では核酸アナログ投与による乳酸アシドーシスの報告があるため，注意が必要である．HIV 合併例では核酸アナログ製剤により薬剤耐性 HIV が出現する可能性があることから，治療前に HIV 感染の有無を確認する必要がある．

【処方例❶】
● **エンテカビル（ETV）0.5 mg　1 日 1 回，空腹時（食後 2 時間以降かつ次の食事の 2 時間以上前）**

― エキスパートのさじ加減・コツ ―
✓ 食事で吸収率が低下するため空腹時に投与する必要がある（眠前など）．
✓ クレアチニンクリアランスが 50 mL/ 分未満の腎機能障害患者では投与間隔の調整が必要．
✓ 副作用として肝障害を起こしうるので定期的な肝機能検査を行う．ジェネリック薬が利用可能．

【処方例❷】
● **テノゼット（TDF）300 mg　1 日 1 回**

― エキスパートのさじ加減・コツ ―
✓ クレアチニンクリアランスが 50 mL/ 分未満の腎機能障害患者では投与間隔の調整が必要．腎障害，骨密度低下が報告されており，投与中はクレアチニンクリアランスや血清 P，骨密度を適宜測定する．
✓ 錠剤が大きいため（長径 17 mm），飲みづらさを訴える場合があるので注意する．

【処方例❸】
● **ベムリディ（TAF）25 mg　1 日 1 回**

67

第 2 章　病態に応じた治療のコツとさじ加減

--- エキスパートのさじ加減・コツ ---

✓国内では 2016 年 12 月に承認された薬剤で，腎や骨の合併症について，2 年
間の投与で TDF よりも安全性が高いことが示されているが，長期の安全性につ
いては今後明らかになるものと考えられる．投与中はクレアチニンクリアラン
スや血清 P，骨密度を適宜測定する．クレアチニンクリアランス 15 mL/ 分以
上では用量調節は不要だが，それ未満での安全性は確認されていない．

✓リファンピシンなど併用禁忌薬が設定されているので注意する．

3 　生活指導

　一般的に HBV 感染者においては他人への感染予防が重要である．具体的
には傷口の処置や血液や分泌物が他人につかないように気を付ける，剃刀や
歯ブラシの共用の禁止，乳幼児に口移しで食べ物を与えないことなどであ
る．また性交渉においては適切な避妊やパートナーへの HB ワクチン接種を
行うことが必要である．

　運動や食事については一般的な肝硬変の指導に準ずる．飲酒や喫煙は肝癌
の危険因子であり B 型肝硬変では原則禁止する．感染症などを契機に肝機
能が増悪し肝不全の発症や進行を認める可能性があることに注意が必要であ
る．

コラム　HBs 抗原量測定について

　HBs 抗原は HBV のエンベロープに存在する抗原であり，肝細胞内の cccDNA
から産生される．HBs 抗原量は B 型肝炎の病態を反映し，肝発癌リスクと関連
している．台湾で行われた抗ウイルス治療歴のない自然経過例に対する前向き
研究では，ベースラインの HBV DNA 量が高値（≧2,000 IU/mL）であるほど
肝細胞癌の発症率は高くなる一方，HBe 抗原陰性かつ低ウイルス量の症例（＜
2,000 IU/mL）においては肝細胞癌の発症は HBs 抗原量に相関しており，HBs
抗原 1,000 IU/mL 以上は肝癌の危険因子であった[5]．HBs 抗原消失は抗ウイル
ス治療の長期目標であり，HBs 抗原量の定期的な測定が推奨される．

■文　献

1) 日本肝臓学会肝炎診療ガイドライン委員会（編）：B 型肝炎治療ガイドライン（第 3 版），2017

2) 神田達郎，高橋幸治：B 型肝硬変．肝胆膵 **73**：907-913, 2016

3) 日本消化器病学会（編）：肝硬変診療ガイドライン 2015（第 2 版），南江堂，東京，2015

4) European Association for Study of Liver；Asociacion Latinoamericana para el Estudio del Higado：EASL-ALEH Clinical Practice Guidelines：Non-invasive tests for evaluation of liver disease severity and prognosis. J Hepatol **63**：237-264, 2015

5) Tseng et al：High levels of hepatitis B surface antigen increase risk of hepatocellular carcinoma in patients with low HBV load．Gastroenterology **142**：1140-1149, 2012

第2章　病態に応じた治療のコツとさじ加減

3. 成因別の病態と治療

b. ウイルス性肝硬変（C型）

エキスパートのコンセンサス

- C型肝硬変治療において，ウイルス排除が肝線維化進展抑制，肝発癌抑制に最も重要である[1]．直接作用型抗ウイルス薬（direct-acting antivirals：DAAs）の登場・進歩により，これまでインターフェロン（IFN）ベースの治療が困難であった高齢者や，肝硬変症例，肝癌既往症例であってもウイルス排除が可能となった．DAAs高度耐性C型肝炎ウイルスへの治療は重要な課題であり，特にDAAs再治療症例においては，治療前に薬剤耐性ウイルス変異の評価が必要であり，肝疾患拠点病院での治療が望ましい
- 非代償期肝硬変症例に対して使用可能なDAAsが保険適用となったが，今後治療適応について慎重な判断が必要である
- 一方，SVR（sustained virological response）後もC型肝硬変は肝発癌リスクが高く適切なフォローアップが重要と考えられる

1 ┃ 病態・診断・評価

a 病　態

　C型肝炎ウイルス（HCV）は主に血液を介して感染する．わが国での感染者の多くは，HCVが発見され検査可能となる前の輸血，血液製剤，および予防接種での注射針の使いまわしなどが原因と考えられている．現在はそのような新規感染患者はほとんどおらず，また性行為での感染や母子感染はごくまれとされており，若年者の感染者は少ない．

　HCVは感染すると，約30％が一過性感染で治癒するが，70％が持続感染し慢性化する．慢性肝炎のHCV自然排除率は年率0.2％とごくまれであり，症状がなく，気が付かれずに放置していると，20〜40年の経過で肝線維化，肝予備能の低下をきたし肝硬変となる．HCVが排除されない場合，代償期肝硬変から非代償期肝硬変と進行し，さらに肝癌を発症することで致命的な経過をたどる．肝硬変の全国26,293例の集計では，近年は割合が徐々に低下傾向にあるものの，肝硬変の成因の53％を占め，依然としてわが国では

70

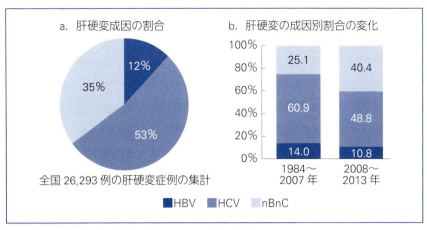

図1 肝硬変成因の割合（a）とその変化（b）
［泉　並木（監修）：肝硬変成因別実態 2014, p. 1-3, 2015 より作成］

HCV は肝硬変の最も多い成因である（図1）[2]．

b 診　断

HCV 感染のスクリーニングには血清 HCV 抗体検査が用いられる．HCV 抗体陽性者には真の感染者以外にも，既往感染者や，疑陽性患者が含まれるため，現在の持続感染を診断するためにはさらに HCV-RNA を測定する．

c 評　価

C 型肝硬変において，肝予備能の評価，および線維化評価は重要である．線維化は肝疾患の予後および肝癌リスクと関連がある．また，抗ウイルス療法の適応，肝癌治療方針決定にも重要である．

肝硬変診断は，肝生検による組織学的評価，超音波，CT，MRI，内視鏡，腹腔鏡などの画像による形態診断に加え，近年は肝線維化を直接評価するエラストグラフィが進歩し，超音波検査の原理によるフィブロスキャンや，MR エラストグラフィによる肝硬度測定が肝硬変診断に有用である．また，血液検査で簡便に測定しうる，FIB-4-index，M2BPGi などの線維化マーカーも有用である．

DAAs 治療においては，慢性肝炎，代償期肝硬変，非代償期肝硬変により治療期間，治療法が異なり鑑別が必要である．この際，肝硬変の代償性あるいは非代償期評価においては，一般的には Child-Pugh スコアが用いられて

第2章　病態に応じた治療のコツとさじ加減

いる．肝癌治療アルゴリズムでは，肝予備能は内科治療においてはChild-Pugh分類によるスコアが，また外科治療についてはインドシアニングリーン（ICG）試験を含む肝障害度が使用されている．

2 ┃ 治療の実際

ⓐ 治療方針の立て方

　現時点では抗ウイルス療法以外に線維化を抑制する治療はなく，可能な限りウイルス排除をめざすべきである．IFN治療によるSVR（sustained virological response）となったC型肝硬変症例は，長期経過で肝線維化が改善する[1]．また，DAAsの登場・進歩により，これまでIFNベースの治療が困難であった高齢者や，肝硬変症例，肝癌既往症例であってもウイルス排除が可能となり，さらに2019年2月より非代償期肝硬変に対しても抗ウイルス療法が可能となった．

　近年DAAsの有効性はきわめて高く，肝硬変症例であっても初回治療であればウイルス排除率は95％以上である．一方，治療不成功の場合，高度多剤耐性変異が惹起されるおそれがある．治療方針は，ジェノタイプ，耐性変異などのウイルス因子や，治療歴，肝機能，肝硬変の有無，腎機能，他の合併症，常用薬，発癌リスクなどの宿主因子を考慮して総合的・専門的に決定する．実際の治療にあたっては日本肝臓学会の「C型肝炎治療ガイドライン」（https://www.jsh.or.jp/medical/guidelines/jsh_guidlines/hepatitis_c）が参考になる．また，B型肝炎ウイルス感染または既往感染者は，DAA治療開始後再活性化に注意が必要である．2回目以降のDAA再治療は，NS3/4AならびにNS5Aの薬剤耐性変異，特にp32欠損を測定したうえで期待される著効率，発癌リスクを十分に考慮して肝臓専門医が治療適応，治療薬剤を判断する必要がある[3]．

　非代償期肝硬変に対するDAAs治療はこれまでは適応がなかったが，ソフォスブビル/ベルパタスビル配合剤であるエプクルーサ®配合剤が2019年1月7日に製造販売承認された．パンジェノタイプの治療薬であり，1日1回1錠，12週間治療で非代償期肝硬変に対しても安全に使用可能である．治験データでは1b型に対しては98％（39/40）のSVR12率，2型では89％（8/9）であり（図2a）ジェノタイプの確認は治療適応判断に必要と考えられる．併用薬との相互作用，耐性変異などの影響は市販後の治療成績の検討が必要である．

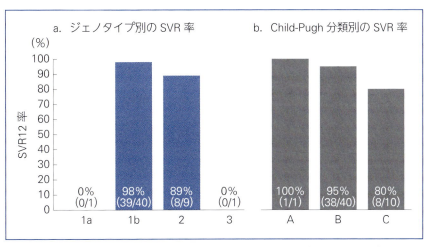

図2 ジェノタイプ別（a）および Child-Pugh 分類別（b）の SVR 率

[Takehara T et al：J Gastroenterol 54：87-95, 2018 より作成]

b 実際の治療

慢性肝炎，肝硬変により治療法がやや異なり，慢性肝炎での DAAs 治療は多岐にわたるため肝硬変に対する治療のみ記載する．

1）代償期肝硬変

（1）ジェノタイプ1型

a）DAA 初回治療

【処方例】
- ハーボニー配合錠　1回1錠，1日1回，12週間※
- エレルサ錠（50 mg）1回1錠＋グラジナ（50 mg）1回2錠，1日1回，12週間
- マヴィレット配合錠　1回3錠，1日1回，食後，12週間

※ ハーボニー®配合錠にはソフォスブビルが含まれるため，重度の腎機能障害（eGFR＜30 mL/分/1.73 m^2）または透析を必要とする腎不全の患者に対する投与は禁忌である．ソフォスブビルとアミオダロンとの併用で徐脈性不整脈をきたし死亡した症例が報告されているため，併用は避けるべきである．

※ ハーボニー®配合錠では制酸薬の併用で，レジパスビルの溶解性が低下し血中濃度が低下するため，中止ないしは併用の際は適切な間隔を空けて内

服する必要性がある.

b）プロテアーゼ阻害薬＋ペグIFN＋リバビリンによる前治療不成功例

【処方例】
● ハーボニー配合錠　1回1錠，1日1回，12週間[1,2]
● マヴィレット配合錠　1回3錠，1日1回，食後，12週間
● エプクルーサ配合錠＋1回1錠，1日1回＋リバビリン　24週間[1,2,3]

[1] ハーボニー®配合錠，エプクルーサ®配合錠にはソフォスブビルが含まれるため，重度の腎機能障害（eGFR＜30 mL/分/1.73 m²）または透析を必要とする腎不全の患者に対する投与は禁忌である．ソフォスブビルとアミオダロンとの併用で徐脈性不整脈をきたし死亡した症例が報告されているため，併用は避けるべきである．

[2] ハーボニー®配合錠，エプクルーサ®配合錠では制酸薬の併用で，レジパスビル，ベルパタスビルの溶解性が低下し血中濃度が低下するため，中止ないしは併用の際は薬剤ごとに，適切な間隔を空けて内服する必要性がある．

[3] リバビリンは催奇形性が報告されているので妊婦または妊娠の可能性のある女性へは禁忌である．貧血の副作用があるためコントロールの困難な心疾患のある患者や異常ヘモグロビン症の患者も禁忌である．また，クレアチニンクリアランスが50 mL/分以下の腎機能障害のある患者も投与禁忌である．

c）IFNフリーDAAsよる前治療不成功例

【処方例】
● マヴィレット配合錠　1回3錠，1日1回，食後，12週間
● エプクルーサ配合錠　1回1錠，1日1回＋リバビリン　24週間[*]

[*] エプクルーサ®配合錠にはソフォスブビルが含まれるため，重度の腎機能障害（eGFR＜30 mL/分/1.73 m²）または透析を必要とする腎不全の患者に対する投与は禁忌である．ソフォスブビルとアミオダロンとの併用で徐脈性不整脈を来たし死亡した症例が報告されているため，併用は避けるべきである．

[*] リバビリンは催奇形性が報告されているので妊婦または妊娠の可能性のある女性へは禁忌である．貧血の副作用があるためコントロールの困難な心

疾患のある患者や異常ヘモグロビン症の患者も禁忌である．また，クレアチニンクリアランスが50 mL/分以下の腎機能障害のある患者も投与禁忌である．

※ エプクルーサ®配合錠では制酸薬の併用で，ベルパタスビルの溶解性が低下し血中濃度が低下するため，中止ないしは併用の際は適切な間隔を空けて内服する必要性がある．

(2) ジェノタイプ 2 型

a）DAA 治療歴のない症例，プロテアーゼ阻害薬＋ペグ IFN＋リバビリンによる前治療不成功例

【処方例】
- ソバルディ錠（400 mg）1 回 1 錠，1 日 1 回＋リバビリン　12 週間[1, 2]
- マヴィレット配合錠　1 回 3 錠，1 日 1 回，食後，12 週間
- ハーボニー配合錠　1 回 1 錠，1 日 1 回，12 週間[1, 3]

[1] ソバルディ®錠，ハーボニー®配合錠にはソフォスブビルが含まれるため，重度の腎機能障害（eGFR＜30 mL/分/1.73 m^2）または透析を必要とする腎不全の患者に対する投与は禁忌である．ソフォスブビルとアミオダロンとの併用で徐脈性不整脈をきたし死亡した症例が報告されているため，併用は避けるべきである．

[2] リバビリンは催奇形性が報告されているので妊婦または妊娠の可能性のある女性へは禁忌である．貧血の副作用があるためコントロールの困難な心疾患のある患者や異常ヘモグロビン症の患者も禁忌である．また，クレアチニンクリアランスが50 mL/分以下の腎機能障害のある患者も投与禁忌である．

[3] ハーボニー®配合錠では制酸薬の併用で，レジパスビルの溶解性が低下し血中濃度が低下するため，中止ないしは併用の際は適切な間隔を空けて内服する必要性がある．

b）IFN フリーDAAs 治療不成功に対する再治療

【処方例】
- マヴィレット配合錠　1 回 3 錠，1 日 1 回，食後，12 週間
- エプクルーサ配合錠　1 回 1 錠，1 日 1 回＋リバビリン　24 週間[※]

※ エプクルーサ®配合錠にはソフォスブビルが含まれるため，重度の腎機能

障害（eGFR＜30mL/分/1.73 m^2）または透析を必要とする腎不全の患者に対する投与は禁忌である．ソフォスブビルとアミオダロンとの併用で徐脈性不整脈を来たし死亡した症例が報告されているため，併用は避けるべきである．

※リバビリンは催奇形性が報告されているので妊婦または妊娠の可能性のある女性へは禁忌である．貧血の副作用があるためコントロールの困難な心疾患のある患者や異常ヘモグロビン症の患者も禁忌である．また，クレアチニンクリアランスが 50 mL/分以下の腎機能障害のある患者も投与禁忌である．

※エプクルーサ®配合錠では制酸薬の併用で，ベルパタスビルの溶解性が低下し血中濃度が低下するため，中止ないしは併用の際は適切な間隔を空けて内服する必要性がある．

（3）ジェノタイプ 1 型と 2 型の混合感染

1 型と 2 型の混合感染に対してはいずれのジェノタイプにも有効なマヴィレット®配合錠で治療する．

【処方例】
- **マヴィレット配合錠　1回3錠，1日1回，食後，12週間**

（4）ジェノタイプ 3～6 型

【処方例】
- **マヴィレット配合錠　1回3錠，1日1回，食後，12週間**
- **ソバルディ錠（400 mg）1回1錠，1日1回＋リバビリン　24週**※

※ソバルディ®錠にはソフォスブビルが含まれるため，重度の腎機能障害（eGFR＜30 mL/分/1.73 m^2）または透析を必要とする腎不全の患者に対する投与は禁忌である．ソフォスブビルとアミオダロンとの併用で徐脈性不整脈をきたし死亡した症例が報告されているため，併用は避けるべきである．

※リバビリンは催奇形性が報告されているので妊婦または妊娠の可能性のある女性へは禁忌である．貧血の副作用があるためコントロールの困難な心疾患のある患者や異常ヘモグロビン症の患者も禁忌である．また，クレアチニンクリアランスが 50 mL/分以下の腎機能障害のある患者も投与禁忌である．

元3. 成因別の病態と治療　b. ウイルス性肝硬変（C型）

2）非代償期肝硬変

【処方例❶】
● **エプクルーサ配合錠　1日1回1錠，12週間**※

※ エプクルーサ® 配合錠にはソフォスブビルが含まれるため，重度の腎機能障害（eGFR<30 mL/分/1.73 m²）または透析を必要とする腎不全の患者に対する投与は禁忌である．ソフォスブビルとアミオダロンとの併用で徐脈性不整脈をきたし死亡した症例が報告されているため併用は避けるべきである．

※ 制酸薬の併用で，ベルパタスビルの溶解性が低下し血中濃度が低下するため，中止ないしは併用の際は適切な間隔を空けて内服する必要性がある．

3 　生活指導

a 患者説明のポイント

- DAA は IFN 治療に比べ副作用が少なく治療期間も短縮されており，また医療費助成制度があることを説明する．
- DAA と併用禁忌薬であるセイヨウオトギリソウ（セント・ジョーンズ・ワート）は健康食品などに含まれるため，摂取しないよう注意する．
- ウイルス排除後も肝硬変では，肝発癌リスクが高く，画像検査を含む定期フォローアップが必要であり，自己判断で通院を中断しないよう説明する．
- 飲み忘れや服用の自己中断は，効果が減弱するばかりでなく多剤多重耐性を持つウイルスが惹起される可能性があるので，適切な服薬ができているか確認し，支援を行う．

4 　今後の展望

　これまで述べたようにC型肝炎ウイルスに対する DAAs 治療の進歩は著しい．しかしながらいまだに課題は残されている．

　1つは患者拾い上げの問題であり，医療機関を受診していない自覚症状のないC型肝炎感染患者や，医療機関を受診しているものの消化器内科医ないしは肝臓専門医に受診していない患者も多数いることが予測され，そのような患者に適切な診断を行い，治療に結び付けることが必要である．

　さらに，NS5A-P32 欠失変異をはじめとする高度耐性ウイルスに対する治療も残された課題である．

第 2 章　病態に応じた治療のコツとさじ加減

　また，肝硬変，肝癌既往症例においても DAAs 治療は有効であるが，肝病態の進展症例では SVR であっても肝癌のリスクが高いことが予測され，適切な画像検査を含むフォローアップが必要と考えられる．本稿作成時時点ではまだ実臨床では使用されていないが，非代償期肝硬変に対する DAA 治療が保険適用となった．エプクルーサ®配合錠の国内第Ⅲ相試験では，Child-Pugh B（CP-B）では 95％，Child-Pugh C（CP-C）においても 80％と高い SVR 率が得られた（図 2b）．また SVR 後には CP-B 症例の 19 例（25％）が Child-Pugh A（CP-A）に改善し，2 例（3％）が CP-C に増悪，CP-C 症例の 5 例（33％）が CP-B に改善し，10 例（67％）には改善がみられなかった（表 1）．これまでわが国では CP-B，C 症例ではウイルス排除が不可能であったため，肝予備能温存を中心に肝癌治療が行われていたが，ウイルス排除による肝予備能改善が見込める以上，今後は可能な限り肝癌根治に主眼をおいた治療にシフトする可能性がある．

　DAAs 治療は肝癌再発抑止のみならず，肝予備能の改善により，肝癌治療の選択肢が広がる．そのため肝癌根治治療後症例においても積極的に DAA 治療による SVR を目指すべきであると考えられる．しかしながら非代償期肝硬変では食道静脈破裂や，肝性脳症により内服困難となる可能性，肝予備能の改善の見込みなどを検討し，慎重に治療適応および治療時期を判断する必要がある．

表 1　治療終了 12 週後の Child-Pugh クラスの変化

n（%）全体（N＝94）

治療終了時の CP クラス	治療前の CP クラス		
	CP-A（N＝3）	CP-B（N＝76）	CP-C（N＝15）
CP-A	3（100）	19（25）	0
CP-B	0	55（72）	5（33）
CP-C	0	2（3）	10（67）

[Takehara T et al：J Gastroenterol 54：87-95, 2018 より作成]

■文　献

1) 日本消化器病学会（編）：肝硬変診療ガイドライン 2015（改訂第 2 版），南江堂，東京，
2015

2) 泉　並木（監修）：肝硬変成因別実態 2014，医学図書出版，埼玉，2015

3) 日本肝臓学会肝炎診療ガイドライン作成委員会（編）：C 型肝炎治療ガイドライン第 6
版．日本肝臓学会，2017

4) Takehara T et al：Efficacy and safety of sofosbuvir-velpatasvir with or without ribavi-
rin in HCV-infected Japanese patients with decompensated cirrhosis：an open-label
phase 3 trial. J Gastroenterol **54**：87-95, 2018

第2章　病態に応じた治療のコツとさじ加減

3. 成因別の病態と治療

c. NASH 肝硬変

エキスパートのコンセンサス

● 非アルコール性脂肪肝炎（NASH）は自覚症状がないことが多く，診断時に肝硬変と診断される症例が 10〜20％ある

● NASH 肝硬変を疑う所見は，高齢，高度の肥満，2 型糖尿病，AST/ALT 比が 1 以上，血小板数低値，線維化マーカーの上昇，肝機能の低下，である．特に，血小板数 15 万/μL 未満では肝硬変を疑う

● 現在，NASH の治療薬として保険適用のある薬剤はない．NASH の予後規定因子は肝線維化であるため，現在進行中の臨床試験では肝硬変を含む高度線維化症例を対象とした抗線維化療法に焦点が当てられているものが多い

● NASH 肝硬変では，肝関連死だけでなく心疾患による死亡も高率であるため，糖尿病や心疾患などの合併症にも留意して加療を行う

1 病態・診断・評価

a 病　態

　わが国では 2014 年に日本消化器病学会編集の『NAFLD/NASH 診療ガイドライン 2014』が策定され[1]，また，2015 年には日本肝臓学会編集の『NASH・NAFLD 診療ガイド 2015』が出版された[2]．わが国のガイドラインでは非アルコール性脂肪性肝疾患（nonalcoholic fatty liver disease：NAFLD）は，組織診断あるいは画像診断で脂肪肝を認め，アルコール性肝障害など他の肝疾患を除外した病態であるとし，エタノール換算で男性 30 g/日，女性 20 g/日未満の飲酒と定義されている[1]．NAFLD はほとんど病態が進行しないと考えられる非アルコール性脂肪肝（nonalcoholic fatty liver：NAFL）と，進行性で肝硬変や肝癌の発症母地にもなる非アルコール性脂肪肝炎（nonalcoholic steatohepatitis：NASH）に分類される．NASH の進展には酸化ストレスや腸内細菌叢の変化，自然免疫系などの関与が示唆されており，近年，NAFL から NASH への進行例の報告が続いており注意が必要である．NASH の予後規定因子は肝線維化の重症度であり，肝線維化のステージが上がるとともに

80

に肝関連死のリスクが指数関数的に上昇する．NASH 肝硬変の末期では，脂肪変性や炎症性細胞浸潤などの特徴が消失する Burn out NASH となり，NASH 診断が困難となる．

わが国では，生活習慣の欧米化による NAFLD/NASH 罹患者の増加に伴い，非 B 非 C 肝硬変のうち NASH 肝硬変の比率が有意に増加している．肝硬変の成因別実態調査では，NASH 肝硬変の比率は 2.1％（2008 年）[3] から 5.8％（2018 年）[4] と 10 年間で有意に上昇していた．また，NASH 肝硬変では肥満（平均 BMI：27 kg/m²），高血圧（52％），脂質異常症（25％），糖尿病・耐糖能異常（63％）の合併頻度が，他の成因による肝硬変に比べて有意に高かった[5] と報告されている．

b 診　断

NASH 肝硬変ではウイルス性と比べ血小板数低下が軽度であることが多く，腹部超音波検査では肥満のために描出困難となることが多いため，他の成因による肝硬変と比べ診断が難しい．図 1 にわが国のガイドラインに記載されている NAFLD/NASH の診断のフローチャートを示す．

NASH 診断のゴールドスタンダードは肝生検である．わが国のガイドラインでは肝生検の適応は明確に示されていないが，高度線維化を伴っているリスクの高い症例に対しては考慮すべきとしている．米国のガイダンスでも高度線維化のリスクのある症例に肝生検を考慮するとしているが，その選定に線維化マーカーである NAFLD fibrosis score（NFS）や FIB-4 index，フィブロスキャンや MR エラストグラフィによる肝硬度測定が高度線維化の診断に有用であると推奨している[6]．NFS や FIB-4 index は特殊な検査項目が含まれていないため汎用性が高く，わが国のガイドラインでも線維化進展例を推測するスコアリングシステムとして有用であるとしている．また，空腹時インスリン高値例（10 μU/mL 以上）では NASH の可能性が高く，血小板数が 15 万/μL 未満では肝硬変の可能性が高くなる．最近，肝線維化ステージの進展を反映するマーカーとして M2BpGi が保険適用となり NAFLD においても肝線維化との相関が報告されている．超音波エラストグラフィによる肝硬度測定は保険収載されており，今までの報告からフィブロスキャンによる肝硬度が 10 kPa 以上でステージ 3/4 の高度線維化を疑う．MR エラストグラフィは再現性が高く，肝全体の評価が可能なため超音波エラストグラフィより優れているとの報告があるが，保険収載されておらず，わが国では MR エラストグラフィの測定可能な施設が限られており，その普及が待たれる．

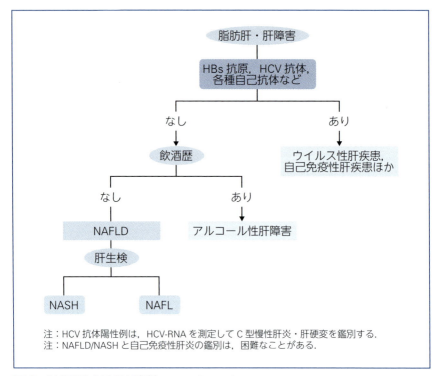

図1　NAFLD/NASH 診断フローチャート
［日本消化器病学会（編）：NAFLD/NASH 診療ガイドライン 2014, 南江堂, 東京, 2014, p. xvii より許諾を得て転載］

C 評　価

　NASH 肝硬変の診断のためには，当然ながら正確な肝線維化の評価が求められる．

　肝線維化の評価は，診断時だけでなく治療効果判定などの経過観察においても最も重要な評価項目である．肝生検は従来から確立された診断法であるが，侵襲的であり繰り返し行うことが困難で，コストの面からも NAFLD 全例に行うことは不可能である．また，生検部位によるバラツキが多く，肝全体を評価するために十分な評価法といえない面がある．肝生検が必要な症例の絞り込みや経過観察のために肝生検に代わる非侵襲的な肝線維化診断法の確立が求められている．肝線維化マーカーや画像診断（エラストグラフィ）の優劣の比較や，組み合わせによる肝線維化診断，診断アルゴリズムの報告がされているが確立されたものはまだない．

3. 成因別の病態と治療　c. NASH肝硬変

2 ｜ 治療の実際

a 治療方針の立て方

　肥満は肝硬変患者の予後を悪化させ，肝癌リスクを上昇させる．NASHの治療の原則は，食事療法や運動療法によって生活習慣を改善し，内臓脂肪を減少させることである．NASH肝硬変の薬物療法は確立されていないが，糖尿病，脂質異常症，高血圧の治療薬のなかにはNASHに対して有効性が示されているものがあり，これら生活習慣病を合併する場合には積極的に薬物療法を考慮する．『NAFLD/NASH診療ガイドライン2014』[1]の治療方針を図2に示す．

b 実際の治療

1）食事・運動療法

　NASHの線維化の改善には−10%の体重減少が必要とされているため，肥満を認める場合は−10%の減量を目標とする．NASH肝硬変患者も蛋白質・エネルギー低栄養の進行，分岐鎖アミノ酸（BCAA）の低下，サルコペニアの進展が一連の病態として認められ，予後やQOLの低下と密接に関係している．減量とサルコペニア予防の観点から運動療法はNASH肝硬変において有用で，骨格筋量の増加と運動能改善により予後やQOLが改善する．代償期肝硬変では有酸素運動とレジスタンス運動を積極的に行う．非代償期でも可能な範囲内で軽負荷の運動を行うことが望ましい．

2）薬物療法

a）抗酸化療法

　ビタミンEはフリーラジカルに対して拮抗的に作用するため，NASH患者の血液検査値，肝組織の改善が期待され，わが国のガイドライン[1]ではすべてのNASH症例を対象としてビタミンE投与を提案している．しかし，米国のガイダンス[6]では，糖尿病合併例やNASH肝硬変例には推奨していない．

> 【処方例❶】
> ● ユベラN　300〜600 mg　分3

─ エキスパートのさじ加減・コツ ─
- ✓ NASHはビタミンEの適応症として認められていない．適応症は高血圧に伴う随伴症状，脂質異常症，閉塞性動脈硬化症に伴う末梢循環障害である．
- ✓ また，過剰投与や長期投与による副作用に注意する．

第2章 病態に応じた治療のコツとさじ加減

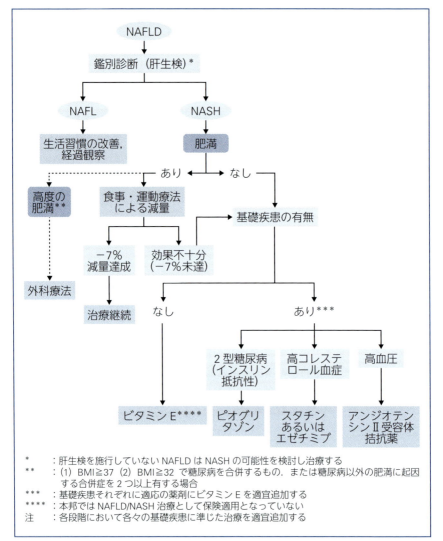

* ：肝生検を施行していない NAFLD は NASH の可能性を検討し治療する
** ：(1) BMI≧37 (2) BMI≧32 で糖尿病を合併するもの，または糖尿病以外の肥満に起因する合併症を2つ以上有する場合
*** ：基礎疾患それぞれに適応の薬剤にビタミンEを適宜追加する
**** ：本邦では NAFLD/NASH 治療として保険適用となっていない
注 ：各段階において各々の基礎疾患に準じた治療を適宜追加する

図2 NAFLD/NASH 治療フローチャート
［日本消化器病学会（編）：NAFLD/NASH 診療ガイドライン 2014，南江堂，東京，2014，p. xviii より許諾を得て転載］

b）糖尿病薬

　インスリン分泌能を考慮しながら選択する．インスリン抵抗性改善薬のなかで最も汎用されているビグアナイド薬は，NASH に対する治療としては推奨されていない．一方で，チアゾリジン誘導体のピオグリタゾンは NASH に対する有用性が示されている．わが国のガイドライン[1] ではインスリン抵抗性を有する NASH に投与を提案，欧州のガイドライン[7] では 2 型糖尿病を有する NASH に使用可能とし，米国のガイダンス[6] では糖尿病の有無にかかわらず組織学的に証明された NASH に推奨している．

　新規糖尿病治療薬であるインクレチン製剤や SGLT2 阻害薬の NASH に対する有用性が期待されている．GLP-1 受容体作動薬はインクレチンの作用により，インスリン分泌の促進，食欲抑制，体重減少をきたし，NASH において肝酵素の改善が報告されており有用性が期待できる．現在，新規薬剤であるセマグルチドの NASH を対象とした第 II 相試験が進行中である．現在，わが国で最も処方されている DPP-4 阻害薬の NASH に対する有用性は明確ではない．SGLT2 阻害薬は近位尿細管のトランスポーターSGLT2 を阻害して糖の再吸収を抑制する．体重減少，内臓脂肪減少，肝酵素改善作用をきたすため有用性が期待できる．

【処方例❶】
● アクトス　15〜30 mg　分 1，朝食前または後

── エキスパートのさじ加減・コツ ──
✓ ピオグリタゾンの長期投与による副作用として，体重増加，心不全，骨粗鬆症のリスクがあり，肝硬変では特に注意を要する．

【処方例❷】
● ジャディアンス　10 mg または 25 mg　分 1，朝食前または後

── エキスパートのさじ加減・コツ ──
✓ SGLT2 の投与により体重の減少ともに骨格筋も減少するため，運動療法を併用して骨格筋量を落とさないように注意する．
✓ 脱水をきたす恐れがあり，利尿薬併用例では重篤な脱水や脳梗塞が多く認められたと報告されており，添付文書に慎重投与と記載されている．
✓ また，尿路感染症の発現に注意する．

【処方例❸】
● カナリア配合錠　1 錠　分 1，朝食前または後

第2章 病態に応じた治療のコツとさじ加減

--- エキスパートのさじ加減・コツ ---

✓ DPP-4阻害薬のNASHに対する有用性は明確には示されていないが，その機序から病態改善に寄与する可能性がある．

✓ 作用機序の異なるSGLT2阻害薬とDPP-4阻害薬の併用は相加的な薬理作用が期待される．

✓ 単剤で良好な血糖コントロールが得られない場合，服薬アドヒアランス向上の点からも配合薬はメリットがある．

【処方例❹】

● ビクトーザ皮下注　0.9 mg/日　1日1回皮下注
※ただし，下痢，便秘，嘔気などの胃腸障害が投与初期に認められるため，低用量から開始し，用量の漸増を行う

--- エキスパートのさじ加減・コツ ---

✓ 2型糖尿病患者が増加しているわが国において，糖尿病合併NASH肝硬変患者が今後ますます増加することが予想される．

✓ NASH肝硬変患者拾い上げのため，病診連携や糖尿病内科など他科と肝臓専門医との連携システムの構築が急務である．

c）脂質代謝改善薬

　わが国のガイドライン[1]では，高コレステロール血症を有する患者において HMG-CoA還元酵素阻害薬の投与は肝機能を改善させるため投与を提案すると記載されているが，欧米のガイドライン[6,7]では心血管リスクを下げることが目的とされている．

　エゼチミブ（ゼチーア®）はわが国のガイドライン[1]ではスタチンと同様に投与を提案していたが，2017年の追補版のガイドラインでは推奨されていない．

【処方例❶】

● リピトール　10〜20 mg　分1

--- エキスパートのさじ加減・コツ ---

✓ 非代償性肝硬変へのスタチンの投与は避ける．

✓ FXRアゴニストであるオベチコール酸は，脂質合成低下，抗炎症，抗線維化作用のある新規薬剤として期待されている．わが国でも第Ⅱ相試験まで行われたが，国内開発が中止となった．海外では現在第Ⅲ相試験が進行中である．

d）降圧薬

　高血圧を合併している場合は，アンジオテンシンⅡ受容体拮抗薬（ARB）は，肝機能と肝組織を改善させるため投与することが推奨されている．

【処方例❶】
● ニューロタン　25〜50 mg　分1

3　生活指導

　生活習慣の改善は治療の基本である．食事療法において，過度の食事制限は筋肉量低下を招き予後に影響を及ぼすため，患者の基礎代謝に応じた適切なエネルギーを摂取させる．運動療法は有酸素運動とレジスタンス運動ともに有用で，骨格筋量の増加と運動能力の改善により，予後改善と QOL 向上に寄与する．長期にわたって生活習慣の是正を継続するためのモチベーションを持続させることが重要である．

コラム　NASH の新規治療薬

　国内外で NASH の治療薬として保険適用のある薬剤は存在しておらず，現在，新規治療薬の開発が活発に行われている．なかでも，予後の改善を目的とした抗線維化療法に焦点が当てられているものが多い．現在第Ⅲ相試験が行われている薬剤のうち，FXR アゴニストであるオベチコール酸，ケモカイン受容体拮抗薬は肝線維化改善作用が期待されている．

　NASH では腸内細菌叢の構成異常や小腸細菌過増殖，腸管透過性亢進による血中エンドトキシン濃度の上昇が指摘されている．これらを標的としてプロバイオティクス，抗菌薬投与などの臨床試験が進行している．

　NASH の線維化進展にはさまざまな因子が複合的に関わっているため，異なる作用の薬剤を組み合わせた併用療法がより効果的であると考えられる．

■文　献

1）日本消化器病学会（編）：NAFLD／NASH 診療ガイドライン 2014，南江堂，東京，2014
2）日本肝臓学会（編）：NASH・NAFLD の診療ガイド 2015，文光堂，東京，2015
3）Michitaka K et al：Etiology of liver cirrhosis in Japan：a nationwide survey. J Gastroenterol 45：86-94, 2010
4）上野義之ほか：肝硬変の成因別実態 2018，日本肝臓学会，西口修平（監），医学図書出版，東京，2019

第 2 章 病態に応じた治療のコツとさじ加減

5) 鈴木康秋ほか：我が国における非 B 非 C 肝硬変の実態．我が国における非 B 非 C 肝硬変の実態調査 2011，高後　裕（監），響文社，北海道，p.6-15，2012

6) Chalasani N et al：The diagnosis and management of nonalcoholic fatty liver disease：Practice guidance from the American Association for the Study of Liver Diseases. Hepatology **67**：328-357, 2018

7) European Association for the Study of the Liver（EASL）；European Association for the Study of Diabetes（EASD）；European Association for the Study of Obesity（EASO）：EASL-EASD-EASO Clinical Practice Guidelines for the management of nonalcoholic fatty liver disease. J Hepatol **64**：1388-1402, 2016

3. 成因別の病態と治療　d. アルコール性肝硬変

3. 成因別の病態と治療

d. アルコール性肝硬変

エキスパートのコンセンサス

● アルコール飲料の長期にわたる過剰摂取によって，多くの場合アルコール性脂肪肝が生じ，アルコール性肝炎や肝線維症を経て，肝硬変へと進展する

● アルコール性と診断するには，常習飲酒家（純エタノール換算 60 g/日以上を 5 年以上）であること，禁酒により AST，γ-GTP，肝腫大が改善することを確認する

● 近年，肥満を伴うアルコール性肝硬変患者が増加しており，断酒と並行して肥満対策も行う必要がある

● 末期肝硬変の場合には，肝移植も選択肢の 1 つとなりうるが，断酒が必須条件であり，移植後もそれを維持しなければならない

● 治療の原則は禁酒・断酒である．精神科医やケースワーカーと連携し，必要に応じ断酒会やアルコール依存症専門病院への橋渡しを行う

1 病態・診断・評価

a 病　態

　アルコール飲料の長期（通常は 5 年以上）にわたる過剰摂取によってアルコール性肝障害が生じる．アルコール性肝障害は，アルコール性脂肪肝，アルコール性肝線維症，アルコール性肝炎，アルコール性肝硬変，アルコール性肝癌[1] に分類される．発症率はアルコール摂取量が増加するほど高くなるが，60 g/日以上の常習飲酒家のなかで肝硬変に移行するのは 20〜30％であり，発症には肥満など積算飲酒量以外の要因も関与する．女性では男性の 2/3 程度の飲酒で肝障害が惹起され，半分程度の飲酒期間でも肝硬変へと進展する．現在，1 日平均エタノール 100 g 以上の大酒家は全国に約 240 万人，問題飲酒者は 300〜400 万人存在すると推定されており，増加傾向にある．2014 年の肝硬変の成因に関する全国集計では，全肝硬変のうちアルコール性は 17.6％を占め，やはり増加傾向を示している[2]．

　腸管より吸収されたアルコールは，肝臓でアルコール脱水素酵素（ADH），

89

ミクロソームエタノール酸化系（MEOS）などにより酸化されてアセトアルデヒドとなり，アセトアルデヒドはアセトアルデヒド脱水素酵素（aldehyde dehydrogenase：ALDH）により酢酸に代謝される．アルコール代謝に伴いミトコンドリア内にニコチンアミドアデニンジヌクレオチド（NADH）が過剰になると，中性脂肪の合成が促進され，肝に脂肪化をきたす．肝細胞の障害には，腸内細菌由来のエンドトキシン，活性酸素や炎症性サイトカインが相互に関与している．臨床経過として，飲酒によりまずアルコール性脂肪肝が生じ，アルコール性肝炎や肝線維症を経て，肝硬変へと進展することが多い（図1）．

成因にかかわらず肝硬変の病態の基盤には，蛋白質・エネルギー低栄養（protein-energy malnutrition：PEM）がある．PEMは筋肉量や脂肪量の減少，低アルブミン血症，免疫機能の低下，易感染性などに関与し，予後不良因子である．アミノ酸代謝では，分岐鎖アミノ酸（branched-chain amino acids：BCAA）が減少し，これが肝性脳症誘発，アルブミン合成能の低下，生命予後不良に関連する．

アルコール依存症患者は，食事をほとんど摂らずに飲酒を続ける例も多く，従来アルコール性肝障害の病態形成においては低栄養が重視されていた．しかし，現在注目されているのはアルコール性肝障害と肥満あるいは高脂肪食との関連である．アルコールはアペリティ効果で食欲を増進させるとともに，

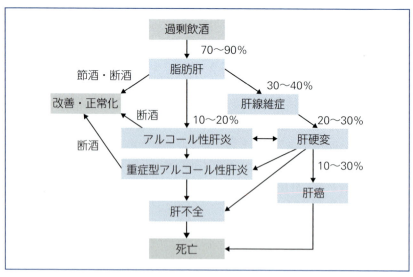

図1　アルコール性肝障害の臨床経過

7.1 kcal/g とエネルギー量も多く，肥満を助長する．肥満者ではアルコール性肝障害の進行が速いことが特徴であり，肥満者（女性：BMI≧25，男性：BMI≧27）は非肥満者と比べ，アルコール性脂肪肝，肝炎，肝硬変に，それぞれ 2.5 倍，3 倍，2.15 倍進展しやすいと報告されている[3]．近年，肥満や糖尿病を合併している例とるい痩を伴う低栄養例の二極化しており，相対する栄養障害を念頭に診療しなければならない．

b 診　断

アルコール性脂肪肝，肝線維症，アルコール性肝炎，肝硬変の病型分類を行うには肝生検が必要で，アルコール性肝硬変の肝組織像は小結節性，薄間質性の偽小葉が特徴的である．慢性飲酒の生化学的指標としては，血清 γ-GTP 高値が有用であり，AST が ALT より高値になることが多い．また，赤血球膜の脂質組成の変化により平均赤血球容積（MCV）が増大する．血中 IgA 濃度の上昇もアルコール性を想起させる．白血球増多はアルコール性肝炎を，高度の黄疸，プロトロンビン活性の低下は重症型アルコール性肝炎を示唆する．アルコール性肝硬変の検査成績は，ウイルス性とほぼ同様である．アルコール関連疾患として，認知症，多発神経炎などの精神神経疾患，膵炎などの消化器疾患，糖尿病などの代謝疾患，心筋症などの循環器疾患を伴うことがあり，肝外病変にも注意を払う必要がある．

c 評　価

正確な飲酒量の把握が重要で，アルコール性と診断するには，純エタノール換算で 60 g/日以上，5 年以上の常習飲酒家であること，禁酒により AST，γ-GTP，肝腫大が改善すること，肝炎ウイルスマーカー，抗ミトコンドリア抗体，抗核抗体がいずれも陰性であることを確認する[1]．女性や ALDH2 欠損者では少量の飲酒でも肝障害を生じるため注意が必要である．習慣飲酒により糖蛋白の糖鎖形成不全が観察されるが，特に糖鎖欠損トランスフェリン（carbohydrate-deficient transferrin：CDT）は，習慣飲酒のバイオマーカーとして期待されている．

コラム　ALDH2

アルコールの酸化により産生されたアセトアルデヒドは ALDH2 により代謝される．ALDH2 には遺伝子多型があり，メジャーホモ型は依存症のリスク群となる可能性がある．アジア人ではマイナーホモ型またはヘテロ型が多く，頭痛，顔面紅潮といったフラッシング反応，アルコール性臓器障害と関連している．

第 2 章　病態に応じた治療のコツとさじ加減

コラム　％ CDT

　2ヵ月以上純アルコール換算 60 g を超える飲酒を継続すると，CDT が増加する．したがって％ CDT（CDT/トランスフェリン）は，習慣飲酒のマーカーとして，また，アルコール性肝障害の補助診断として有用性が期待されている．飲酒しても γ-GTP が上昇しないノンレスポンダーでも％ CDT は上昇する．CDT は 2〜4 週間断酒すると低下することから，断酒マーカーとしても使用可能と考えられている．欧米では交通関連企業のドライバーの検診などにも利用されている．日本では現在保険未収載．

　アルコール性肝硬変と診断したら，Child-Pugh 分類により肝予備能を評価し，栄養状態が PEM の状態にあるかを判断する．PEM の評価法には，アルブミン，リンパ球数などの血液検査，身体組成評価，間接熱量計などを適宜用いる．わが国の acute-on-chronic liver failure（ACLF）には重症型アルコール性肝炎が最も多い．したがって，50%以下のプロトロンビン活性の低下，著しい多核白血球の増加といった重症型アルコール性肝炎の所見がないかに注意を払う．神経症状がある場合には，治療法が異なることから，アルコール性離脱症候群，Wernicke 脳症，肝性脳症の診断を誤らないことも重要となる．

2　治療の実際

ⓐ 治療方針の立て方（表 1）

　治療の基本は断酒である．低栄養の患者では，ビタミン B 群を投与し，水分，電解質の補正を行う．食欲が回復したら，高蛋白（1.5 g/kg/日），高エネルギー（35 kcal/kg/日）食を与える．就寝前エネルギー投与（late evening snack：LES）も有効である．LES には 200 kcal 程度の糖質や肝不全用経腸栄養剤を用いる[4]．過栄養の患者も多く，この場合は適切なエネルギー量（25〜30 kcal/kg/日）の摂取を遵守させる．症状に応じて，利尿量，BCAA 製剤，ラクツロース，難吸収性抗菌薬などを投与し，肝細胞癌，食道静脈瘤の早期発見に努める．重症型アルコール性肝炎では集学的治療が必要であり，血漿交換，血液濾過透析，白血球除去療法，副腎皮質ステロイドにて救命を図る．

　早期・後期離脱症候群への対処も必要であり，精神科医とも連携して抗精神薬を投与する．錯乱，運動失調，眼球運動異常があり Wernicke 脳症が疑われる場合には，大量のビタミン B$_1$ を投与する．アカンプロサートは飲酒欲求を抑えることで断酒率を上げる断酒補助剤であり，断酒の意志がある依

3. 成因別の病態と治療　d. アルコール性肝硬変

表1　アルコール性肝障害の治療

- ●禁酒（脂肪肝など節酒で対処可能な症例も存在する）
- ●離脱期：Wernicke脳症の予防
  - ・ビタミン B_1 補充
- ●栄養・食事指導
  - ・高蛋白・高エネルギー食
  - ・脂肪肝の患者では栄養評価を行い，摂取カロリーの適正化を図る
- ●アカンプロサート（飲酒欲求を抑制し断酒率を上げる断酒補助剤）
  - ・断酒の医師がある依存症患者を対象
  - ・離脱症状に対する治療が完了してから投与を開始する．心理社会的治療と併用
- ●重症アルコール性肝炎
  - ・早期に劇症肝炎に準じた集学的治療を開始する

存症患者を対象に，心理社会的治療と併用して投与する．

　末期肝硬変の場合には，肝移植も選択肢の1つとなりうるが，断酒が必須条件であり，移植後もそれを維持しなければならない．脳死肝移植では，再飲酒のリスクに鑑みて，登録時に18ヵ月の断酒が義務付けられている．アルコール依存にまつわる家族間の問題もあり，生体肝移植が主流のわが国においては，解決すべき問題が多い．アルコール性肝硬変に進展した患者が，飲酒を継続した場合の生存率はきわめて不良である．断酒が継続できれば予後は著明に改善されるが，実際には断酒ができず難渋する症例が多い．

b 実際の治療

　Wernicke脳症が疑われる患者には，ビタミン B_1 を投与する．

【処方例❶】
- ●アリナミンF100注2Aを緩徐に静注．1日3回3日間

― エキスパートのさじ加減・コツ ―

✓ Wernicke脳症は，ビタミン B_1（チアミン）欠乏によって生じる錯乱，運動失調，眼球運動異常を三徴とする急性脳症である．

✓ ビタミン B_1 低値があれば診断できるが，三徴を満たさないことも多いので，アルコール依存者でWernicke脳症が疑われる患者には，血中ビタミン B_1 の結果を待たずに塩酸チアミンの静脈投与を行う．早期に治療を開始すれば後遺症を残さずに改善することも多い．チアミンの投与量に関するエビデンスは少ない[5]．

　低栄養の患者では，高蛋白，高エネルギー食，BCAAの投与，LESが有効である．

第2章　病態に応じた治療のコツとさじ加減

【処方例❷】

● **アミノレバン EN 1 包/回，朝・昼，就寝前**

─ エキスパートのさじ加減・コツ ─

✓アミノレバン EN 3 包で，蛋白質量 40.5 g，熱量 639 kcal になることから，食事摂取状況を把握し，蛋白，エネルギー量に過不足がないように配慮する（必要に応じ食事のエネルギー量を減じる）．栄養状態の把握やモニタリングが望ましく，栄養サポートチーム（nutrition support team：NST）に協力を依頼する．

✓アミノレバン EN 1 包は，LES として就寝前に投与するとよい．

　断酒を促す薬剤として，ALDH 阻害作用を有するシアナミド（シアナマイド®）やジスルフィラム（ノックビン®）が使用されている．これらの薬剤を内服中に飲酒すると，アルデヒド代謝遅延により血中アセトアルデヒド濃度が上昇し顔面紅潮，頭痛，悪心が出現するため，飲酒に対する嫌悪感が生じる．しかし，内服が患者の意思に左右されること，抗酒剤自体による薬物性肝障害の頻度が高いことなどが問題であった．2013 年，アカンプロサートが使用可能となった．この薬は脳内のグルタミン酸や GABA 受容体に作用して飲酒欲求を低減させる．腎不全例での投与を避ければ重篤な副作用は少ないことから，抗酒薬と比べて使用しやすい．さらに，選択的オピオイド受容体調節薬ナルメフェンは，同様に飲酒欲求の軽減作用がある．特徴は節酒・減酒を目的とした使用が可能なことで，現在国内製造販売承認申請中である．

【処方例❸】

● **レグテクト 333 mg　1 回 2 錠，1 日 3 回**

─ エキスパートのさじ加減・コツ ─

✓断酒の意志があるアルコール依存症患者を対象に，心理社会的治療と併用して投与する．

3 ｜ 生活指導

　治療の原則は禁酒・断酒であり，家族など周囲のサポートが治療の鍵となることを説明する．特にアルコール依存患者では，精神科医と連携し，断酒会などのアルコール自助グループへの参加も促す．院内や福祉事務所のケースワーカーの協力も得る．

3. 成因別の病態と治療　d. アルコール性肝硬変

■文　献

1) アルコール医学生物学研究会（編）：アルコール性肝障害診断基準 2011 年版，響文社，2012
2) 泉　並木ほか：肝硬変の成因別実態 2014，肝硬変の成因別実態 2014 集計，泉　並木（編），医学図書出版，p. 1-3，2015
3) Naveau S et al：Excess weight risk factor for alcoholic liver disease. Hepatology **25**：108-111，1997
4) Nakaya Y et al：BCAA-enriched snack improves nutritional state of cirrhosis. Nutrition **23**：113-120，2007
5) Nishimoto A et al：High-dose Parenteral Thiamine in Treatment of Wernicke's Encephalopathy：Case Series and Review of the Literature. In Vivo **31**：121-124，2017

第 2 章　病態に応じた治療のコツとさじ加減

3. 成因別の病態と治療

e. 自己免疫疾患による肝硬変
(AIH, PBC)

エキスパートのコンセンサス

● 自己免疫性肝炎（AIH）では，肝硬変を呈する患者であっても，適切な
治療により生命予後や肝線維化，肝予備能の改善が得られる

● 肝硬変へ経過観察中に進展した AIH では，非進展例に比し有意に再燃
率，免疫抑制剤使用率が高いと報告されている

● 原発性胆汁性胆管炎（PBC）では，肝硬変であってもウルソデオキシ
コール酸（UDCA）の反応性がよければ予後改善が期待できる．しか
し，進行した黄疸例での効果は期待しがたいとされている

● 経過中に肝炎所見が優位である PBC では，副腎皮質ステロイドが投与
されるが，肝炎症状が安定化したら UDCA 単独に切り替える

● AIH，PBC ともに肝硬変例では肝細胞癌の合併もあることから，定期
的な画像検査が必要である

1 　病態・診断・評価

a 病　態

　自己免疫性疾患である自己免疫性肝炎（autoimmune hepatitis：AIH）と
原発性胆汁性胆管炎（primary biliary cholangitis：PBC）は，ともに原因不
明の中年以降女性に好発する慢性，進行性の肝障害であり，病変の進行によ
り肝硬変への進展が認められる．わが国における肝硬変の成因に占める
AIH，PBC の頻度は，それぞれ 1.8％，3.4％と報告され，ウイルス性（HCV
53.3％，HBV 12.4％）およびアルコール性（17.6％）に比し低い状況となっ
ている[1]．

　AIH は適切な治療が行われないと肝硬変や肝不全に進展する疾患であり，
原則として副腎皮質ステロイドによる薬物療法が必要である．AIH におけ
る肝硬変の頻度は，2015 年に実施された全国調査（2009 年 1 月～2013 年 12
月までの 5 年間に新規に診断された症例）では 6.7％（98/1,457）である[2]．
2010 年の厚労省研究班による AIH 300 例を対象とした検討では，62 例のう
ち初診時に 54 例（87.1％）は肝硬変であり，無症状のまま肝硬変の状態で

96

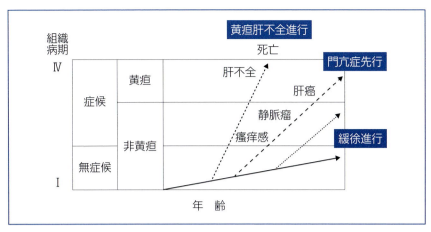

図1 PBCの自然経過

[文献4より引用]

診断される例が多いことが推察される．さらに，肝硬変へ経過観察中に進展した症例は，非進展例に比し有意に再燃率，免疫抑制薬使用率が高いと報告されている[3]．したがって，ステロイド抵抗性を示す症例が肝硬変進展に関与すると思われる．

PBCでは胆管の炎症は年余にわたって経過し，一部の症例では徐々に皮膚瘙痒感，黄疸が出現し，食道静脈瘤，腹水，肝性脳症など肝障害に基づく症状が出現する．このような症状を有している場合症候性PBCと呼び，症候を欠く場合を無症候性PBCとしている．PBCの進展は大きく分けて3型に分類される（図1）[4]．長期間の無症候期を経て徐々に進行する症例（緩徐進行型），黄疸を呈することなく食道静脈瘤が比較的早期に出現する症例（門脈圧亢進症型），および早期に黄疸を呈し肝不全にいたる症例（黄疸肝不全型）である．肝硬変へ進展する例は，門脈圧亢進症型や黄疸肝不全型が多いと推察される．PBCにおける肝硬変の頻度は，2015年に実施された全国調査（既登録症例2,762例と新規登録1,415例）では，Scheuer分類によるstage Ⅳの割合は5.0％である．経過中肝移植が施行された症例は159例あり，移植後生存率は5年生存率86.4％，10年生存率83.9％，15年生存率78.9％であった[5]．

両疾患とも，肝炎の活動性と胆汁うっ滞のコントロールが，肝硬変進展抑制への鍵となる．

第 2 章　病態に応じた治療のコツとさじ加減

b 診　断

　AIH の診断は，国際 AIH グループ（IAIHG）の改訂版国際診断基準（1999年）と厚生労働省「難治性の肝・胆道疾患に関する調査研究」班の診断指針を用いて診断する．わが国の診断指針には，他の肝疾患の否定，トランスアミナーゼ主体の肝機能異常，自己抗体陽性，高 IgG 血症（＞基準上限値 1.1倍），副腎皮質ステロイドが奏効することが診断項目に盛り込まれている．特に，他の肝疾患であるウイルス性肝炎および肝炎ウイルス以外のウイルス感染（EB ウイルス，サイトメガロウイルスなど）による肝障害，健康食品による肝障害を含む薬物性肝障害，非アルコール性脂肪性肝疾患，他の自己免疫性肝疾患などとの鑑別が重要である．この診断指針では肝硬変など肝生検が困難な症例でも AIH の診断が可能であるが，AIH の診断には肝組織所見が重要であるため，可能な限り肝組織学的検索を行うことが肝要である（図 2）[6]．

　PBC の診断は，血液検査で胆道系酵素（ALP，γ-GTP）の異常が認められた場合，画像診断を行いながら閉塞性黄疸，薬物性肝障害，脂肪肝，甲状腺機能異常などの他疾患を除外し，AMA や ANA の検索を行う．必要に応じて肝生検を行い，線維化の進行や肝炎の活動性評価を行う（図 3）．「難治性の肝・胆道疾患研究」班の PBC 診断基準では，診断は，①組織学的に CNSDCを認め，検査所見が PBC として矛盾しないもの，② AMA が陽性で組織学的に CNSDC の所見を認めないが，PBC に矛盾しない組織像を示すもの，③組織学的検索の機会はないが，AMA が陽性で，しかも臨床像および経過からPBC と考えられるもの，のいずれか 1 つに該当する場合に PBC と診断される[4]．組織学的評価では，病変の不均一な分布によるサンプリングエラーを最小限にするように工夫された中沼らによる活動度・病期分類が用いられている．病期分類においては，線維化，胆管消失，オルセイン陽性顆粒沈着の各スコアの合計を用いて stage 1〜4 の 4 段階に分類し，stage 4 が肝硬変にあたる．

c 評　価

　AIH，PBC の肝硬変の診断には，病理学的な肝線維化評価が重要である．しかし，他の肝疾患と同様に生検部位によるサンプリングエラーや生検自体が困難な症例も多いことが現状である．非侵襲的な線維化評価法が AIH，PBCにおいても報告が増加している．糖鎖マーカー M2BPGi（Mac-2 binding protein glycosylation isomer）は自己免疫性肝疾患の病態と密接に関連しており，肝組織や予後の予測に有用であることが示されている．Transient elastography は，自己免疫性肝疾患の肝線維化診断としてこれまで数多く報

3. 成因別の病態と治療　e. 自己免疫疾患による肝硬変（AIH，PBC）

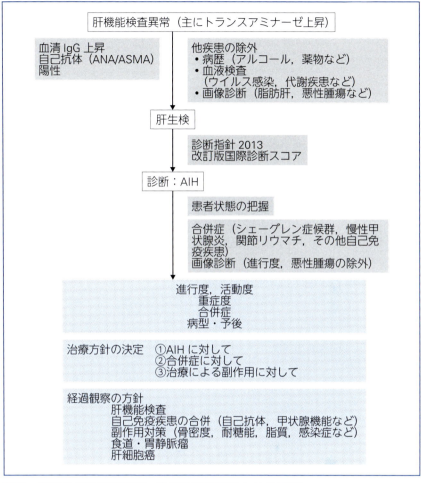

図2　自己免疫性肝炎診断，治療方針決定のための手順

［文献5より引用］

告されている．肝硬変の存在診断における肝硬度のカットオフ値は，AIHで12.5〜19.0 kPa，PBCで15.6〜17.3 kPaであり，そのAUROCは，AIHで0.84〜0.95，PBCで0.96〜0.99と報告されている[7]．ただし，AIHにおける肝線維化ステージ評価には，炎症の影響を避けるため，評価時期は免疫抑制治療開始後6ヵ月以降が望ましいとされる．また，MRエラストグラフィでは，AIHにおける肝硬変の診断におけるAUROCは，カットオフ値4.5 kPaで0.98（APRI：0.78，FIB-4：0.80，感度92％，特異度96％であると報告されている．

99

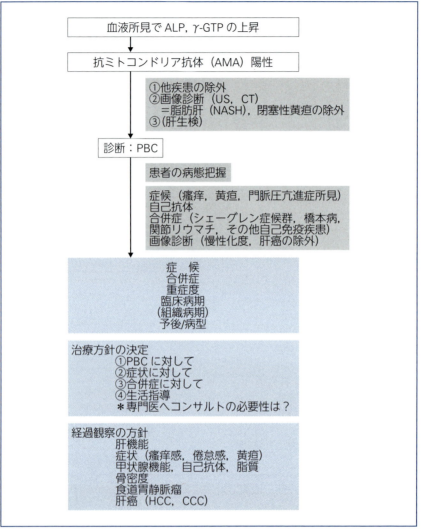

図3 PBC診断，治療方針決定のためのフローシート

［文献4より引用］

3. 成因別の病態と治療　e. 自己免疫疾患による肝硬変（AIH，PBC）

2　治療の実際

a 治療方針の立て方

　AIH においては，副腎皮質ステロイドが第一選択薬であり，適切な薬物治療により長期間の寛解が得られると肝線維化や肝予備能の改善が得られる．肝硬変を呈する患者であっても，適切な治療により生命予後や肝線維化，肝予備能の改善が得られる．ただし，非活動性の非代償期肝硬変症例における内科的治療の有用性のエビデンスは乏しい．PBC においては，ウルソデオキシコール酸（UDCA）が第一選択薬であり，UDCA は肝機能検査値の改善とともに，複数のランダム化比較試験で，組織学的にも進行を遅延させる効果が認められ予後の延長が確認されている．肝硬変であっても UDCA の反応性がよければ予後改善が期待できる．しかし，進行した黄疸例での効果は期待しがたいとされている．

　なお，両疾患とも，病態が進行した場合には肝移植も考慮する．

b 実際の治療

1）AIH

　基本的には非肝硬変例と同様に副腎皮質ステロイドによる治療が推奨されている．プレドニゾロン導入量は 0.6 mg/kg/日以上とし，中等症以上では 0.8 mg/kg/日以上を目安とする．早すぎる減量は再燃の原因となるため，プレドニゾロン 5 mg/1～2 週を減量の目安とする．プレドニゾロン投与量を漸減し，最低量のプレドニゾロンを維持量として長期投与する．肝硬変例においてもステロイド使用困難例や難治例ではアザチオプリン（公知申請が認可）などの免疫抑制剤による治療も考慮される．ただし，肝硬変例においては副作用の発現頻度が高いことに注意が必要である（図2）．

【処方例❶】（診断時治療）
- プレドニン 30 mg　分 2（朝 20 mg，昼 10 mg）

【処方例❷】（維持療法）
- プレドニン 5～10 mg　分 1
  あるいは　＋ウルソ 600 mg　分 3
  あるいは　＋イムラン 50 mg　分 1（朝）

第2章 病態に応じた治療のコツとさじ加減

--- エキスパートのさじ加減・コツ ---

✓ 治療開始後，ALT と IgG 値の改善を指標に，1〜2 週間ごとにプレドニゾロンをおおむね 5 mg ずつ減量し，維持量 5〜10 mg/日を継続投与する.

✓ UDCA（600 mg/日）の併用はプレドゾロン減量に有効である.

✓ 難治例や再燃例（ALT 上昇が正常の 2 倍以上）では，プレドニゾロンの増量やアザチオプリンの追加投与を検討する.

✓ アザチオプリンを投与する場合，*NUDT15* 遺伝子多型検索を考慮する.

✓ ALT が正常化しても IgG が正常化しない場合は再燃リスクが高いので留意する必要がある.

✓ 経過中に肝機能が増悪した場合には，再燃以外に脂肪肝や薬物性肝障害など他の原因検索も大切である.

2）PBC

UDCA は 600 mg/日の投与が標準とされるが，効果が少ない場合は 900 mg まで増量できる．UDCA で効果が不十分（900 mg/日）の場合はベザフィブラートが考慮される（高脂血症がなければ保険適用外となる）．症候性 PBC では皮膚瘙痒感，骨粗鬆症，肝硬変に関連する合併症の対応も必要となる．一般に皮膚瘙痒感は黄疸出現前に認められ，コレスチラミンや抗ヒスタミン薬が用いられる．最近では，ナルフラフィン塩酸塩の効果が報告されている（図 3）.

【処方例❶】（維持療法）

● **ウルソ 600〜900 mg 分 3**
  あるいは ＋ベザトール SR 400 mg 分 2（朝，夕食後）
  瘙痒感がある場合 ＋レミッチカプセル 2.5 μg 分 1（就寝前）

--- エキスパートのさじ加減・コツ ---

✓ ウルソデオキシコール酸の効果は 6ヵ月以降に判定する.

✓ ベザフィブラートを使用する場合は，経時的に腎機能をチェックし，クレアチニンが上昇した場合は減量あるいは中止を考慮する．特に高齢の人は注意が必要である.

✓ トランスアミナーゼ値が高い肝炎型 PBC の場合は，副腎皮質ステロイドによる治療も考慮する.

3. 成因別の病態と治療　e. 自己免疫疾患による肝硬変（AIH，PBC）

3　生活指導

　両疾患ともに，内服薬の自己中断などにより肝機能が悪化することから，服薬指導をきちんとする．また，副腎皮質ステロイドの副作用については，治療開始前によく説明し理解していただく必要がある．特に肥満，糖尿病予防のための食事指導，ならびに高齢者においては骨粗鬆症に対する治療も考慮する．さらに，肝硬変例では食道静脈瘤や肝細胞癌の合併もあることから定期的な内視鏡検査および画像検査の必要性も説明しておく．

コラム　アザチオプリンの保険適応

　自己免疫性肝炎に対して，アザチオプリンが公知申請により平成30年7月27日付で保険適用が認められた．用法・用量は通常，成人および小児には，1日量としてアザチオプリン1〜2 mg/kg相当量（通常，成人には50〜100 mg）を経口投与となっている．今後，使用頻度が増加することが予想されるが，アザチオプリンの使用に際しては，*NUDT15*遺伝子多型と早期骨髄抑制，脱毛などの副作用との関連が報告されており留意が必要である．

■文　献

1) 日本肝臓学会：慢性肝炎・肝硬変の診療ガイド2016．p.58-61，2016
2) Takahashi A et al：Autoimmune hepatitis in Japan：trends in a nationwide survey. J Gastroenterol **52**：631-640, 2017
3) Abe K et al：Clinical features of cirrhosis in Japanese patients with type I autoimmune hepatitis. Intern Med **51**：3323-3328, 2012
4) 厚生労働省難治性疾患政策研究事業「難治性の肝・胆道疾患に関する調査研究」班：原発性胆汁性胆管炎（PBC）診療ガイドライン（2017年）＜http://www.hepatobiliary.jp/uploads/files/PBC診療ガイドライン2017.pdf＞（2019年9月6日閲覧）
5) 廣原淳子：原発性胆汁性胆管炎全国調査（第37報）―第16回原発性胆汁性胆管炎全国調査結果―．平成28年度厚生労働科学研究費補助金難治性疾患等政策研究事業分担研究報告書DB
6) 厚生労働省難治性疾患政策研究事業「難治性の肝・胆道疾患に関する調査研究」班：自己免疫性肝炎（AIH）診療ガイドライン（2016年）＜http://www.hepatobiliary.jp/uploads/files/AIH診療ガイドライン2017.pdf＞（2019年9月6日閲覧）
7) 阿部和道，大平弘正：自己免疫性肝疾患の病態を診断する．肝線維化評価テキスト，泉並木，黒崎雅之（編），文光堂，東京，p.103-109，2017

103

第 2 章　病態に応じた治療のコツとさじ加減

3. 成因別の病態と治療

f. 代謝性疾患による肝硬変
(Wilson 病, ヘモクロマトーシス)

A. Wilson 病

エキスパートのコンセンサス

● Wilson 病は薬物にて治療可能な遺伝性代謝疾患である
● Wilson 病の診断に重要なことは本疾患を思いつくことである
● セルロプラスミンは重症肝障害でも低下するため注意が必要である
● セルロプラスミンが正常な銅過剰症には特発性銅中毒症の症例が存在する
● 海外では新たなキレート剤である bis-choline tetrathiomolybdate の治験が行われている

1 病　態

　Wilson 病は常染色体劣性遺伝で遺伝する銅過剰症である。患者は約 3 万人に 1 人の頻度で存在する。銅は生体に必須の元素だが，過剰の銅は活性酸素を生じ細胞を障害する。本症では肝細胞より毛細胆管への銅の排泄が障害のため体内に銅が蓄積して臓器障害が生じる[1-5]。

　本疾患遺伝子は ATP7B であり，この変異で銅輸送体である ATP7B（Wilson 病蛋白）の機能に異常をきたし胆汁中への銅排泄障害が起こる。

　ATP7B の細胞内局在に関しては現在も論争中であるが，筆者らは ATP7B が肝細胞の後期エンドゾームに存在すると考えている。ATP7B は血中から肝細胞に取り込まれた細胞質の銅を後期エンドゾーム内に入れ，ライソゾームを介して毛細胆管へ排泄する。本症では肝細胞が分泌する銅結合蛋白であるセルロプラスミンへの銅の取り込みも障害される[3,4]。

2 診　断

　本症の発症年齢や症状は多岐に及んでいる。全身倦怠感，黄疸，偶然の肝機能異常，構音障害，振戦，流涎，性格変化，腎障害，心不全などのさまざ

104

3. 成因別の病態と治療　f. 代謝性疾患による肝硬変（Wilson病，ヘモクロマトーシス）

表1　Wilson病の診断基準

症状ならびに検査		点数
Kayser-Fleischer角膜輪		2
神経症状もしくは頭部MRI所見		1
神経症状が重篤な場合		2
Coombs陰性溶血性貧血		1
尿中銅排泄量	40～80 μg/日	1
	80 μg/日以上	2
肝銅含量		
	50～250 μg/g 乾肝重量	1
	250 μg/g 乾肝重量以上	2
	50 μg/g 乾肝重量以下	−1
ロダニン染色		
	陽性*	1
血清セルロプラスミン（mg/dL）		
	10～20	1
	＜10	2
ATP7B の遺伝子検索		
2つの染色体に有意な変異		4
1つの染色体に有意な変異		1

* 肝銅含量測定が不能の場合

Total score

4以上	Wilson病である確率が高い
2～3	Wilson病の可能性があり，さらなる検索が必要である
0～1	Wilson病の可能性は低い

［文献2, 5より作成］

　まな症状を取る．また角膜への銅の沈着はKayser-Fleischer角膜輪とよばれる．溶血を伴う急性肝不全で発症することもある．症状の多様性はさまざまな *ATP7B* の変異のためと考えられ，高齢発症もある．

　診断は血中セルロプラスミン，尿中銅排泄量，肝銅含量，角膜輪の証明や遺伝子解析などで総合的に行う（表1）[2, 5]．

　肝生検において，単純性脂肪肝，脂肪性肝炎，慢性肝炎や肝硬変などの組織像を呈しうる．そのため肝の銅含量の測定が重要である．

　肝細胞癌の発生はまれであるが存在するため注意が必要である．

105

第2章　病態に応じた治療のコツとさじ加減

3 治療の実際

a 治療方針の立て方

　本疾患は治療可能な遺伝性疾患である．的確に診断され，治療を受けた場合の予後は良好である．食事は低銅食とする．

　銅キレート剤としての第一選択は D-ペニシラミンである．投与は少量から開始する．本剤を使用する場合はビタミン B_6 を併用する．約30％に副作用が出現し，重篤なものには無顆粒球症やさまざまな免疫異常がある．妊娠中も内服は継続する．

b 実際の治療

【処方例❶】
- メタルカプターゼ　600〜1,200 mg　分2〜3回，空腹時
- ピリドキシン　30 mg　分3，食後

─ エキスパートのさじ加減・コツ ─
✓メタルカプターゼ® は少量から開始する．免疫異常などの副作用に注意が必要である．

　副作用などで D-ペニシラミンが使用できない場合はトリエンチンを使用する．

【処方例❷】
- メタライト　1,000〜2,500 mg　分2〜3回，空腹時

─ エキスパートのさじ加減・コツ ─
✓メタライト® も少量から開始する．キレート剤はともに空腹時の内服を徹底させる．キレートの適切な量を判断するにはキレート剤を3日ほど中止して尿中銅排泄量を評価する．

　無症状の患者や安定期の維持療法には亜鉛製剤を使用する．亜鉛により腸管上皮細胞内にメタロチオネインの発現が亢進し銅の吸収が抑制される．

【処方例❸】
- ノベルジン　150 mg　分3，空腹時

─ エキスパートのさじ加減・コツ ─
✓ノベルジンは十分に除銅のできた安定した症例に使用する．

　重症例にはキレート剤と亜鉛製剤を併用することがあるが，同時内服にならないよう服用時間に注意が必要である．

106

3. 成因別の病態と治療　f. 代謝性疾患による肝硬変（Wilson 病，ヘモクロマトーシス）

急性肝不全例や治療抵抗例は肝移植の適応となることがある．ヘテロ接合体の肉親からの生体部分肝移植も可能である．

B. ヘモクロマトーシス

エキスパートのコンセンサス

● ヘモクロマトーシスは鉄の過剰による臓器障害である
● ヘモクロマトーシスはさまざまな遺伝子変異で起こり，単一の疾患ではない
● ヘモクロマトーシスは肝癌の合併が多く注意が必要である

1　病　態

鉄はさまざまな生体反応に重要であるが，過剰に存在すると活性酸素を介して細胞障害を生じる[6-8]．

鉄が臓器に過剰に蓄積して障害をきたした場合をヘモクロマトーシスと称す．

遺伝性である原発性と血液疾患や輸血による二次性のものがある．遺伝性ヘモクロマトーシスは単一の疾患ではなくさまざまな遺伝子の変異による．鉄の代謝に重要な物質は肝細胞が産生するヘプシジンである．遺伝性ヘモクロマトーシスはヘプシジンと腸管上皮細胞の鉄輸送膜蛋白であるフェロポーチンの異常による腸管からの鉄吸収亢進が原因である．腸管上皮において頂端側膜の divalent metal transporter 1（DMT1）により取り込まれた鉄は，基底側膜のフェロポーチンにより体内へ入る（図1）．ヘプシジンは腸管上皮細胞の基底側膜に存在するフェロポーチンと結合すると，その複合体はエンドサイトーシスされてライソゾームで分解される．そのためヘプシジンが減るとフェロポーチンの発現が亢進し，鉄の腸管からの吸収が亢進する（図1）．遺伝性ヘモクロマトーシスでは，HFE，hemojuvelin，ヘプシジン，トランスフェリン受容体2の遺伝子変異でヘプシジンの発現が抑制され，鉄の吸収が亢進する[7,8]．造血亢進時にも赤芽球系細胞からエリスロフェロンが産生されヘプシジンが減少する．

遊離の鉄は活性酸素によりさまざまな臓器に障害を引き起こす．

肝障害，糖尿病と皮膚色素沈着が古典的な症状である．さまざまな内分泌機能低下や心不全も起こしうる．肝細胞癌の合併も多い．

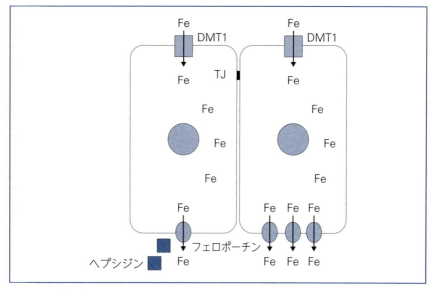

図1　腸管上皮細胞での鉄の吸収

鉄は腸管上皮において頂端側膜の divalent metal transporter 1（DMT1）により取り込まれ，基底側膜のフェロポーチンにより体内へ入る．ヘプシジンは腸管上皮細胞の基底側膜に存在するフェロポーチンと結合すると，その複合体はエンドサイトーシスされてライソゾームで分解される．このことにより腸管からの鉄の吸収が調節されている．

2　診断

　米国には診療ガイドラインが存在するが[9]，わが国には輸血後鉄過剰症の診療ガイドは存在するが，通常のヘモクロマトーシスの診療ガイドラインは存在しない．診断には血清フェリチンの上昇が重要である．欧米では HFE の変異の検索が必須であるが，わが国では変異の頻度は低い．CT や MRI にて肝臓への鉄の沈着を推測できる．最も正確な診断法は肝生検である．鉄染色とともに鉄含量の測定も重要である．1,500 μg/g 乾燥肝重量以上で本症を考える．

3　治療の実際

a　治療方針の立て方

　瀉血が治療の基本である．フェリチンが 10〜50 ng/mL 程度となるようにする．肝機能や心機能などの改善が望まれる．関節症状，内分泌症状や進行

3. 成因別の病態と治療　f. 代謝性疾患による肝硬変（Wilson 病，ヘモクロマトーシス）

した肝硬変は不可逆的なことがある．食事は鉄制限食とする．

b 実際の治療

【処置例❶】
初期には週 1 回程度 400 mL 程度の瀉血を行う．

貧血や心不全を伴う症例ではキレート剤を使用する．

【処方例❶】
● **デスフェラール　1 日 1,000 mg　1 回または分 2 回，筋注**

【処方例❷】
● **ジャドニュ　1 日 12 mg/kg 分 1 回**
＊ジャドニュは原則，輸血後のヘモクロマトーシスのみが保険適用である．

――― エキスパートのさじ加減・コツ ―――
✓ビタミン C の過剰摂取や鉄を含むサプリメントは避ける．血清フェリチン値にて治療間隔などを決める．ジャドニュは肝機能障害をきたすことがあるため高度の肝障害には推奨できない．投与開始後は定期的に肝機能を調べる．肝細胞癌の合併に注意が必要である．

■文　献

1) Roberts EA, Schilsky ML：Diagnosis and treatment of Wilson disease：an update. Hepatology **47**：2089-2111, 2008
2) European Association for the Study of the Liver：EASL clinical practice guidelines：Wilson's disease. J Hepatol **56**：671-685, 2012
3) Harada M：Pathogenesis and management of Wilson disease. Hepatol Res **44**：395-402, 2014
4) 原田　大：ウイルソン病．肝臓 **56**：639-644, 2015
5) 日本小児栄養消化器肝臓学会ほか（編）：Wilson 病診療ガイドライン 2015．日児栄消肝誌 **29**：63-119, 2015
6) Papanikolaou G, Pantopoulos K：Systemic iron homeostasis and erythropoiesis. IUBMB Life **69**：399-413, 2017
7) Pietrangelo A：Hereditary hemochromatosis：Pathogenesis, diagnosis, and treatment. Gastroenterology **139**：393-408, 2010
8) Pietrangelo A：Genetics, genetic testing, and management of hemochromatosis：15 years since hepcidin. Gastroenterology **149**：1240-1251, 2015
9) Bacon BR et al：Diagnosis and management of hemochromatosis：2011 practice guideline by the American Association for the Study of Liver Disease. Hepatology **54**：328-343, 2011

第2章　病態に応じた治療のコツとさじ加減

3. 成因別の病態と治療

g. 原発性硬化性胆管炎 (PSC)

エキスパートのコンセンサス

- PSC は肝内外の胆管に多発性・びまん性の狭窄が生じ，胆汁うっ滞をきたす慢性肝疾患である
- 人口 10 万人あたり有病率は 1.80 であり，この 10 年間で国内患者数が倍増している
- 診断時すでに非代償性肝硬変の状態にある患者が約 10％存在する
- 現在まで，PSC に対して高いエビデンスレベルで推奨される薬剤は存在しないが，ウルソデオキシコール酸やベザフィブラートがしばしば使用される
- 診断時，あるいは経過中の胆管癌合併に十分注意する
- 臨床経過はきわめて多様であり，急速に肝不全へ進展する症例もみられる一方で，きわめて緩徐に進行する症例，あるいはほとんど進行しない症例も存在する

1 病態・診断・評価

a 病　態

　原発性硬化性胆管炎（primary sclerosing cholangitis：PSC）は肝内外の胆管に多発性・びまん性の狭窄が生じ，胆汁うっ滞をきたす慢性肝疾患である．病理組織学的には胆管周囲の輪状線維化と炎症細胞浸潤を特徴とし，典型例では onion-skin fibrosis と呼ばれる玉ねぎ状の求心性巣状線維化を呈する．

　硬化性胆管炎は胆管に硬化性変化を起こし，胆道造影では胆管狭窄所見をきたし，胆汁うっ滞を示す疾患の総称であり，PSC のほか，近年疾患概念が確立され診断基準が作成された IgG4 関連硬化性胆管炎（IgG4-related sclerosing cholangitis：IgG4-SC），および胆管炎や胆管結石，胆管癌，虚血などさまざまな疾患に続発する二次性硬化性胆管炎に分類される．PSC は IgG4-SC，および二次性硬化性胆管炎を除外し，胆道造影によって診断が確定する．典型的な組織所見を示す症例は比較的少数であり，肝生検を行う意義は低い．同じく慢性胆汁うっ滞を呈する原発性胆汁性胆管炎（PBC）とは，PSC

110

の標識抗体である抗ミトコンドリア抗体が PSC では検出されないこと，および PBC では肝内小型胆管が障害されるのに対し，PSC では通常肝内外の大型胆管が障害されるという違いがある．また，PSC ではしばしば，潰瘍性大腸炎やクローン病などの炎症性腸疾患（inflammatory bowel disease：IBD）を合併することもよく知られている．厚生労働省「難治性の肝・胆道疾患に関する調査研究」班（以下，厚労省研究班）が行った 2018 年の全国疫学調査によると，日本国内の推定患者総数は 2,306 人（95% CI：2,247～2,365）と推定され，人口 10 万人あたりの PSC 患者有病率は 1.80 と算出されている．2007 年に行った疫学調査では推定患者総数 1,211 人，10 万人あたり有病率は 0.95 であり，10 年余の間に患者数が倍増している．

　病因はいまだ不明である．IBD を合併することが多いことから，病因・病態として大腸粘膜における防御機構の破綻による門脈内への持続的細菌流入や免疫異常，遺伝的異常などが推定されているが，解明にはいたっていない．一方，PSC 患者の血縁者では PSC の発症率が一般人口の数十倍に達するという疫学的データなどから，環境因子とともに遺伝的要因がその発症に関与していることは確実であり，ゲノムワイド関連解析（genome-wide association study：GWAS）により発症関連遺伝子が報告されている．ここで関連遺伝子としてあげられた G-protein coupled bile acid receptor 1（*GPBAR1*：*TGR5*）遺伝子座の変異は PSC だけではなく潰瘍性大腸炎の疾患感受性にも関与していることが報告されている．また，他の自己免疫性疾患と共通した疾患感受性遺伝子が見出されており，自己免疫的機序も病因に何らかの形で関与している可能性がある．

　厚労省研究班によって行われた全国調査によると，PSC は男性に多い疾患であり，好発年齢は若年層（20～40 歳）および高齢層（65～70 歳）であり，年齢分布が二峰性をとる．診断時症状として最も多いのは黄疸，次いで胆管炎，皮膚瘙痒感であったが，症状がないまま肝機能検査値異常などをきっかけに診断される症例が半数以上を占める．有症状で医療機関を受診するのではなく，検診などでの肝機能検査異常の指摘をきっかけに PSC と診断される症例が多いことが推察される．一方，約 10% の症例は腹水，静脈瘤など非代償性肝硬変の状態で診断される．

　診断時の血液検査では，胆汁うっ滞を反映して胆道系酵素である ALP，γ-GTP が上昇するが，診断時 ALP 値が基準値上限の 2 倍以上であった症例は全体の半分程度にとどまり，ALP の上昇が比較的軽度で診断されている症例もみられる．抗核抗体や p-ANCA など自己抗体の陽性率はあまり高くはない．

第2章 病態に応じた治療のコツとさじ加減

表1 原発性硬化性胆管炎診断基準（厚生労働省「難治性の肝・胆道疾患に関する調査研究」班，2016）

診断項目
Ⅰ．大項目
A．胆道画像検査にて 　1）特徴的な胆管像を認める． 　2）非特異的な胆管像を認める． B．血液所見上持続性の胆汁うっ滞を認める．
Ⅱ．小項目
a．炎症性腸疾患の合併 b．肝臓病理所見 　onion skin lesion または小葉間胆管の線維性消失 　慢性胆汁うっ滞所見（細胆管増生および線維化）

A1）＋B，A1）＋a，A1）＋b，A2）＋B＋a＋b	確　診
A1），A2）＋B＋a＋b，A2）＋B＋a，A2）＋B＋b	準確診
A2）＋a＋b，A2）＋a，A2）＋b	疑　診

b 診　断

　診断には厚労省研究班が作成した診断基準が用いられる（表1）．診断上最も重要なのは胆道造影所見であり，数珠状所見（beaded appearance）（図1），剪定状所見（pruned tree appearance）（図2），帯状狭窄（band-like stricture）などが PSC に特徴的である．そのほか，毛羽立ち様所見（shaggy appearance），憩室様突出（diverticulum-like outpouching），胆嚢腫大などもみられることがある．管腔内超音波や経口胆道鏡所見も参考となる．このような典型的な胆道造影所見に加え，ALP 上昇，IBD の存在，肝生検所見のいずれかを認めれば確診となる．また，診断時すでに胆管癌を合併している症例も多いため，胆管狭窄，ことに dominant stricture と呼ばれる狭窄を認める場合には入念に胆管癌を除外する．

c 評　価

　PSC の肝線維化の評価において十分なエビデンスが備わったものはない．肝生検が事実上のゴールドスタンダードであるが，上記の診断基準では診断において肝生検は必須とはされておらず，加えてサンプリングエラーの問題がある．非侵襲的線維化評価としては他の成因同様 APRI，FIB-4，ELF，M2BPGi などが使用されるほか，フィブロスキャンによる線維化評価も行わ

3. 成因別の病態と治療　g. 原発性硬化性胆管炎（PSC）

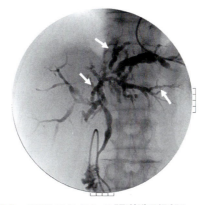

図1　PSCでみられる胆道造影所見
数珠状所見（beaded appearance）（白矢印）．
（厚生労働省「難治性の肝・胆道疾患に関する調査研究」班ホームページ〈http://www.hepatobiliary.jp/〉より許諾を得て転載）［2018年10月参照］

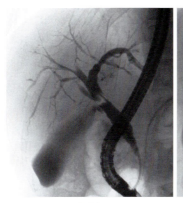 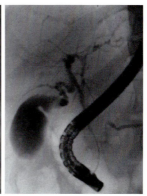

　　　　早期　　　　　　　　　進行期
肝内胆管の分枝が全体に細いが分枝　枝を剪定したように分枝が消
は描出されている．　　　　　　　失している．

図2　PSCでみられる胆道造影所見
剪定状所見（pruned tree appearance）．
（厚生労働省「難治性の肝・胆道疾患に関する調査研究」班ホームページ〈http://www.hepatobiliary.jp/〉より許諾を得て転載）［2018年10月参照］

れ始めている．欧米ではELFやフィブロスキャンによる線維化評価の有用性が報告されている．

第2章 病態に応じた治療のコツとさじ加減

2 治療の実際

a 薬物療法

　現在まで，PSC に対して高いエビデンスレベルで推奨される薬剤は存在しない．しばしばウルソデオキシコール酸（ursodeoxycholic acid：UDCA）は第一選択として使用され，事実生化学的改善効果は確認されているが，長期的な組織学的改善効果，予後改善についてはいまだ結論が一致していない．投与量は PBC に倣って 13〜15 mg/kg/日が妥当とされている．また，PBC 同様 PSC でもベザフィブラートが投与されることがあり，少数例を対象とした生化学的効果改善の報告はみられるが，長期予後の改善をもたらすか否かは不明であるうえ，保険適用外である．

【処置例❶】
● ウルソ　600〜900 mg　分3

【処置例❷】（ウルソのみで生化学的改善効果がみられない症例に対して）
● ベザフィブラート　400 mg　分2

── エキスパートのさじ加減・コツ ──
✓ ベザフィブラートは PSC に対する保険適用はないが，少数例の前向き試験で生化学的改善効果が確認されており，有効な治療薬の存在しない PSC の場合，UDCA のみで胆道系酵素が低下せず，かつ，本来の適応症である高脂血症を伴っている症例では試してみる価値はある．通常 400 mg/日で開始するが，腎機能低下例では 200 mg/日とする．

　また，胆汁うっ滞に伴う皮膚瘙痒を訴える症例が少なからず存在する．中等度以上の皮膚瘙痒は QOL を低下させるため，診察時に痒みの有無について尋ねるとともに，皮膚の掻き傷がないか確認する．中等度以上の皮膚瘙痒が存在する場合外用薬は無効であり，抗ヒスタミン薬やナルフラフィン塩酸塩を使用する．

【処置例❶】
● アレグラ　120 mg　分2

【処置例❷】（抗ヒスタミン薬のみで改善効果がみられない症例に対して）
● レミッチ　2.5 μg または 5 μg　分1

3. 成因別の病態と治療　g. 原発性硬化性胆管炎（PSC）

— エキスパートのさじ加減・コツ —

✓ PBC・PSC など胆汁うっ滞性肝疾患の患者はしばしば皮膚瘙痒感を自覚している．しかし，患者は痒みが肝臓と関係あると思っていない場合が多く，医師が質問しないと訴えてこない場合もあるため，積極的に質問して痒みの有無を確認することが重要である．

✓ ナルフラフィン塩酸塩は副作用として眠気が起こることが知られているため通常就寝前投与とするが，逆に不眠をきたすこともあり，その場合には朝食後に服用させるとよい．

b 内視鏡的インターベンション

PSC で出現する胆管狭窄に対しては以前より内視鏡的胆管拡張術が行われ，現在までランダム化比較試験は行われていないものの，これによって予後は改善すると報告されている．

c 肝移植

胆汁うっ滞により肝硬変，さらに肝不全まで進行した症例に対しては肝移植が唯一の根本的治療であるが，移植後の PSC 再発率が高いことが大きな問題となっている．

d 予　後

厚労省研究班によって行われた全国調査によると，5 年移植なし生存率は77％，5 年全生存率は81％であり，診断時の有症状，アルブミン低値，ALP 高値が予後不良と関連していた．しかしながら，若年者・診断時無症状であれば，5 年全生存率は91％と上昇する．PSC の臨床経過はきわめて多様であり，急速に肝不全へ進展する症例もみられる一方で，きわめて緩徐に進行する症例，あるいはほとんど進行しない症例も存在する．

3 ｜ 生活指導

PSC が予後不良であることを過度に意識して，患者の状態にかかわらず診断直後に「いずれ肝移植が必要である」などとすべての患者に告げてしまう医師が存在する．しかし PSC の経過は多様であり，すべての患者が肝移植の適応となるわけではないため，一律に肝移植について宣告してしまうことは厳に慎むべきである．無症状かつ肝予備能が十分保たれている症例では通学

115

第 2 章　病態に応じた治療のコツとさじ加減

や仕事，家事も含め日常生活は通常通り行うことができるし，行うように勧めるべきである．現在 PSC の新規治療薬の治験が国内外で進行しており，これらの成績が出る 5〜10 年後には PSC の長期成績は今よりも大きく改善する可能性がある．

4. 糖尿病合併例における 糖尿病治療薬の使い方

エキスパートのコンセンサス

- 糖尿病は肝硬変の約 30% に合併し，予後，発癌，合併症の発症に影響する
- 肝硬変では空腹時正常，食後高血糖を呈することも多く，糖負荷試験や持続血糖測定による評価も考慮する
- 薬物治療は確立されてないが，腎機能が保たれていればメトホルミンが第一選択となる．腎機能不良例やメトホルミン無効例はインスリンが適応となる
- インクレチン関連薬や SGLT2 阻害薬の有効性や安全性は未確立であるが，肥満合併例などで効果が期待できる

1 病態・診断・評価

　肝硬変では，肝，骨格筋での糖処理能の減少，インスリンクリアランスの低下や門脈-大循環短絡（シャント）による高インスリン血症などにより，30% に糖尿病を，80% に耐糖能異常を合併している．また，肝におけるグリコーゲン貯蔵量の減少や糖新生が不十分なことから，夜間，早朝の低血糖も生じやすい．これらの糖代謝異常は生命予後や肝発癌リスクに悪影響を及ぼすため，その診断や治療は重要な課題である．糖尿病の診断や経過観察に通常用いられる HbA1c は脾腫による溶血で偽低値を示すことから血糖コントロールの指標としては信頼できず，グリコアルブミン（glycated albumin：GA）を指標とするとよい．ただし，非代償性肝硬変ではアルブミンの合成能が著しく低下し GA 値に影響が出ることもあり注意が必要である．以上のように慢性肝疾患患者では空腹時血糖のみの測定だけでは糖尿病を見逃すおそれがあり，食後血糖の測定や糖負荷試験の施行を考慮すべきである．一方，糖尿病が肝線維化を促進させ[1]，肝発癌を増加させるエビデンスもあり，肝線維化と糖尿病は密接に関連している．

第2章　病態に応じた治療のコツとさじ加減

2　治療の実際

a 治療方針の立て方

　治療方針の選択にあたっては，腎機能の評価，腹水など合併疾患の有無，年齢，肝疾患の予後を総合的に判断して薬剤の選択を行う．従来，夜間の血糖変動を知ることは容易ではなかったが，近年持続血糖測定システム（continuous glucose monitoring system：CGMS）が使用可能となり，肝硬変患者の耐糖能異常の早期発見，適切な治療薬の選択や用量設定，低血糖対策に大きく貢献する．肝硬変患者の糖尿病治療ではどの程度までの厳格な血糖管理を目指すべきかは，エビデンスがなく明らかでない．

b 治療の実際

1）メトホルミン

　メトホルミンはその有用性と医療経済的ベネフィットから，欧米では第一選択に位置付けられている．従来，肝硬変では乳酸アシドーシスのリスクが高く禁忌と考えられてきたが，近年の研究では腎機能が保たれていれば乳酸アシドーシスの頻度は高くないことが明らかになり，肝硬変合併例においてもメトホルミンは薬物療法の第一選択である．近年発表された予後に対する影響では，肝硬変の死亡率を57％減少[2]，脳症抑制効果，肝発癌抑制効果など多彩なデータが蓄積されている．

【処方例❶】
- ●メトグルコ　250～2,250 mg　分1～3，食前

2）チアゾリジン誘導体

　チアゾリジン誘導体はPPARγ活性化作用によってインスリン抵抗性を改善させる．現在上市されているピオグリタゾンは非アルコール性脂肪肝炎（NASH）に対する有効性は確立されているものの，肝硬変に対する有効性や安全性は確立されていない．ピオグリタゾンは浮腫，体重増加，発癌などの懸念があり，使いにくい状況にある．ミトコンドリアを標的にした新規のチアゾリジン誘導体の開発が進行中である．

3）スルホニル尿素薬/グリニド薬

　低血糖のリスクがあり，肝硬変患者への投与は原則的には推奨されない[3]．特にアルコール性肝硬変ではすでに膵β細胞が疲弊している可能性もある．

4）αグルコシダーゼ阻害薬

　代償性肝硬変100例を対象とした二重盲検比較試験で有意に食後高血糖を

118

改善したとの報告がある．また，グレード1/2の脳症を合併した肝硬変患者にアカルボース300 mgを8週投与すると，血糖の改善に加えて，排便回数の増加によって血中のアンモニアを低下させたとの報告もある．インスリン治療中の肝硬変合併糖尿病例においてαグルコシダーゼ阻害薬はプラセボに比較して血糖やアンモニア値を改善させた．特に食後高血糖例にはよい適応であるが，ALTの上昇などの副作用の報告があり，肝機能には注意を払う．また1日3回投与のため服薬コンプライアンスの順守が鍵となる．

【処方例❷】
● グルコバイ　150〜300 mg　分3，毎食直前

5）インクレチン関連薬

　DPP-4阻害薬は，薬物動態的には肝硬変でも安全に使用できると推察され，動物モデルではDPP-4阻害薬が肝線維化を抑制するとの報告もある[4]．しかし，DPP-4阻害薬の肝硬変合併糖尿病例に対する大規模データはなく，心血管イベント抑制効果は乏しく，最近の炎症性腸疾患の発症リスクを上昇させるとの結果を踏まえると，インクレチン関連薬ではむしろGLP-1受容体作動薬（GLP-1RA）のほうに期待したい．GLP-1RAの肝硬変に対する有効性は不明であるが，心腎保護作用に関する臨床試験（LEADER, AWARD10, SUSUTAIN6, REWINDなど）の結果から，NASH肝硬変では第一選択肢になりうる．注射製剤なので週1回製剤がコンプライアンスや患者満足度が高く，デュラグルチドやセマグルチドが推奨される．現在セマグルチドはNASHに対する治験中（SEMA-NASH study）であるが，肝硬変例はエントリーされていない．

【処方例❸】
● トルリシティ　0.75 mg　皮下投与　週1回

― エキスパートのコツとさじ加減 ―
✓ デュラグルチドの使い捨てシリンジは糖尿病非専門医でも使用しやすい．セマグルチドは体重減少や血糖改善効果が高いが，上市未定である．

6）SGLT2阻害薬

　体重および体脂肪減少作用，心腎保護作用などを鑑みると治療候補となりうる．筆者らもMRIで評価した肝脂肪化の減少作用（LEAD試験）[5]や，糖尿病患者に対する国内治験のサブ解析においてALT改善作用を報告した[6]．ただし，肝線維化が進行すると，ALT低下作用が劣る可能性も示唆され[7]，今後の研究結果に期待したい．肝硬変に対する報告例は症例報告にとどまる

第2章　病態に応じた治療のコツとさじ加減

が[8]，筋肉量が減少する可能性を踏まえて，サルコペニア合併肝硬変例への投与は注意を要する．また，肝予備能の不良例では脱水により脳症の悪化なども危惧されるため，筆者は Child A 程度の症例に限定している．一方で，Na 排泄機能を有することから，腹水合併例においてむしろ腹水改善効果が期待されている[9]．さらに，動物モデルでは肝発癌抑制の報告[10]があるが，臨床データではない．SGLT2 阻害薬の各製剤の添付文書を参照すると，「重度の肝機能障害のある患者」に対して慎重投与となっている薬剤が多く，そのような記載のない下記 2 剤を推奨する．

> 【処方例❹】
> ● **カナグル　100 mg　分 1，朝食前**
> ● **ルセフィ　2.5 mg または 5 mg　分 1，朝食前または朝食後**

─ エキスパートのコツとさじ加減 ─

✓ 肝硬変例に対する SGLT2 阻害薬投与では，筋肉量を測定するなどサルコペニアに注意を払い，慎重に適応を判断する．膀胱炎，陰部白癬などの尿路感染症には注意が必要であるが，肥満例への有用性が期待できる．

7）インスリン製剤

　従来，肝硬変に合併した糖尿病では短時間作用型のインスリンを用いるのが原則的である．インスリン抵抗性があること，インスリンの代謝能が低下していることなどから，用量設定が困難であり，導入時には入院での血糖モニターが望ましい．静脈瘤の出血予防で β 遮断薬を内服していると低血糖症状が現れにくいため注意が必要との報告もあるが，明らかに低血糖の頻度が増加したとのエビデンスもなく，β 遮断薬とインスリンの併用は禁忌とまではいえない．

| コラム | 新規糖尿病薬 |

　現在国内第Ⅲ相治験中の新規糖尿病薬である imeglimin は筋肉，膵 β 細胞，肝臓へ作用し，ミトコンドリア代謝改善作用を有し，国内第Ⅱ相治験のサブ解析では ALT 値の改善も認めている．FXR 受容体活性化薬であるオベチコール酸は現在 NASH および NASH 肝硬変に対するグローバル治験が進行中であるが，インスリン抵抗性改善作用も示されており，今後肝硬変への有効性も期待したい．

120

4．糖尿病合併例における糖尿病治療薬の使い方

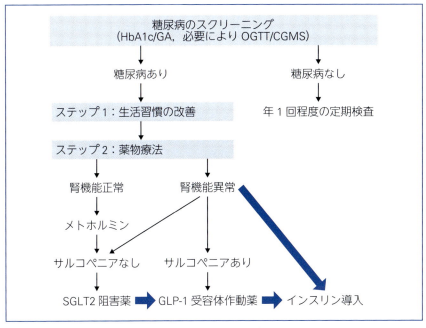

図1　肝硬変に合併した糖尿病のマネジメント戦略

　以上から肝硬変患者に合併した糖尿病のマネジメントを提案したい（図1）．肝硬変患者における糖尿病の合併は予後を悪化させる．他方で糖尿病が肝線維化の進行を促進している可能性もあり，両者の悪循環を断ち切る視点が必要である．糖尿病治療薬の選択が肝臓病の予後へ影響を及ぼす可能性があり，多種多様な作用機序の薬剤のなかから薬剤特性を十分に理解したうえで，肝病態にマッチした薬剤の選択が求められる．

■文　献
1) Nakahara T et al；Japan Study Group of Nonalcoholic Fatty Liver Disease：Type 2 diabetes mellitus is associated with the fibrosis severity in patients with nonalcoholic fatty liver disease in a large retrospective cohort of Japanese patients. J Gastroenterol **49**：1477-1484, 2014
2) Zhang X et al：Continuation of metformin use after a diagnosis of cirrhosis significantly improves survival of patients with diabetes. Hepatology **60**：2008-2016, 2014
3) Tolman KG et al：Spectrum of liver disease in type 2 diabetes and management of patients with diabetes and liver disease. Diabetes Care **30**：734-743, 2007
4) Kaji K et al：Dipeptidyl peptidase-4 inhibitor attenuates hepatic fibrosis via suppres-

第2章　病態に応じた治療のコツとさじ加減

sion of activated hepatic stellate cell in rats. J Gastroenterol **49**：481-491, 2014

5）Sumida Y et al：Effect of luseogliflozin on hepatic fat content in type 2 diabetes patients with NAFLD：A prospective, single arm trial（LEAD trial）. Hepatol Res **49**：64-71, 2019

6）Seko Y et al：Effects of canagliflozin, an SGLT2 inhibitor, on hepatic function in Japanese patients with type 2 diabetes mellitus：pooled and subgroup analyses of clinical trials. J Gastroenterol **53**：140-151, 2018

7）Seko Y et al：Efficacy and safety of canagliflozin in type 2 diabetes mellitus patients with biopsy-proven nonalcoholic steatohepatitis classified as stage 1-3 fibrosis. Diabetes Metab Syndr Obes **11**：835-843, 2018

8）Takeda A et al：The Improvement of the Hepatic Histological Findings in a Patient with Non-alcoholic Steatohepatitis with Type 2 Diabetes after the Administration of the Sodium-glucose Cotransporter 2 Inhibitor Ipragliflozin. Intern Med **56**：2739-2744, 2017

9）Saffo S, Taddeui T：SGLT2 inhibitors and cirrhosis：a unique perspective on the co-management of diabetes mellitus and ascites. Clin Liver Dis **11**：141-144, 2018

10）Kaji K et al：Sodium glucose cotransporter 2 inhibitor canagliflozin attenuates liver cancer cell growth and angiogenic activity by inhibiting glucose uptake. Int J Cancer **142**：1712-1722, 2018

第3章

合併症治療のコツとさじ加減

第3章　合併症治療のコツとさじ加減

1. 胸腹水

エキスパートのコンセンサス

- 腹水の初期治療では，フロセミドやスピロノラクトンは少量使用にとどめ，トルバプタンの併用投与を行い，腎機能の温存を図りつつ腹水をコントロールする
- 利尿薬に抵抗性の難治性腹水には，腹水穿刺排液，腹水濾過濃縮再静注法（CART），腹腔-静脈短絡（シャント），経頸静脈肝内門脈大循環シャント術などを行うが，これら治療が無効の場合，肝移植の適応を検討する
- 腹水穿刺による腹水中の好中球数や臨床症状から特発性細菌性腹膜炎（SBP）が疑われる際には，培養結果を待つことなく，早期の抗菌薬投与を開始する

1 ┃ 頻度・病態・評価

a 病　態

1）胸腹水の発生病態

　肝硬変における腹水は，肝予備能が低下し，非代償期にいたったことを示す主要徴候の1つである．腹水発生の主因は，門脈圧亢進症であるが，腎性因子，肝性因子，全身循環動態因子の複合的関与が推定されている．肝硬変では，血管拡張物質の産生亢進や門脈圧亢進などにより，末梢血管拡張や諸臓器における動静脈吻合が生じ，心拍出量の増大や末梢血管抵抗の低下（hyperdynamic state）をきたし，有効循環血液量は減少する．また，低アルブミン血症による血漿のサードスペースへの漏出に伴い，大循環系の有効循環血流量は低下し，腎血流が低下する結果，レニン・アンジオテンシン系が賦活化し，遠位尿細管でのナトリウムと水の再吸収は亢進し，水貯留傾向が増強する．また，腎血流の低下は，バソプレシンの分泌も促し，腎集合管における自由水の再吸収が亢進する．これらの結果，腹水や希釈性低ナトリウム血症が生じる．

　肝性胸水は，非代償性肝硬変患者の4〜10%に生じ，多くは右側胸水である．過大な腹腔内圧から横隔膜に小孔が形成され，この小孔を通って腹水が

陰圧の胸腔内へ漏出する機序が推定されている.

2）特発性細菌性腹膜炎の発生病態

　特発性細菌性腹膜炎（spontaneous bacterial peritonitis：SBP）は肝硬変腹水例の10〜20％に生じ，消化管出血，肝腎症候群，播種性血管内凝固症候群（DIC）などを合併する重篤な病態である．1，3，12ヵ月後の死亡率は，32.5，28.6，66.2％ときわめて高く，診断の遅延は致死的経過をもたらす．肝硬変では，腸管蠕動の低下，腸内細菌の異常増殖，腸管バリアの障害により，腸管の透過性が亢進しているため，bacterial translocation が生じやすく，網内系機能の低下，オプソニン活性の低下，門脈-大循環シャントの形成により腸管由来の細菌の血行性感染が生じやすいことが発症に関与する．臨床所見として，発熱，血圧低下，腹痛，腹部圧痛，反跳痛がみられるが，典型的な症状に乏しい例も多い．原因不明の黄疸増悪，肝性脳症の悪化，腎機能悪化，消化管出血がみられる場合は，腹部症状の有無にこだわらず，SBP の合併を疑い，腹水穿刺検査を行う.

b 診断・評価

1）腹水の鑑別方法（図1）[1]

　試験穿刺で得られた腹水を用いて，総蛋白，アルブミン，乳酸脱水素酵素（lactate dehydrogenase：LDH），細胞数算定，細菌培養を行う．腹水は，その性状から滲出性腹水と漏出性腹水に大別されるが，肝硬変の腹水は後者に属する．腹水の原因を推定する指標として，血清と腹水のアルブミン濃度差［血清アルブミン濃度−腹水アルブミン濃度（serum-ascites albumin gradient：SAAG）］があり，SAAG が1.1以上の場合は門脈圧亢進症が関連する腹水であることを示唆し，1.1未満の場合は門脈圧亢進症との関連性は否定的とされる.

2）特発性細菌性腹膜炎の診断方法

　SBP は腹水中の細菌の証明，腹水中の多核白血球数の増加から診断する．細菌培養が陽性の場合や，細菌培養が陰性であっても，好中球数が500/mm^{3}以上，または好中球数が250〜500/mm^{3}の場合でも自覚症状を伴えば診断される．好中球エステラーゼ試験紙法は，SBP の簡便な迅速診断法であり，好中球数の算定が困難な状況では有用である．SBP では培養による起因菌の検出率は低く，治療の遅れは致死的となるため，CT などにより消化管穿孔による二次性腹膜炎を否定し，腹水好中球数が250/mm^{3}以上あれば，培養結果を待たずに抗菌薬治療を開始する.

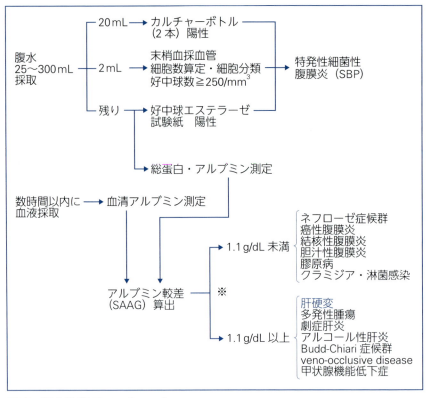

図1 腹水診断フローチャート

　試験穿刺で得られた腹水を用いて，総蛋白，アルブミン（Alb），LDH測定，細胞数算定，細菌培養，などを行う．

　腹水の原因を推定する指標として，血清と腹水のアルブミン濃度差［血清アルブミン濃度－腹水アルブミン濃度（serum-ascites albumin gradient：SAAG）］があり，SAAGが1.1以上の場合は門脈圧亢進症が関連する腹水であることを示唆し，1.1未満の場合は門脈圧亢進症との関連性は否定的とされる．＊この指標は肝硬変腹水の診断に有用であるが，例外もあるため，総合的判断が必要である．

　特発性細菌性腹膜炎（SBP）は，細菌培養が陽性の場合や，細菌培養が陰性であっても腹水中の好中球数が500/mm³以上，または好中球数が250〜500/mm³でも自他覚症状を伴えば診断される．好中球エステラーゼ試験紙法は，SBPの簡便な迅速診断法であり，好中球数算定が困難な状況では有用である．
［日本消化器病学会（編）：肝硬変診療ガイドライン2015（改訂第2版），南江堂，東京，p. xix, 2015より許諾を得て転載］

2　対応の実際

a　治療方針の立て方（図2）

　肝硬変患者は，蛋白質・エネルギー低栄養状態（protein-energy malnutri-

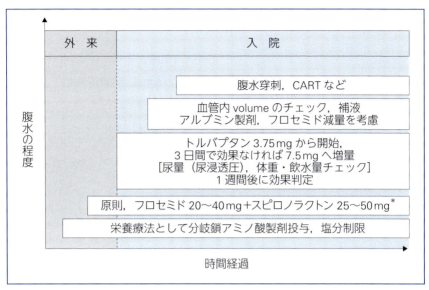

図 2　腹水の治療戦略
*当科の治療戦略：ガイドラインを参考に作成

tion：PEM）を高頻度に合併しており，低アルブミン血症による血漿膠質浸透圧の低下は腹水発生の一因となるため，分岐鎖アミノ酸製剤の内服による栄養療法を行う．また，肝硬変患者では，腎でのナトリウム排泄量の減少がみられ，腹水貯留の一因となるため，5〜7 g/日程度の食塩摂取制限を行う．少〜中等量の腹水例には，薬物療法として，フロセミドおよびスピロノラクトンの経口投与を行い，不応例や大量貯留例には，カンレノ酸カリウムとフロセミド静注投与，バソプレシン V_2 受容体拮抗薬トルバプタン（サムスカ®）の経口投与，アルブミン製剤の静脈投与を行う．利尿薬抵抗例や不耐例の難治性腹水に対しては，腹水穿刺排液や腹水濾過濃縮再静注法（cell-free and concentrated ascites reinfusion therapy：CART），腹腔-静脈シャント（peritoneo-venous shunt：PV shunt），経頸静脈肝内門脈大循環短絡術（transjugular intrahepatic portosystemic shunt：TIPS）などを行うが，無効の場合は肝移植を検討する．

b 治療の実際（図 3）[1]

1）薬物治療

少〜中等量の腹水例には，スピロノラクトンを第一選択薬として投与し，効果不十分な場合は，フロセミドを併用する．不応例や大量腹水例には，食

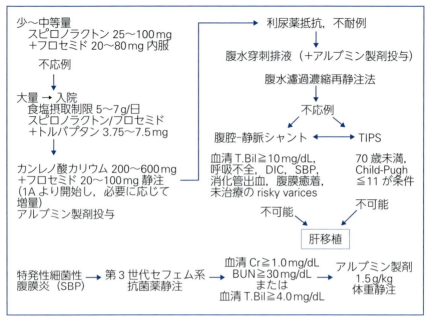

図 3　腹水治療フローチャート

(SBP のフローチャートは，AASLD ガイドライン 2009 年改定版を参考に委員会作成)
(日本消化器病学会（編）：肝硬変診療ガイドライン 2015（改訂第 2 版），南江堂，東京，2015，p. xx より許諾を得て転載)

　塩摂取制限，カンレノ酸カリウムやフロセミドの静注投与やトルバプタン追加投与を行う．高度の低アルブミン血症（2.5 mg/dL 未満）では利尿薬への反応性が乏しいため，アルブミン製剤投与を行うが，保険上の制約に注意が必要である．

　バソプレシン V_2 受容体拮抗薬であるトルバプタンは，腎集合管のバソプレシン V_2 受容体でバソプレシンと拮抗的に作用し，電解質の排泄は伴わず，水のみを排泄する水利尿薬であり，肝硬変に合併する肝性浮腫，腹水，低ナトリウム血症を改善する．レニン・アンジオテンシン系や交感神経系を活性化しないため，血圧変動や腎機能低下を生じにくい．血清アルブミンが低値でも，血清クレアチニン値 1.0 mg/dL 未満で腎機能が保たれた患者には，肝性浮腫や腹水に対する効果が期待できる．急激な水利尿から，脱水症状や高ナトリウム血症，意識障害，橋中心髄鞘崩壊症を起こすことがあるため，入院下で投与を開始し，血清ナトリウム濃度や水分バランスを頻回に測定する．血清ナトリウム濃度が 125 mEq/L 未満の患者，循環血行動態が不安定な患者，高齢者に投与する場合は半量（3.75 mg）から開始する．

1．胸腹水

【処方例❶】

1）アルダクトンA錠（25・50 mg）25〜50 mg　分1〜2，朝（昼）食後
2）ラシックス錠（20・40 mg）20〜40 mg　分1〜2，朝（昼）食後
3）ソルダクトン注　1回200 mg　1日1〜2回静注
4）ラシックス注　1回20 mg　1日1〜3回静注
5）サムスカ（7.5 mg）3.75〜7.5 mg　1日1回，朝食後
　※上記の1）を用い，効果が不十分な場合は2）を併用する.
　※1）2）無効例は3）と4）による静脈投与もしくは5）の併用投与を行う.
6）献血アルブミン（25%）1回50〜100 mL　1日1回点滴静注，3日間

--- エキスパートのさじ加減・コツ ---

✓ 筆者の施設では，腎機能保護を重視する観点から，フロセミドの上限用量を20〜40 mgに，スピロノラクトンの上限用量を25〜50 mgに設定し，効果不十分な場合には，ループ利尿薬の増量や静注利尿薬の投与ではなく，まずトルバプタンを導入している[2]．入院後に3.75 mgから投与開始し，1週間後に効果判定を行っている．効果判定と対応方法を以下に示す．

(1) トルバプタン投与1週間後に尿量が増え，腹水も改善（体重換算で−1.5 kg）すれば有効と判断し，臨床症状をみながら継続投与する．既存の利尿薬（特にフロセミド）が過剰に投与されている場合は，腎機能保護を目的に減量も考慮する.

(2) トルバプタン投与後，尿量は増えるが腹水は不変であれば，反応ありと判断し，トルバプタンを7.5 mgに増量する．飲水量が尿量よりもかなり多い場合は，飲水制限を検討する.

(3) 尿量も腹水も不変である場合は，トルバプタン不応例なのか，それ以外の原因がないか以下の項目を検討する．①多量腹水によって腹腔内圧が上昇している場合，腎臓が圧迫され，腎血流が低下している可能性がある．この場合，腹水穿刺排液を行って腹腔内圧を低下させることで，腎血流量を確保し利尿効果が得られる可能性がある．さらに血管内脱水により腎血流が低下している場合は，アルブミン製剤投与を考慮する．②デンバー・シャントなどにより血管内脱水を改善させることが有効な場合がある．③長期間大量のループ利尿薬使用で腎臓の間質浸透圧が減少している可能性がある場合は，投与中のループ利尿薬をできるだけ減量することで，トルバプタンの効果を引き出すことがある考えられる[3]．上記の3つを試みても反応がない場合は，集合管機能障害の可能性や病態の終末期（門脈圧亢進，高度肝癌など）が原因と考えられ，トルバプタン以外の治療を検討する.

第3章　合併症治療のコツとさじ加減

2）非薬物治療

　腹水穿刺排液は，難治性腹水の症状改善に有効である．大量腹水排液後の循環不全を防止するため，アルブミン製剤の静脈投与を併用し，1回の排液量は1L程度にとどめる．CARTは，穿刺排液した腹水を濾過器で除菌・除細胞処理を行い，有用な蛋白成分を回収濃縮して点滴静注するものである．安全性が高く，有効な治療法だが，機器コストが高く，手技に手間がかかる．腹水中のエンドトキシンが濃縮される点が問題であり，腹水中のエンドトキシン高値例やSBPの患者への実施は避ける．TIPSは，難治性腹水に劇的効果を示し，4，12ヵ月後の腹水制御率は66，54.8％と高いが，肝性脳症，肝不全の進行，肺血管抵抗の増加，hyperdynamic stateの悪化による心不全の発現が問題となる．International Ascites Clubの治療指針では，先行する肝性脳症，心機能不全，70歳以上の高齢，Child-Pughスコア12点以上を禁忌としている[4]．腹腔静脈シャントは，シャントカテーテルの一方を腹腔に，他方を中心静脈に挿入し，腹水を血液中に環流させるもので，逆流防止弁付ポンプチャンバーを用いて指圧で腹水を汲み上げるデンバー・シャントが用いられる．症状の改善には有効であるが，DIC，腹膜炎，敗血症，心不全などの重篤な合併症が高頻度に発生することやシャント閉塞が問題となる．

3）特発性細菌性腹膜炎の治療

　SBPは，腸管由来の大腸菌などのグラム陰性桿菌が起因菌となることが多く，第3世代セフェム系抗菌薬の経静脈的投与が第一選択となる．SBPにおける最大の予後増悪因子は肝腎症候群の合併であり，血清クレアチニン＞1.0 mg/dL，BUN＞30 mg/dL，もしくは総ビリルビン＞4 mg/dLを満たす場合，アルブミン併用投与が腎障害の抑制と予後の改善に有効であることが報告され，これに基づき，ガイドラインでは，診断後6時間以内に1.5 g/kg体重のアルブミンを投与し，3日目に1.0 kg/kg体重のアルブミンを追加投与することが推奨されている[5]．最近，グラム陽性多剤耐性菌によるSBPの増加が海外から報告されており，注意が必要である．

【処方例❷】
1）ロセフィン静注用　1回0.5～1g　1日2回　生理食塩水に溶解し点滴静注

■文　献
1）日本消化器病学会（編）：肝硬変診療ガイドライン2015（改訂第2版），南江堂，東京，2015
2）瀬川　誠ほか：腹水管理の最近の進歩　トルバプタンを用いた腹水に対する新たな治

130

療戦略. 肝臓 **58**：72-77, 2017

3）Goto A et al：Re-response to tolvaptan after furosemide dose reduction in a patient with refractory ascites. Clin J Gastroenterrol **8**：47-51, 2015

4）Moore KP et al：The management of ascites in cirrhosis：report on the consensus conference of the International Ascites Club. Hepatology **38**：258-266, 2003

5）European Association for the Study of the Liver：EASL clinical practice guidelines on the management of ascites, spontaneous bacterial peritonitis, and hepatorenal syndrome in cirrhosis. J Hepatol **53**：397-417, 2010

第3章　合併症治療のコツとさじ加減

2. 肝性脳症

エキスパートのコンセンサス

● 肝性脳症とは，肝硬変患者において傾眠傾向といった軽度のものから重度の深昏睡にいたるまで多様な精神神経症状をきたす合併症で，肝臓の解毒・代謝機能低下や門脈大循環短絡路形成に伴い，アンモニアを主とする中毒性物質が大循環に流入して発症する

● 肝性脳症の臨床病型に基づく分類では急性型，慢性型，特殊型に大別される（表1）．また，顕性の意識障害はないが，精神神経機能検査で異常を認める状態をミニマル脳症と呼ぶ

● わが国では顕性脳症の昏睡度分類として主に犬山分類が用いられる（表2）

● 肝性脳症の治療は，誘因対策と薬物療法に分けられる．治療の基本はアンモニアを中心とした中毒物質の除去とアミノ酸などの代謝の是正である．従来は低蛋白食が推奨されていたが，『肝硬変診療ガイドライン2015』では，予後悪化につながる可能性があり実施しないことが推奨されている

1 ┃ 病態・診断・評価

a 病　態

　肝性脳症は，肝の解毒・代謝能低下あるいは門脈-大循環短絡（シャント）に伴って，アンモニアを代表とする門脈内の昏睡起因物質が大循環に流入するために発症する．主な昏睡起因物質と脳症発症機序として，以下のものがあげられている．

1）アンモニア

　肝性脳症の主な原因はアンモニアであり，腸管内では食事由来のアミノ酸が粘膜グルタミナーゼなどによって分解される以外に，腸内細菌のウレアーゼにより尿素が分解されることで生成される．腸管内で産生されたアンモニアは通常門脈血中を肝臓に輸送され，肝臓で尿素へ変換されるが，肝硬変患者ではこの変換が十分に機能せず，また門脈-大循環短絡路の発達も関与して全身に循環する．その結果，脳内にアンモニアが蓄積してグルタミンに代

2. 肝性脳症

表1　肝性脳症の臨床病型分類

臨床病型分類		
顕性脳症	急性型	劇症肝炎
	慢性型	慢性再発型：門脈大循環短絡路の関与
		末期昏睡型：肝細胞障害の関与
ミニマル脳症		

謝される際に，過剰に産生されたグルタミンがアストロサイトの膨化，浮腫をきたすことで，脳症が発症するメカニズムが考えられている．

また，肝硬変では腸管バリア機能の低下した状態となっているため，腸内細菌由来のエンドトキシンの門脈への流入が増加している．エンドトキシンは血液脳関門の透過性を亢進し，内皮細胞受容体を介して脳ミクログリアに作用して一酸化窒素およびプロスタノイドの産生を増加させることで，最終的にアストロサイトを腫大させ肝性脳症を引き起こすことが知られている．

2）アミノ酸インバランス

血中で増加したアンモニアは骨格筋において分岐鎖アミノ酸（branched chain amino acids：BCAA）を利用して処理されるため，肝硬変患者では通常よりも多くのBCAAが消費される．また，肝硬変ではグリコーゲンの貯蔵低下やインスリン抵抗性のため，糖質からのエネルギー産生が十分に行われずBCAAがエネルギー源として利用される．これらの理由で肝硬変では血中BCAA濃度は低下するが，芳香族アミノ酸（aromatic amino acids：AAA）は肝の処理能低下に伴い蓄積し，結果Fischer比（BCAA/AAA）は低下する．このアミノ酸インバランスは，脳内のAAAの取り込みを増加させ，AAAから生成されるフェニルエタノールアミンやオクトパミンといった偽性神経伝達物質によるシナプス伝達阻害を引き起こし，これが肝性脳症の一因であると考えられている．

b 分　類

肝性脳症は顕性脳症と潜在性（ミニマル）脳症に分類される．顕性脳症は，臨床的に明らかな症状を呈する精神神経機能異常であり，急性型，慢性型，および特殊型に大別される（表1）．急性型は劇症肝炎などの高度な肝細胞機能障害に基づく脳症である．慢性型は肝硬変などの病態において，強い肝細胞障害が原因となる肝細胞障害型と，門脈大循環短絡が原因となるシャント型に分類される．特殊型は，シトルリン血症などの先天性尿素サイクル酵素異常症により発症するものとされている．

133

第3章　合併症治療のコツとさじ加減

表2　顕性脳症の昏睡度分類（犬山分類）

昏睡度	精神症状	参考事項
I	・睡眠-覚醒リズムの逆転 ・多幸気分，抑うつ状態 ・だらしなく，気にとめない状態	・retrospective にしか判定できない場合が多い
II	・指南力障害，物を取り違える ・異常行動 ・傾眠状態（普通の呼びかけで開眼し会話ができる） ・医師の指示には従う	・興奮状態がない ・便・尿失禁がない ・羽ばたき振戦があり
III	・しばしば興奮状態，せん妄状態を伴い，反抗的態度をみせる ・嗜眠状態（ほとんど眠っている） ・外的刺激で開眼するが，医師の指示には従わない，または従えない（簡単な命令には応じる）	・羽ばたき振戦があり（患者の協力が得られる場合） ・指南力は高度に障害
IV	・昏睡（完全な意識の消失） ・痛み刺激に反応する	・刺激に対して，払いのける動作，顔をしかめるなどがみられる
V	・深昏睡 ・痛み刺激に反応しない	

また，ミニマル脳症とは，欧米で使用されている West Haven criteria では臨床症状を認めず，定量的精神神経機能検査で異常を認めるものと定義されている[1]．肝硬変患者の約30%がミニマル肝性脳症に該当し，うち約20%は6ヵ月以内に顕性脳症に進展するという報告があり，さらにはミニマル脳症がQOLや予後にも影響する報告があり，正確な診断と治療が必要な病態であることが明らかとなってきている[2,3]．

C 診断・評価

肝性脳症の診断は慢性肝疾患の既往などの問診を基に，肝性口臭や羽ばたき振戦などの身体的所見や高アンモニア血症，Fischer 比低下などの血液検査などを用いて総合的に行う．わが国では顕性脳症の重症度は犬山シンポジウムの昏睡度分類を使用する（表2）．昏睡度I度では多幸感，睡眠覚醒リズムの逆転，軽い抑うつ状態など軽度の意識レベルの変調であり，retrospective にしか判定できないことが多いが，II度にいたると指南力の低下，異常行動などの精神症状や羽ばたき振戦もみられる．

ミニマル脳症の評価は，定量的精神神経機能検査により行い，数字追跡試

134

験（number connection test），積木試験（block design test），符号試験（digit symbol test）などが行われる．これらの検査を組み合わせ，タッチパネルを用いて 15〜20 分で施行可能な肝性脳症のコンピューター診断ソフトとして Neurophysiological tests（NP test）が開発されており，日本肝臓学会のウェブサイトからダウンロード可能となっている（http://www.jsh.or.jp/medical/guidelines/medicalinfo/otsuka）．

　門脈-大循環短絡路の有無に関しては，腹部超音波や造影 CT 検査がその検索に有用である．また，脳波検査も行われ，脳症初期では α 波の徐波化，意識障害が進行すると高振幅性徐波とともに三相波が認められるようになる．さらに昏睡Ⅴ度に至ると脳波は平坦化する．

2 対応の実際

a 治療方針の立て方

　肝性脳症の治療法は，一般療法による誘因の除去と薬物療法に分類される．治療の基本は上述したアンモニアを中心とする中毒物質の除去と，アミノ酸などの代謝の是正である．肝不全が高度である場合は血漿交換などが行われる．肝硬変では腎機能障害や糖尿病を合併していることが多く，これらの対策も必要となる．

　肝性脳症の誘因には蛋白質の過剰摂取，便秘や下痢などの便通異常，食道静脈瘤破裂や消化性潰瘍からの出血，利尿薬過剰摂取による脱水や電解質異常，感染症，鎮静剤（特にベンゾジアゼピン系製剤）使用などがあり，まずはその特定を行うことが必要である．

b 治療の実際

　肝性脳症の薬物治療は，脳症出現（昏睡を含む意識障害）時と覚醒後および再発防止の治療に分けられる．

1）脳症発症時の治療

　脳症が出現して意識障害のある際は，意識障害時には覚醒を目的として，BCAA の含有率の高い組成の輸液を行う．また，経口摂取可能な場合または胃管挿入時には，血中アンモニア濃度の低下を目的に合成二糖類であるラクツロースやラクチトールを投与する．上記で覚醒効果が不十分な場合は腸管非吸収性抗菌薬であるリファキシミンを併用する．また，誘因として便秘が考えられる場合には，グリセリン浣腸を行い，排便を促す．

第3章　合併症治療のコツとさじ加減

【処方例❶】
- アミノレバン　500 mL　1日1～2回点滴静注（投与期間は1週間を目安とする）
  ※劇症肝炎による肝性脳症では投与により病態が悪化するので禁忌となる．
- ラクツロース末・P（散）　18～36 g　分3，毎食後
  シロップ　　　　　　　　30～60 mL　分3，毎食後
  または，ポルトラック原末　18～36　分3，毎食後
  ※血中アンモニア濃度と便の性状（2～3回/日の軟便を目標にする）を参考に投与量を決める．
- リフキシマ　1,200 mg　分3，毎食後
- グリセリン浣腸　120 mL　頓用，便秘時
  ※経口摂取が可能になれば合成二糖類や緩下剤による排便コントロールに切り替える．

― エキスパートのさじ加減・コツ ―
- ✓腹水を合併している患者では，腸管浮腫に伴う便秘や利尿薬服用による脱水・電解質異常を伴っている場合が多く，脱水が誘因であることが明らかな場合は，まずは十分な補液を行い脳症改善後に腹水コントロールを行う．
- ✓合成二糖類の浣腸投与も行う場合があるが，保険適用外のため注意する．

2）覚醒後，再発予防の治療

　覚醒後の再発防止は食事・栄養療法と，誘因からの回避が重要となる．厳格な低蛋白食は予後に悪影響を及ぼすと考えられ，摂取蛋白質は0.5～0.7 g/kg標準体重/日と軽度として経口BCAA製剤を補充摂取する[4]．食事摂取が不十分な場合には肝不全用経腸栄養剤を摂取する．脳症発症時から継続してアンモニア対策として合成二糖類や腸管非吸収性抗菌薬を使用する．

【処方例❶】
- リーバクト配合顆粒 12.45 g　分3，毎食後
  または，アミノレバンEN　150 g（600 kcal）分3，毎食時
- ラクツロース末・P（散）　18～36 g　分3，毎食後
  シロップ　　　　　　　　30～60 mL　分3，毎食後
  または，ポルトラック原末　18～36 g　分3，毎食後
- リフキシマ　1,200 mg　分3，毎食後

> ─ エキスパートのさじ加減・コツ ─
> ✓最近わが国でも認可されたリファキシミンは，ミニマル脳症の顕性化予防に
>   有用であることも報告されており，非代償性肝硬変患者には脳症発症前の早
>   期に導入することが望ましいとされている．
> ✓上記に加え，プロバイオティクスが脳症予防に有用とされている[5]．

3）カルニチンの補充

　肝硬変患者では臓器内のカルニチンが欠乏していることが報告されてお
り，肝性脳症の増悪因子の1つと考えられている[6]．肝性脳症に対するカル
ニチンの補充に関しては，海外のランダム化比較試験において認知機能や疲
労度を改善させるなど有効性を示すことが報告され，また最近では，カルニ
チン投与による血清アンモニア値の低下やミニマル脳症への効果も示唆され
ている[7]．現在のところ，わが国ではカルニチン欠乏症のみ保険適用である
ため，カルニチン低下を伴う肝硬変患者には有効であると考えられている．

> 【処方例❶】
> ● エルカルチン FF　1.5～3.0 g　分 3，毎食後（※肝性脳症のみでは保険
>   適用外）

4）亜鉛の補充

　肝硬変ではしばしば亜鉛欠乏が見られ，摂取不足や尿中排泄増加，利尿薬
使用に伴う再吸収抑制が原因とされている．亜鉛は肝臓でのアンモニア代謝
経路である尿素回路の活性に必要であり，その補充によって血中アンモニア
の低下や認知機能の改善を認めるなど，その有用性が報告されている[8]．亜
鉛製剤であるノベルジンが 2018 年には Wilson 病に加えて，低亜鉛血症に
おいて保険適用となり，亜鉛欠乏を伴う肝性脳症に使用可能となっている．

> 【処方例❶】
> ● ノベルジン　50～100 mg　分 2，朝夕食後

> ─ エキスパートのさじ加減・コツ ─
> ✓亜鉛補充療法は，合成二糖類や BCAA 製剤との併用でそれぞれの効果を増
>   強させる結果も報告されている[9]．

5）Interventional Radiology（IVR）治療

　慢性型のうちシャント型で，高度な門脈大循環短絡による難治性の脳症に
対しては，バルーン下逆行性経静脈的塞栓術（balloon-occluded retrograde
transvenous obliteration：BRTO）など，IVR 治療の適応となる．

第 3 章　合併症治療のコツとさじ加減

3 | 生活指導

　肝性脳症の再発予防を目的とした生活指導では，適正蛋白質の摂取と排便コントロールが中心となる．肝硬変では，病態の進展に伴って浮腫や腹水などの肝不全症状から食事摂取量が低下して，蛋白質・エネルギー低栄養状態（protein-energy malnutrition：PEM）に陥りやすくなっている．昏睡度Ⅱ度までは経口摂取が可能であるため，前述の通り，蛋白質投与は 0.5〜0.7 g/kg/日として経口 BCAA 製剤や肝不全用栄養剤を併用する．長期の厳格な低蛋白食は，サルコペニアの進行など予後不良につながるため，ガイドラインでは推奨されていない．便秘対策としては，合成二糖類の服用とともに食物繊維の多い食事を心がけ，三食あるいは就寝前エネルギー投与（late evening snack：LES）を含めた四食とするよう指導する．

　また，脳症を発症する危険性がある場合には，自動車の運転は禁止するように指導する．

コラム　腸肝相関とリファキシミン

　肝性脳症の病態解明や治療において腸肝相関がカギになることは明らかである．リファキシミンはアンモニア産生菌に対する抗菌作用を有するが，糞便における腸内細菌叢の多様性には大きく影響を及ぼさないことが海外での調査や筆者らの検討で明らかとなっている．一方で，腸管上皮細胞の核内受容体に作用して腸管透過性を改善させるなど，新たな報告も散見する．さらにリファキシミンは腸肝相関の制御を介して，肝性脳症のみならず，特発性細菌性腹膜炎，肝腎症候群発症や食道静脈瘤破裂を抑制し，さらには生命予後を改善させるとの報告もされている．また，難吸収性抗菌薬が腸管透過性の改善を伴って肝線維化を改善させることも報告されており，リファキシミンが将来的に腸肝相関を介して肝硬変治療薬となりうる可能性もあると考えられる．

■文　献

1) Bajaj JS：Minimal hepatic encephalopathy matters in daily life. World J Gastroenterol **14**：3609-3615, 2008

2) Kato A et al：Nutritional management contributes to improvement in minimal hepatic encephalopathy and quality of life in patients with liver cirrhosis：a preliminary, prospective, open-label study. Hepatol Res **43**：452-458, 2013

3) Groeneweg M et al：Subclinical hepatic encephalopathy impairs daily functioning. Hepatology **28**：45-49, 1998

2. 肝性脳症

4）日本消化器病学会（編）：肝硬変診療ガイドライン2015, 改訂第2版, 南江堂, 東京, p.138, 2015

5）Dalal R et al：Probiotics for people with hepatic encephalopathy. Cochrane Database Syst Rev：CD008716, 2017

6）Rudman D et al：Deficiency of carnitine in cachectic cirrhotic patients. J Clin Invest **60**：716-723, 1977

7）足立卓也ほか：高アンモニア血症に対するカルニチン補充療法の有用性の検討. 肝臓 **55**：459-467, 2014

8）Katayama K et al：Effect of zinc on liver cirrhosis with hyperammonemia：a preliminary randomized, placebo-controlled double-blind trial. Nutrition **30**：1409-1414, 2014

9）Marchesini G et al：Zinc supplementation and amino acid-nitrogen metabolism in patients with advanced cirrhosis. Hepatology **23**：1084-1092, 1996

139

第 3 章　合併症治療のコツとさじ加減

3.　消化管出血（食道胃静脈瘤, PHG）

エキスパートのコンセンサス

● 食道胃静脈瘤は食道胃噴門部静脈瘤と，食道静脈瘤を伴わない胃穹窿部を中心としたいわゆる孤立性静脈瘤に分かれる[1]．食道噴門部静脈瘤に対する中心的な治療法は内視鏡的治療であり，EIS（内視鏡的硬化療法）と EVL（内視鏡的静脈瘤結紮術）は血行動態や緊急・待期・予防といった治療時期によって使い分けられている[2]．また孤立性静脈瘤に対しては，バルーン閉塞下逆行性経静脈的塞栓術（BRTO）が有効である[3,4]

● 食道胃静脈瘤に対する薬物療法の中心は，門脈圧を低下させる非選択制 β 遮断薬（non selective beta-blocker：NSBB）が多くのエビデンスを有しており，また門脈圧亢進症性胃症（PHG）に対しても有効である[3]

1 病態・診断・評価

　消化管出血は肝硬変症の最も重篤な合併症の 1 つであり，その 70% が食道胃静脈瘤によるとされる[3]．特に非代償性肝硬変患者の約 70% に食道胃静脈瘤が発達し，1 年あたり 5〜15% に出血がみられるとされている[3]．また門脈圧亢進症性胃症（portal hypertensive gastropathy：PHG）も重要な消化管出血の原因の 1 つであり，その程度により発生頻度は異なるが，重篤な PHG の合併頻度は 9〜46% とされる[5]．

a 病　態

　門脈圧が亢進した状況においては，門脈血の一部は肝臓を介さずに大循環系へと戻ろうとする．この際に発生してくる血管が側副血行路であり，食道・胃静脈瘤へ血液を送りこむ血管は供血路と呼ばれており，未治療症例の場合，その多くが左胃静脈であるとされている[1]．この左胃静脈は胃小彎側を通り噴門部付近から食道において食道胃噴門部静脈瘤を形成する．内視鏡画像においては，胃噴門部小彎から食道胃接合部を経て食道内に連続する．さらに静脈瘤は食道周囲に存在する傍食道静脈と交通を保ちつつ，奇静脈を経て大循環系へ流失する．一方で噴門部後壁から穹窿部大彎に孤立性に存在

する静脈瘤は，短胃静脈系から供血され静脈瘤を形成したのち，腎静脈との短絡路を形成しつつ大循環系へ流出する．

PHG は食道胃静脈瘤と同様に門脈圧の亢進に伴って発生する胃粘膜の炎症を伴わないうっ血性病変であり，消化管粘膜の発赤，浮腫，粘膜出血を特徴とし，組織所見では粘膜ないし粘膜下層の血管拡張，浮腫を主体とする[6,7]．

b 分 類

食道胃静脈瘤は，食道胃噴門部静脈瘤と食道静脈瘤を伴わない胃穹窿部を中心としたいわゆる孤立性静脈瘤に分かれる[1]．さらに，食道胃静脈瘤はその占拠部位，形態，色調，発赤所見，出血所見，粘膜所見の 6 項目によって記載される．詳細に関しては，食道・胃静脈瘤内視鏡所見記載基準（表 1．門脈圧亢進症取扱い規約，第 3 版）[6] を参照のこと．

PHG の分類としては 1985 年に報告された McCormack 分類[7] が広く用いられている．

2　対応の実際

a 治療方針の立て方

既に述べたように，食道静脈瘤と胃噴門部静脈瘤は同様の機序によって発生し治療法も同じであるため，食道胃噴門部静脈瘤と表記されることが多い．食道胃噴門部静脈瘤の緊急止血は Sengstaken-Blake-more（S-B）チューブによる圧迫止血または内視鏡的静脈瘤結紮術（endoscopic variceal ligation：EVL）か内視鏡的硬化療法（endoscopic injection sclerotherapy：EIS）による内視鏡的止血術が有効とされる．待期・予防的治療法は肝予備能によって異なり，EIS または EVL が治療法の第一選択肢である[1]（詳細な治療戦略は図 1 を参照）．一方で胃穹窿部静脈瘤（孤立性静脈瘤）は，その血行動態の違いから食道胃噴門部静脈瘤とは大きく異なる．緊急止血時は α シアノアクリレートを用いた内視鏡的止血術または，S-B チューブによる圧迫止血が有効である．待期・予防的治療においては肝予備能や胃腎短絡（シャント）の径によって図 2 のようになっている[2]．高度の肝機能障害がある場合には，α シアノアクリレートを用いた内視鏡単独治療が行われることが多い．高度の肝機能障害がなく閉塞可能な排血路（胃腎シャントなど）が存在する場合には，バルーン閉塞下逆行性経静脈的塞栓術（balloon-occluded retrograde transvenous obliteration：BRTO）が有効である．一方，BRTO の単独治療が行えない症例においては，内視鏡治療の併用や Hassab 手術が選

第3章　合併症治療のコツとさじ加減

表1　食道・胃静脈瘤内視鏡所見記載基準

	食道静脈瘤（EV）	胃静脈瘤（GV）
占拠部位 Location［L］	Ls：上部食道にまで認められる静脈瘤 Lm：中部食道まで認められる静脈瘤 Li：下部食道にのみ限局した静脈瘤	Lg-c：噴門部に限局する静脈瘤 Lg-cf：噴門部から穹窿部に連なる静脈瘤 Lg-f：穹窿部に限局する静脈瘤
	（注）治療後の経過中に red vein，blue vein が認められても静脈瘤の形態をなしていないものは F0 とする．	
形態 Form［F］	F_0：治療後に静脈瘤が認められなくなったもの（治療後の記載所見） F_1：直線的で比較的細い静脈瘤 F_2：数珠状の中程度の静脈瘤 F_3：結節状あるいは腫瘤状の太い静脈瘤	食道静脈瘤の記載法に準じる
色調 Color［C］	Cw：白色静脈瘤 white varices Cb：青色静脈瘤 blue varices	食道静脈瘤の記載法に準じる
	ⅰ）静脈瘤内圧が高まって緊満した場合は青色静脈瘤が紫色・赤紫色になることがあり，その場合は violet（v）を付記して Cbv と記載してもよい． ⅱ）血栓化された静脈瘤は，Cw-Th（white cord ともいう），Cb-Th（bromze varices ともいう）と付記する．	
発赤所見 Red color sign［RC］	発赤所見には，ミミズ腫れ red wale marking［RWM］，チェリーレッドスポット cherry red spot［CRS］，血マメ hematocystic spot［HCS］の3つがある．	
	RC_0：発赤所見が全く認められないもの RC_1：限局性に少数認められるもの RC_2：RC_1 と RC_3 の間 RC_3：全周性に多数認めるもの	RC_0：発赤所見を全く認めない RC_1：RWM，CRS，HSC のいずれかを認める
	（注）ⅰ）telangiectasia がある場合は Te を付記する．ⅱ）RC の内容（RWM，CRS，HSC）は RC の後に付記する．ⅲ）F_0 でも RC が認められるものは RC_{1-3} で表現する．	（注）胃静脈瘤では RC の程度を分類しない

（つづく）

（表1のつづき）

	食道静脈瘤（EV）	胃静脈瘤（GV）
出血所見 Bleeding sign [BS]	出血中所見 湧出性所見 gushing bleeding：破裂部より大きく湧き出るような出血 噴出性出血 spurting bleeding：破裂部が小さく jet 様の出血 滲出性出血 oozing bleeding：滲み出る出血 止血後間もない時期の所見： 赤色血 red plug，白色血栓 white plug	食道静脈瘤の記載法に準じる
粘膜所見 Mucosal finding [MF]	びらん（erosion）[E]：認めれば E を付記する 潰瘍（ulcer）[Ul]：認めれば Ul を付記する 瘢痕（scar）[S]：認めれば S を付記する	

（日本門脈圧亢進症学会（編）：門脈圧亢進症取扱い規約，第3版，金原出版，東京，2013，p.37-39より許諾を得て転載）

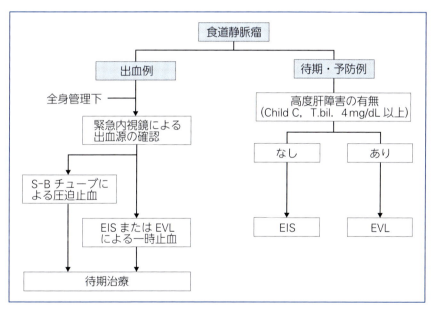

図1 食道胃噴門部静脈瘤の治療戦略
[日本消化器内視鏡学会（監）：食道・胃静脈瘤内視鏡治療ガイドライン，第3版，医学書院，東京，2006，p.222 より許諾を得て転載］

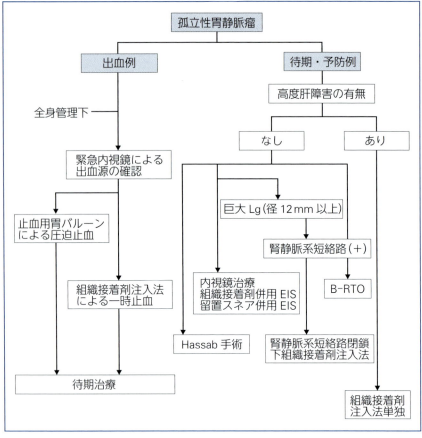

図2　胃穹窿部静脈瘤（孤立性胃静脈瘤）の治療戦略

〔日本消化器内視鏡学会（監）：食道・胃静脈瘤内視鏡治療ガイドライン，第3版，医学書院，東京，2006，p.222 より許諾を得て転載〕

択される場合がある．

　PHGに対する治療は，門脈圧を下げる治療が中心であり非選択性β遮断薬（NSBB）による治療が推奨されている[3,4]．代表的なNSBBであるプロプラノールは1日3回内服する必要があるため，最近ではα遮断作用も兼ね備えたカルベジロールも米国肝臓学会議（AASLD）のガイドラインに記載されるようになっている．治療目標は安静時において心拍数25%以下ないしは55回/分以下が推奨されている[3,4]．

b 内視鏡治療の実際

1）EIS

穿刺針は 23G（ハイフロータイプ）・21 G・20 G．内視鏡装着バルーンは内視鏡にフィットするものを準備．硬化剤は AS（エトキシスクレロール）および EO（モノエタノールアミンオレイン酸塩）.

- 硬化療法の一般的手順：静脈瘤穿刺後の硬化剤注入に際し，最も重要なことは血管内外の判別である．また，いったん血管内に注入できてもその後の継続注入の可否については，透視下の場合は以下に示すが，非透視下の場合は特に経験に頼る場合が多く，効果と安全性からは注入量の目安を知る必要がある．

> ── エキスパートのさじ加減・コツ ──
> ✓ 硬化剤注入量：EO は総量として 0.4 cc/kg 以内であるが，症例の食道胃静脈瘤の程度により注入量は一様ではなく，最終的には EVIS により判断される．AS は血管内には 1 条あたり 10 cc 以内，総量で 40 cc 以内を目安とする．血管外では 1 穿刺あたり 1〜2 cc，総量 20 cc 以内．この範囲内であれば原則的には狭窄は起こらない．

- 1 セッションの組み立て：基本は EO・AS による異時的な血管内外注入併用法である．硬化療法の効果は，すだれ状静脈を越えて左胃静脈などの供血路に硬化剤が注入されたか否かにかかっている．
- AS による血管外注入：一般的には小原ら（福島医大）の "地固め療法" に準じて普及している．残存する細小静脈瘤および静脈瘤外の毛細血管拡張に対し，静脈瘤の肉眼的廃絶を目的とする．23〜25 G 針を用い AS 1〜2 mL を粘膜内もしくは粘膜下に注入し，Quader を形成．浅い潰瘍形成を得ることにより，その瘢痕化から食道壁が硬化し治療効果の持続をもたらす．最近では APC（アルゴンプラズマレーザー）を用いる施設も増加している．
- エンドポイントの設定：すべての静脈瘤における F0，RC（−）もしくは静脈瘤の完全消失を目標とする．

2）EVL

予防例における適応は，一般にいわれている F2 以上の静脈瘤または F 因子と関係なく RC サイン陽性（＋）以上とするが，EVL 単独による待期・予防的加療は，肝機能不良例に限定すべきと文献 2 にも記載されている．また，予後が 1 年以上期待できない Child C や Vp 3/4 の肝細胞癌患者は，原則的に予防的治療適応は行わない．さらに，血行動態的に，傍食道静脈の発達が

145

第3章　合併症治療のコツとさじ加減

なく左胃静脈前枝が直接に食道静脈瘤に移行するタイプ（pipe line varix）に対する待期・予防的な EVL 単独治療は禁忌である．

3 　生活指導

　食道胃静脈瘤を有する患者においては，禁酒の指導は必須であるものの，禁酒の強要は対患者関係の悪化を招くことがあり注意が必要である．

■文　献

1) 國分茂博，小原勝敏ほか：静脈瘤治療のための門脈血行アトラス，医学書院，東京，1999

2) 日本消化器内視鏡学会（監）：食道・胃静脈瘤内視鏡治療ガイドライン，第3版，医学書院，東京，2006

3) European Association for the Study of the Liver：EASL Clinical Practice Guidelines for the management of patients with decompensated cirrhosis. J Hepatol **69**：406-460, 2018

4) Garcia-Tsao G et al：Portal hypertensive bleeding in cirrhosis：Risk stratification, diagnosis, and management：2016 practice guidance by the American Association for the study of liver diseases. Hepatology **65**：310-335, 2017

5) Thuluvath PJ, Yoo HY：Portal Hypertensive gastropathy. Am J Gastroenterol **97**：2973-2978, 2002

6) 日本門脈圧亢進症学会（編）：門脈圧亢進症取扱い規約，第3版，金原出版，東京，2013

7) McCormack TT et al：Gastric lesions in portal hypertension：inflammatory gastritis or congestive gastropathy? Gut **26**：1226-1232, 1985

4. サルコペニアと筋痙攣（こむら返り）

エキスパートのコンセンサス

- わが国では高齢化に伴うサルコペニア患者の増加が著しく、日常生活動作（activity of daily living：ADL）悪化の要因として問題視されている
- 肝疾患では、患者の高齢化だけでなく代謝異常に伴うアンモニア高値や分岐鎖アミノ酸（BCAA）低値が直接的に筋蛋白の合成を阻害するために、肝疾患に起因する二次性のサルコペニアが進行する。このため、肝疾患を伴うサルコペニアの治療としては、本症に対する一般的な食事運動療法に加えて、アンモニア高値を是正し、BCAAを補充することが、薬物療法の基本となる
- 肝疾患におけるアンモニア高値は、肝でのミトコンドリア異常に伴う尿素サイクルの障害が原因であるため、カルニチン投与によるミトコンドリア代謝の改善は、アンモニアの低下をもたらし、サルコペニアの治療としても有効である
- 肝疾患に伴う筋痙攣（こむら返り）は、神経末端や筋肉へのアンモニアなどの刺激性物質やサルコペニア合併例での筋肉の脆弱化による相対的な筋肉への過剰負荷などが誘因となる。このため、サルコペニア対策の多くは、筋痙攣への治療としても有用である

1 頻度・病態・評価

　サルコペニアは、加齢による一次性サルコペニアと、加齢以外のさまざまな要因で発症する二次性サルコペニアに大別されている。肝疾患は、蛋白質・エネルギー低栄養（protein-energy malnutrition：PEM）によって生じるアンモニア高値、分岐鎖アミノ酸（BCAA）低値などによってサルコペニアが誘発されるため、その合併率が他の疾患に比べて高い。Kimらは肝硬変のサルコペニアを検討した20の論文を解析し、肝硬変におけるサルコペニア合併率は一般人よりも高く48.1％に達し、男性は61.6％、女性は36％と性差があることを報告している[1]。また、骨格筋の成長阻害作用を有するミオスタチンはアンモニアにより誘導されるため、肝硬変例ではミオスタチン

とアンモニアは正の相関を示す[2].

　肝疾患におけるサルコペニアの診断に関し，日本肝臓学会はサルコペニア判定基準作成ワーキンググループを設け，2016年に「肝疾患におけるサルコペニアの判定基準」を作成した[3]. 従来の判定基準と異なり，年齢制限を設けず，歩行速度を評価項目から削除し，筋肉量の評価法に肝疾患で汎用されているCTを採用している．すなわち，若年者を含む肝疾患患者すべてを対象とし，まず握力を測定しAsian Working group on Sarcopenia（AWGS）の基準値を下回った場合は，CTまたは生体電気インピーダンス分析法（bioelectrical impedance analysis：BIA）を用いて骨格筋量を定量し，サルコペニアと判定する．

　肝硬変に伴う筋痙攣は，肝硬変のQOLを著しく低下させる合併症である．その発症要因として，血中カリウム低値，ビタミンD_3不足，飲酒，ループ利尿薬，β遮断薬やカルシウム拮抗薬などの薬剤使用，腹水合併や非代償期肝硬変が報告されている．また，サルコペニア合併により筋肉は脆弱化し筋肉の質の低下も認められる．このため，通常の生活自体が筋肉への過剰な負荷となり，筋痙攣を誘発しやすい．サルコペニアと筋痙攣の関係を検討した筆者らの成績では，筋痙攣はサルコペニア非合併肝硬変34例中2例に，合併例では19例中12例に認められ，その頻度は合併例で有意に（$p<0.01$）高率であった．サルコペニア合併例で筋痙攣を伴う症例の多くは，肝硬変の進行した症例，潜在性脳症や腹水などの合併例，利尿薬の投与などにより電解質異常を伴う症例，アンモニア高値例であった．

2 対応の実際

a 治療方針の立て方

　肝硬変で認められる高アンモニア血症やBCAAの低値は直接筋蛋白の合成を抑制すると考えられる．このため，アンモニアやBCAAの測定を行い，異常があれば補正する．BCAA値は，総分枝鎖アミノ酸/チロシンモル比（BTR）を測定し，その分母の値を採用する．筋痙攣についても，背景に同様の病態が存在することが多い．さらに，筋肉のミトコンドリアでのATP産生の低下は，アクチンとミオシンの乖離を阻害し，筋弛緩を妨げる．このため，カルニチンによるTCAサイクルの賦活は筋肉内のATP欠乏を是正し，筋痙攣の消失につながる．

ｂ 治療の実際

サルコペニアに対する薬物療法として，BCAA，ビタミン D，アンモニア降下剤，カルニチン製剤[4] が投与されており，臨床研究のレベルではテストステロン製剤，抗ミオスタチン抗体やミオスタチンアゴニストである follistatin の有効性が報告されている．一方，有痛性筋痙攣に対しては，活性型ビタミン D_3，タウリン，BCAA，芍薬甘草湯，カルニチン製剤[5] の有効性が報告されている．

1) サルコペニアの治療

a) BCAA 低下が認められる症例

【処方例❶】
- リーバクト配合顆粒　12.45 g　分 3，毎食後
- アミノレバン EN　50 g（200 kcal）就寝前

b) アンモニア高値が認められる症例

【処方例❶】
処方例 1 に加えて
- ラクツロースシロップ　30〜60 mL　分 3，毎食後
　または，ポルトラック原末　18〜36 g　分 3，毎食後
- リフキシマ錠（200 mg）6 錠　分 3，毎食後
- エルカルチン FF 錠（250 mg）3〜6 錠　分 3，毎食後

2) 筋痙攣の治療

サルコペニア合併例では，サルコペニアの薬物療法を優先して行う．エルカルチン FF® 錠は筋痙攣にも有効性が高い．

【処方例❶】
- ツムラ芍薬甘草湯エキス顆粒（2.5 g/包）3 包　分 3，毎食後

┌─ エキスパートのさじ加減・コツ ─────────────────
│ ✓アンモニア高値・BTR 低値例は，潜在性を含めた脳症の合併が多く，サルコ
│ 　ペニアに陥りやすく，筋痙攣を生じやすい病態である．非吸収性合成二糖類
│ 　やリファキシミンによってアンモニアの吸収を抑え，BCAA 製剤，亜鉛，カ
│ 　ルニチンの補給により肝臓の尿素経路での分解を促進し，それでも代謝でき
│ 　なかったアンモニアは筋肉において BCAA を補充して代謝すべきである（図1）.
│ ✓これによりアンモニア値の正常化と血清 BCAA 量の確保を目指さなければ
│ 　ならない．
└──────────────────────────────────

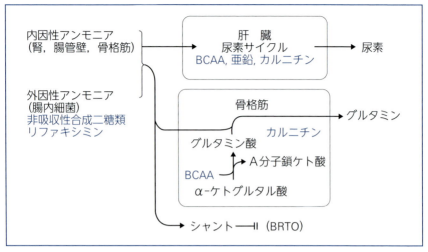

図1 肝硬変患者におけるアンモニア代謝と薬剤の作用点

3　生活指導

　サルコペニアの一般的な対策は食事運動療法である．Society on Sarcopenia, Cachexia and Wasting Disorder では，週3回の運動（20〜30分/回：有酸素運動とレジスタンス運動）と十分な摂取カロリーと蛋白量（1〜1.5 g/kg/日）に加え，サプリメントとしてロイシン，クレアチン，ビタミンDの摂取を推奨している[6]．さらに，Hiraoka らは 2,000 歩/日の歩行の追加と BCAA 製剤による就寝前補食の有用性を報告している[7]．Hayashi らは，C型肝硬変患者の検討から，1日 5,000 歩以上の歩行と食事の摂取カロリーを補正体重当たり 30 kcal 以上とすることを勧めている[8]．高齢化に伴い筋肉量は年1%ずつ減少するといわれているが，肝疾患では減少速度が速いとされている．また，飲酒は筋蛋白の崩壊を助長するため，断酒指導を行う．筋痙攣に対する対策は，サルコペニアと同様の対策を適応してよい．筋痙攣は腓腹筋を中心に睡眠中に生じることが多いため，予防法として就寝前に軽いストレッチを行うことや，入浴などによる筋肉の保温とマッサージも有効である．

4　今後の展望

　サルコペニアは肝硬変の予後を悪化させるため治療が必要であるが，肝疾患の病期や病態に応じた治療法に関してコンセンサスが得られているわけで

はない．たとえば，非代償期で腹水を伴う症例への運動療法や，静脈瘤合併例に対するレジスタンス運動の可否など解決すべき問題は多い．また，肝硬変における筋痙攣はサルコペニアの症状の1つとしてとらえるべきであり，対症療法にとどまらずサルコペニアへの治療をベースに行うことが肝要である．

■文　献

1) Kim G et al：Prognostic value of sarcopenia in patients with liver cirrhosis：A systemic review and meta-analysis. PLoS One **12**：e018699, 2017
2) Nishikawa H et al：Elevated serum myostatin level is associated with worse survival in patients with liver cirrhosis. J Cachexia Sarcopenia Muscle **8**：915-925：2017
3) 日本肝臓学会　サルコペニア判定基準作成ワーキンググループ：肝疾患におけるサルコペニアの判定基準（第1版）．肝臓 **57**：353-368, 2016
4) Ohara M et al：L-Carnitine Suppresses Loss of Skeletal Muscle Mass in Patients With Liver Cirrhosis. Hepatol Commun **2**：906-918, 2018
5) Nakanishi H et al：L-carnitine Reduces Muscle Cramps in Patients With Cirrhosis. Clin Gastroenterol Hepatol **13**：1540-1543, 2015
6) Morley JE et al：Nutritional Recommendations for the Management of Sarcopenia. J Am Med Dir Assoc **11**：391-396, 2010
7) Hiraoka A et al：Efficacy of branched-chain amino acid supplementation and walking exercise for preventing sarcopenia in patients with liver cirrhosis. Eur J Gastroenterol Hepatol **29**：1416-1423, 2017
8) Hayashi F et al：Physical inactivity and insufficient dietary intake are associated with the frequency of sarcopenia in patients with compensated viral liver cirrhosis. Hepatol Res **43**：1264-1275, 2013

第3章　合併症治療のコツとさじ加減

5. 門脈血栓症

エキスパートのコンセンサス

- 肝硬変症では凝固因子と抗凝固因子が不均衡な状態になっており，しばしば門脈血栓症を合併する．門脈血栓症の合併により肝予備能の低下，食道・胃静脈瘤破裂，腹水増悪，肝移植後死亡率の悪化などの弊害をきたす

- 門脈血栓症は自然軽快がありうるため，限局的な不完全閉塞例で増大がみられない場合は，治療による出血リスクを考え経過観察も考慮する

- 治療適応症例ではアンチトロンビン（AT）Ⅲ 70％以下の場合，ATⅢ製剤による抗凝固療法を行う．そのほかの場合ではATⅢ製剤単独投与以外の抗凝固療法やIVR治療を検討する

1 ┃ 頻度・病態・評価

a 病　態

　慢性肝疾患では肝線維化とともに類洞の毛細血管化が生じる．その際，活性化 Kupffer 細胞と浸潤マクロファージは tissue factor（TF）の発現が高度になるが，類洞内皮細胞は篩板構造を失い，tissue factor pathway inhibitor（TFPI）やトロンボモジュリン（TM）などの抗凝固活性が高く，凝固平衡は破綻しない．しかし一方で，側副血行路の発達などで門脈血流が低下し肝疾患の進行とともにアンチトロンビン（AT）Ⅲが低下することにより凝固平衡が破綻し門脈内血栓が生じる[1]．Maruyama らの報告では側副血行路の発達が門脈血栓症の予測因子として報告されている[2]．門脈血栓症は，報告によりばらつきはあるが，肝硬変症例のおよそ 10〜20％に合併するとされている[3,4]．門脈血栓が合併した場合，肝硬変症例の予後は不良であり，その治療は重要である．

　凝固因子と抗凝固因子の不均衡な状態に加えて，細菌感染による門脈炎，利尿薬投与や嘔吐・下痢などによる脱水も原因となりうる．また，肝細胞癌，膵胆道系の悪性腫瘍も原因として重要である．脾摘術や部分的脾動脈塞栓術（PSE）後は血小板数の増加や手術侵襲，感染などにより門脈血栓が生じや

152

すい．食道静脈瘤硬化療法後にも門脈血栓の発生が報告されている[5,6]．一方，肝硬変患者以外の全身性の血液凝固異常での門脈血栓症発生も留意する必要がある．プロテインC，プロテインS，ATⅢ，プラスミノーゲンなどの凝固因子欠損症や抗リン脂質抗体症候群の合併が重要な因子である[7]．わが国からの報告はないが，第Ⅴ因子ライデン変異，プロトロンビンG20210A変異もある．門脈血栓の原因を探索するため，詳細な病歴の聴取と肝疾患以外の合併疾患の探索は必要である．

b 診断・評価

　近年の画像診断の進歩により門脈血栓症の診断は比較的容易である．詳細に観察すれば新しい血栓と器質化した血栓を判別できることがある．超音波検査では新しい血栓は低エコー，器質化した血栓は高エコーで指摘される．また，カラードプラ法や造影超音波検査により門脈血流や側副血行の有無・血流方向を診断することができる．単純CTでは新しい血栓は高吸収域としてとらえられ，経過とともに低吸収域に変化することが多い．造影CTでは超音波と異なり血流方向は判断できないが，広範囲に門脈血流や側副血行の有無について診断できる．また，肝実質において門脈血流が低下した領域では濃染効果が低下するため，肝実質の血流変化の観察が容易である．MRIではおよそ5週以内に発生した新しい血栓はT1・T2強調画像で高信号となり，陳旧性血栓はT1強調画像ではさまざまな信号を呈するが，T2強調画像では高信号をきたす．器質化された血栓は治療効果が低下する．後述する抗凝固療法では新しい血栓のほうが治療効果は高い．治療開始前にこれらの画像所見を参考にして，治療効果を予測しながら治療を行う．

エキスパートのさじ加減とコツ

✓肝細胞癌などの悪性腫瘍を併発している場合は門脈腫瘍浸潤との鑑別が重要である．thread and steaks signなどの門脈内病変への造影効果があるかどうかを観察するが，その際は造影超音波検査の感度が高い．特にmechanical indexを低く設定したlow MI法は微細な血流の検出に優れ鑑別に有用である．

2 　対応の実際

a 治療方針の立て方

　腸管梗塞がある場合，広い範囲での門脈血栓がある場合は，門脈血栓症の

早期の治療が必須とされる．一方で，肝硬変患者の門脈血栓は 30〜50％で自然消退する[8]．また肝硬変患者は食道・胃静脈瘤など出血危険度の高い病変を合併していることが多いことから，血栓治療により出血を助長する可能性がある．Qi らは，門脈血栓が内腔の 50％以下で，上腸間膜静脈血栓を合併しておらず，経過観察により血栓の進展がみられない症例については治療対象外としている[8]．Qi らの報告とわが国での治療現状を加味した治療アルゴリズムを図 1 に示す．薬物療法については ATⅢ 製剤単独投与以外の抗凝固療法は，門脈血栓症の治療として保険収載されていない．また，ATⅢ 単独投与に比べて出血リスクも高くなることから，施行にあたっては十分なインフォームドコンセントを行い，院内の倫理委員会において，適応外使用についてコンセンサスを得ることが望ましい．

b 実際の治療

1）ATⅢ 製剤

ATⅢ 低下を伴う門脈血栓症に対してプラセボを対象とした二重盲検比較試験レベルでのエビデンスがあり，かつ保険適用が認められた薬剤である[9]．また，出血性合併症を危惧する必要がないため，他の抗凝固療法に比べて使用しやすい．肝硬変患者では ATⅢ 活性がしばしば低下しており，過凝固の一因となっている．ATⅢ 活性が 70％以下の症例に対しては 1,500 国際単位（または 30 国際単位/kg）を 5 日間投与（1 クール）し，造影 CT の門脈相で治療効果を確認する．不十分な場合は最大 2 クールを追加投与することが可能である．効果が不十分な場合は他の抗凝固薬の投与や IVR を考慮する（図 1）．

> 【処方例❶】
> ● ノンスロン 1,500 単位　5 日間投与．縮小傾向があった場合に最大 2 クール追加

2）ダナパロイドナトリウム

ブタ小腸粘膜由来のヘパラン硫酸を主体とした低分子ヘパリノイドである．未分画/低分子ヘパリンに比べ高い抗 Xa 因子活性を有し，優れた抗凝固作用がある．血小板への影響が少なくプロトロンビン時間（PT）への延長作用も少ないため出血リスクが低い．そのため静脈瘤止血後も使用可能である．一方で，出血の副作用がみられた場合には半減期の長いことがデメリットとなる場合がある．さらに，腎代謝の薬物であるため，腎機能障害のある症例や低体重の症例では減量を考慮する．ダナパロイドナトリウムの使

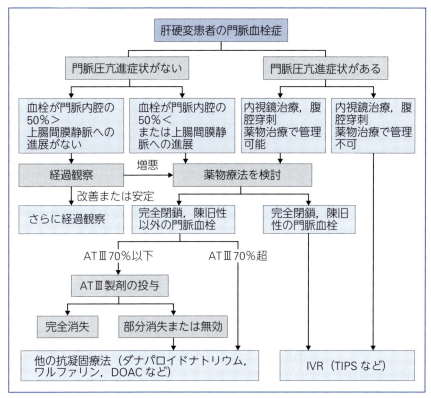

図1 肝硬変患者の門脈圧亢進症の治療アルゴリズム

用方法として単独投与のみならず，ATⅢ製剤を併用する報告も散見される．理論上ヘパリン類はAT活性が低い場合は効果が不十分となりやすいため，ATⅢとの併用で治療効果の改善が期待される．しかし併用療法については門脈血栓症としての保険適用がなく，明確なエビデンスもないことを認識しておくべきである．

【処方例❶】
＜単独療法＞
- オルガラン 1,250 単位　1日2回，12時間ごとに6日間静注
  ＊保険適用外

＜併用療法＞
- ノンスロン 1,500 単位　5日間投与，翌日よりオルガラン 1,250 単位 1日2回，12時間ごとに6日間静注
  ＊保険適用外

第3章　合併症治療のコツとさじ加減

3）未分画ヘパリン/低分子ヘパリン

　ダナパロイドナトリウムと同様に，AT活性を促進することにより抗凝固活性を促進する．未分画ヘパリンはダナパロイドナトリウムや低分子ヘパリンに比べ安価であるものの，医学的優位性はなくヘパリン誘発性血小板減少のリスクも高い．半減期が短いため出血時は投与を中止することで出血傾向を緩和できるが，24時間持続投与が必要である．体重あたりの用量設定が難しいこと，拮抗薬がないこと，腎機能低下症例での投与が難しいこと，持続投与が必要であることなどダナパロイドナトリウムに比べてデメリットが多い．7〜10日投与しワルファリンなどへの変更を考慮する．

【処方例❶】
● リザルミン　1日量75国際単位/kg を24時間かけて静脈内持続投与
　＊保険適用外

4）ウロキナーゼ

　症例報告レベルでその有効性が報告されている．局所的なウロキナーゼの投与法として，経カテーテル的にSMAからの投与，経皮経肝的に門脈・上腸間膜静脈に直接投与する方法などがある．以下に『門脈圧亢進症取扱い規約』で記載されている方法を示す[10]．

【処方例❶】
● ウロナーゼ　24〜32万単位/日を連日経静脈投与

5）ワルファリンカリウム

　ワルファリンは抗凝固薬として頻用されている薬剤である．最大のメリットは経口薬であり外来での投与が可能な点である．ワルファリンそのものでも血栓消失効果は高いが，即効性を期待する場合は，他の抗凝固療法を先行させてワルファリンに切り替えることも考慮される．また門脈血栓症は治療後にしばしば再燃すること，外来でも投与可能であることからワルファリンを維持療法として使用することがある．プロトロンビン時間国際標準比（PT-INR）を測定しながら用量を調節する．維持療法の投与期間については明確なコンセンサスはない．

【処方例❶】
● ワーファリン　3〜5 mg/日より開始．PT-INRをみながら調節する
　＊保険適用外

5. 門脈血栓症

--- エキスパートのさじ加減とコツ ---
✓ 海外の報告をみると PT-INR は 2〜3 で用量調節しているものが多い．しかし肝硬変例では INR を一定の数値に調整することがしばしば難しく，外来採血で突如，著明な高値となることが少なくない．さらに，出血リスクが問題となることから 1.5〜2.0 程度を目標にすることが無難である．

6）直接作用型経口抗凝固薬（direct oral anticoagulants：DOAC）

　ワルファリンカリウムは 50 年近くにわたり唯一の経口抗凝固薬として使用されてきたが，2011 年にダビガトランが発売され，現在 4 種類の DOAC が使用可能である．トロンビンや Xa 因子を選択的に阻害し抗凝固作用を示すため食事による影響がない．即効性があり頭蓋内出血が少ない利点もあり，ワルファリンに代わる経口抗凝固薬として広く臨床使用されるようになっている．DOAC は標的因子の違いからトロンビン阻害薬と Xa 阻害薬に分類される．このうちエドキサバンは 1 日 1 回の内服で深部静脈血栓症に対して唯一保険承認を得ているという特徴があるため，門脈血栓症に対する使用報告が多い．現在，門脈血栓症としての保険承認はないが，ワルファリンと同様に経口投与であるため，維持療法や外来での治療導入に期待できる薬剤である．今後のエビデンスの確立が期待される．

【処方例❶】
● リクシアナ　体重 60 kg 以下 30 mg，60 kg 超 60 mg を 1 日 1 回経口投与
　＊保険適用外

--- エキスパートのさじ加減とコツ ---
✓ DOAC はワルファリンのように INR でのモニタリングが必要なく，食事の影響もないため投与しやすい薬剤である．一方でワルファリンに比べ消化管出血が多く，投与 1ヵ月目頃までに多くみられる．その後，皮下出血や歯肉出血が散見されるため経過観察に注意が必要である．
✓ 投与期間についてはワルファリンと同様にコンセンサスはなく，半年〜1 年投与することが多い．休薬後に血栓が再燃した場合は，再開を検討する．

3 　生活指導

　門脈血栓症は治療による改善後にしばしば再燃がみられるため，定期的な通院と画像検査が必須である．長期にわたり通院が必要であることを指導す

157

第3章　合併症治療のコツとさじ加減

る必要がある．再燃時には腹痛，発熱，嘔吐，下痢などの非特異的な症状で発症したり，食道・胃静脈瘤や腹水の増悪が起こりうることを認識させ，これらの症状があった場合には早急に外来受診する必要があることを伝えておく．内服薬についてはコンプライアンスを遵守させ，特にワルファリンについては食事や飲酒，併用薬に注意する必要があることを指導する．

■文　献

1) Arai M et al：Blood coagulation equilibrium in rat liver microcirculation as evaluated by endothelial cell thrombomodulin and macrophage tissue factor. Thromb Res **80**：113-123, 1995

2) Maruyama H et al：De novo portal vein thrombosis in virus-related cirrhosis：predictive factors and long-term outcomes. Am J Gastroenterol **108**：568-574, 2013

3) Fimognari FL et al：Portal vein thrombosis in liver cirrhosis. Intern Emerg Med **3**：213-218, 2008

4) Zocco MA et al：Thrombotic risk factors in patients with liver cirrhosis：correlation with MELD scoring system and portal vein thrombosis development. J Hepatol **51**：682-689, 2009

5) Politoske D et al：Portal vein thrombosis following endoscopic variceal sclerotherapy. Dig Dis Sci **41**：185-190, 1996

6) Tachibana I et al：A case of mesenteric venous thrombosis after endoscopic variceal band ligation. J Gastroenterol **30**：254-257, 1995

7) Abdu RA et al：Mesenteric venous thrombosis—1911 to 1984. Surgery **101**：383-388, 1987

8) Qi X et al：Management of portal vein thrombosis in liver cirrhosis. Nat Rev Gastroenterol Hepatol **11**：435-446, 2014

9) Hidaka H et al：Antithrombin Ⅲ for portal vein thrombosis in patients with liver disease：A randomized, double-blind, controlled trial. Hepatol Res **48**：107-116, 2018

10) 日本門脈圧亢進症学会（編）：門脈圧亢進症取扱い規約，第3版，金原出版，東京，p.71，2013

6. 出血傾向，血小板減少症

エキスパートのコンセンサス

- 肝硬変患者では，門脈圧亢進症に起因する脾腫および肝臓におけるトロンボポエチンの産生低下により血小板数が減少するとともに，肝臓における凝固因子の産生低下により凝固系が異常をきたし出血傾向の原因となる
- 血小板数は，肝線維化の進行とともに減少し，観血的処置を行う際などしばしば問題となる
- 凝固系の異常は肝機能の低下とともに悪化することから，肝予備能の指標として Child-Pugh 分類や肝障害度を構成する一要素となっており，患者予後との関連が報告されている
- 肝硬変患者の診療においては，出血傾向をきたす他の要因を正しく鑑別し，適切な対応を行うことが求められる

1 病態・診断・評価

a 出血傾向の病態

　出血傾向とは，止血機構に何らかの異常をきたし，止血が得られにくい状態をいう．止血機構は，①毛細血管，②血小板，③血液凝固，④フィブリン溶解の要素からなっており，いずれかの要素に異常を示す病態があると，出血傾向（または血栓傾向）をきたす．肝硬変患者ではこのうち，血小板数の低下および血液凝固系の異常をきたし，その結果出血傾向が認められる．

　肝臓の線維化の進行とともに，門脈圧が亢進すると，脾臓への血流の流出路である門脈血流がうっ滞し脾臓が腫大する．脾臓は血球を貯蔵していることから，脾臓が腫大すると血小板の分布が変化し，血小板が低下する．また，血小板の増殖や分化に作用するトロンボポエチンは肝臓で産生される．肝硬変となり蛋白合成能が低下するとトロンボポエチンの産生が低下し，血小板数が低下する．

　一方，血液凝固系は内因性凝固因子，外因性凝固因子，および共通性凝固因子の3つに分類されるが，von Willebrand 因子と第VIII因子以外のすべての

159

第3章　合併症治療のコツとさじ加減

凝固因子は肝臓で産生されることから，肝機能が低下すると凝固因子が低下し，血液凝固異常をきたす．また，第Ⅱ，Ⅶ，Ⅸ，Ⅹ因子はビタミンKの存在下でのみ機能する．肝硬変が進行し，胆汁が十分に排泄されないと脂溶性ビタミンであるビタミンKの吸収が低下し，血液凝固異常の原因となる．

b 出血傾向の鑑別

　肝硬変患者が出血傾向症状を訴えた際に鑑別すべき疾患は多い．止血機構の機序を念頭に置き，①毛細血管，②血小板，③血液凝固，④フィブリン溶解のうち，どの要素に異常があるのかを確認することが重要である．肝硬変で出血傾向をきたす機序は前述の通りであるが，代償期肝硬変では血小板減少症を含む汎血球減少症が先行し，凝固系の異常は認められないこともある．

　血小板減少症をきたす疾患としては大きく，骨髄疾患と非骨髄疾患とに分けられる．骨髄疾患としては，骨髄異形成症候群，骨髄線維症，白血病，悪性リンパ腫などがあげられ，骨髄での産生が低下または異常な血球が産生されることによる．一方，非骨髄疾患としては，肝硬変をはじめとする脾腫をきたす疾患のほかに，末梢で消耗・破壊が亢進する感染症，全身性エリテマトーデス，播種性血管内凝固症候群などがあげられ，背景疾患の存在，経過，疾患特異的なマーカー，画像検査所見などを踏まえて診断する．肝硬変の診断がついている患者であっても，骨髄疾患やその他の非骨髄疾患の合併が疑われる場合は，骨髄穿刺を含めて積極的に精査を行うべきである．

　一方，肝硬変患者で凝固因子の産生が低下すると，プロトロンビン時間（PT），活性化部分トロンボプラスチン時間（APTT）ともに延長するが，その程度に偏りがある場合は，特定の凝固因子が欠乏・異常をきたす先天性血液凝固因子異常などの病態が隠れていないか精査を検討する必要がある．

c 出血傾向の診断・評価

　ここでは，止血機構を構成する4つの要素のうち，肝硬変患者で出血傾向が認められた際に実施すべき血小板および血液凝固の評価を目的とした検査を中心に紹介する．

1）血小板数

　血球数算定には自動血球計数器が使用される．慢性肝疾患において線維化の進行とともに血小板数が低下することはよく知られている．採血から測定までの間に採血管内で血液が凝固した場合や，測定までに時間を要した場合には真の値と比較して血小板数は低下する．また，血球数算定の測定には通常エチレンジアミン四酢酸（EDTA）採血管を用いるが，まれにEDTA依存

160

性偽性血小板減少症をきたす．得られた血小板数の結果が期待値と比較して低値であった場合には，フッ化ナトリウム，ヘパリンなど EDTA 以外の凝固剤を用いた再検査を考慮する．

　肝硬変患者では血小板数が 10 万/μL 未満となることが多いが，臨床的に出血傾向は血小板数が 5 万/μL を下回る場合に認められる．2 万/μL 以下ではときに重篤な出血を認める．

2）出血時間

　細い耳朶を穿刺し，出血する血液を 30 秒ごとに濾紙で吸い取って，止血までの時間を測定する．健常人では 2〜5 分で止血が得られるが，手技により影響を受ける可能性があることにも留意が必要である．毛細血管機能または血小板機能に異常があると出血時間が延長する．

　肝硬変患者，特に，血小板数が低下した症例に対して，止血現象の総合的な評価を目的として実施を考慮する．

3）プロトロンビン時間（PT）と活性化部分トロンボプラスチン時間（APTT）

　前述のごとく，血液凝固系は内因性凝固因子，外因性凝固因子，および共通性凝固因子に 3 つに分類される．これらの異常を評価する検査として，PT および APTT とがあり，前者は外因性および共通性凝固因子の異常，後者は内因性および共通性凝固因子の異常を反映する．

　PT は測定時間（秒）のほか，プロトロンビン活性（%）や国際標準比（international normalized ratio：INR）で表される．肝硬変患者において PT は，肝予備能の指標として Child-Pugh 分類や肝障害度を構成する要素となっており，脳症，腹水，血清アルブミン値，血清ビリルビン値とともに治療方針の決定や患者予後の推定に用いられる．

2 ┃ 対応の実際

a 治療方針の立て方

　肝硬変による出血傾向や血小板減少症に対する根本的な治療法は，肝硬変および門脈圧亢進症の改善であり，近年の抗ウイルス療法の発達により，代償性肝硬変症例における線維化の改善が報告されている．しかし，依然肝硬変の根治治療は困難な場合が多く，門脈圧を低下することを目的として，脾摘や部分的脾動脈塞栓術（PSE）が考慮される．また，観血的処置や合併する肝細胞癌の治療を行ううえで止血困難が予想される場合は，輸血を行って血小板や凝固因子を補充する．近年，トロンボポエチン受容体作動薬が使用可能となり，大部分の症例で血小板輸血を回避することが可能となった．

第3章　合併症治療のコツとさじ加減

b 実際の治療

1) 脾摘と部分脾動脈塞栓術（PSE）

脾摘とPSEは，肝硬変患者における門脈圧亢進症およびその合併症である食道胃静脈瘤，腹水，汎血球減少，肝機能の改善などに有効であることが報告されている．両者はしばしば比較され，それぞれの利点と欠点が論じられている．脾摘はより効果が確実であるが，適応は耐術可能な全身状態を有する患者に限られ，術後重症感染症や門脈血栓症に注意が必要である．一方，PSEは侵襲度が低く，期待する効果や全身状態に応じて塞栓範囲を調整することが可能である．

2) 輸　血

輸血の適応については，厚生労働省医薬・生活衛生局により2019年に改訂された「血液製剤の使用指針」を参考にする[1]．このなかで，血小板輸血は治療的投与と予防的投与とに大別されているが，肝硬変患者では，消化管出血などの活動性出血時には治療的投与を，観血的処置や外科手術前には予防的投与を，それぞれ行う場合がある．いずれも血小板数5万/μL以上を維持するように輸血量を検討することが推奨されている．一方，新鮮凍結血漿の予防的投与の効果は明らかにされておらず，もっぱら凝固因子の補充を目的とした治療的投与が行われる．指針では，生理的な止血効果を期待するために必要な最少の凝固因子活性量は，正常の20～30%程度とされている．

【処方例❶】

● 血小板濃厚液10単位を点滴静注

＊予測血小板増加数（/μL）＝輸血血小板総数/循環血液量（mL）×10^3×2/3（輸血された血小板が捕捉されるため）

　[たとえば，体重1kgあたりの循環血液量を70mL/kgとしたとき，血小板濃厚液10単位（$2.0×10^{11}$個の血小板を含有）を，体重60kgの患者に輸血すると，投与直後に血小板数は約3.2万/μL増加することが見込まれる]

● 新鮮凍結血漿10単位を点滴静注

　[たとえば，体重1kgあたりの循環血液量を70mL/kgとしたとき，Ht値43%の患者の体重1kgあたりの循環血漿量は70mL/kg×（1－43/100）＝約40mL/kgである．患者の凝固因子活性量を約30%上昇させるためには患者の体重1kgあたり約12mL/kg（＝40mL/kg×0.3）の血漿が必要であることから，体重60kgの患者の場合，約600mLの血漿が必要である]

3）トロンボポエチン受容体作動薬

　トロンボポエチン受容体作動薬は元来，特発性血小板減少性紫斑病に対して開発が進められ，2015 年に「待機的な観血的手技を予定している慢性肝疾患患者における血小板減少症の改善」を効能・効果としてルストロンボパグが承認された．本剤は，第Ⅲ相試験の主要評価項目が血小板輸血回避率と設定されたことからもわかるように，肝硬変に合併した肝細胞癌に対する経皮的治療や食道静脈瘤に対する内視鏡的治療などの観血的手技を実施することを予定した患者のうち，これまでであれば血小板輸血を行っていた血小板低値例が対象である．臨床試験成績などの詳細は他項に譲るが，観血的手技の 1〜2 週間前から投与を開始し，血小板数が 2 万 /μL 以上増加し，5 万 /μL 以上となれば投与を終了する．

【処方例❶】
● **ルストロンボパグ　3 mg　1 日 1 回，7 日間経口投与**

─ エキスパートのさじ加減・コツ ─
✓ 投与開始後 9〜14 日目に最大効果を発揮することを念頭に置き，前もって観血的手技の日程を調整する．
✓ 血小板増加に伴う血栓形成が報告されており，経時的に門脈血流を評価し，血栓形成時には必要に応じて溶解療法を行う．

■文　献

1) 厚生労働省医薬・生活衛生局. 血液製剤の使用指針. 平成 31 年 3 月＜https://www.mhlw.go.jp/content/1127000/00493546.pdf＞（2019 年 9 月 6 日閲覧）

第3章　合併症治療のコツとさじ加減

7. 瘙痒症

エキスパートのコンセンサス

- 肝疾患患者の痒みの特徴として，①肝炎，肝硬変，閉塞性黄疸などによる"胆汁うっ滞"が痒みの原因となる，②痒みの強さは"胆汁うっ滞"の程度や皮膚や血清中の胆汁酸レベルとは必ずしも相関しない，③全身性の痒みが生じ活動性や睡眠を著しく阻害する，④皮膚の病変がなくとも瘙痒感があり痒い部分を掻いても緩和されないことが多い，などがある
- 最近，慢性肝疾患の痒みは中枢性の痒みと考えられ，最近の研究では内因性オピオイド受容体の活性化が関与していることが明らかとなった．オピオイドκ受容体選択的作動薬であるレミッチ®カプセル 2.5 μg は長期に渡って肝疾患患者の瘙痒感の改善に有効である

1 │ 頻度・病態・評価

a 慢性瘙痒症とは

　瘙痒症には急性瘙痒症と慢性瘙痒症があり，慢性瘙痒症とは 6 週間以上持続する慢性の皮膚の痒みと一般的に定義されている[1]．すべての皮膚に痒みが伴う場合には全身性皮膚瘙痒症，頭皮，背中上部，腕または鼠径部などの特定部位に皮膚の痒みが限局する場合には限局性皮膚瘙痒症と呼ばれている．慢性瘙痒症の発生率は，若年者よりも高齢者に，男性よりも女性に，白人よりも黄色人種で頻度が高いといわれている[1]．

　慢性瘙痒症の症状は患者の QOL を著明に低下させることが知られている．最近の研究によると，慢性瘙痒症は慢性の疼痛症と同じ程度ほどに体を消耗させ，睡眠障害と不安やうつ状態などの気分障害なども併発し，そのことがさらに患者の瘙痒感を悪化させると考えられている[1]．

b 肝疾患における瘙痒の特徴

　慢性肝疾患における瘙痒症は，肝炎，肝硬変，原発性胆汁性胆管炎（primary biliary cholangitis：PBC）患者でみられるが，その多くは難治性であり，患者の QOL を著しく低下させている．特に，PBC 患者では瘙痒症の症

164

状は病期の初期段階からしばしば認められ，睡眠障害をきたすほどの高度の瘙痒感を訴える者も少なくない．

肝疾患患者の痒みの特徴としては，下記の5点が報告されている[2]．

①肝炎，肝硬変，閉塞性黄疸などによる"胆汁うっ滞"が，痒みの原因となる

②痒みの強さは，"胆汁うっ滞"の程度や皮膚や血清中の胆汁酸レベルと必ずしも相関しない

③全身性の痒みが生じ，活動性や睡眠を著しく阻害する

④皮膚の病変がなくとも，瘙痒感があり，痒い部分を掻いても緩和されないことが多い

⑤抗ヒスタミン薬や鎮静剤などを投与しても，有効でない場合も多い

C 肝疾患における瘙痒のメカニズム

慢性肝疾患ではしばしば胆汁の流出が停滞する胆汁うっ滞の所見が認められ，皮膚に蓄積した胆汁酸は直接的に皮膚の知覚神経を脱分極させるか，間接的に蛋白分解酵素やヒスタミンの放出を促進させることから，胆汁うっ滞が慢性肝疾患患者の瘙痒症の原因と考えられてきた．しかし，慢性肝疾患患者の痒みの程度は胆汁うっ滞の程度や皮膚や血清中の胆汁酸レベルとは必ずしも相関しないこと，抗ヒスタミン薬，鎮静剤などを投与しても効果が十分でない場合が多く，別のメカニズムが存在することが想定されていた．

最近，慢性肝疾患の痒みは中枢性の痒みと考えられ，最近の研究では内因性オピオイド受容体の活性化が関与していることが明らかとなった[2]．オピオイド受容体にはμ（ミュー），δ（デルタ），κ（カッパ）の3種類の受容体があることが知られている．内因性オピオイドであるβ-エンドルフィンとダイノルフィンは，ケラチノサイトや神経細胞から産出される．β-エンドルフィンはμ受容体に対する内因性リガンドで痒みを誘発するが，それに対してダイノルフィンは，κ受容体に対する内因性リガンドであり痒みを抑制することが知られている．通常はμ受容体とκ受容体の活性が平衡を保っているため，痒みは出現しないが，内因性オピオイドであるβ-エンドルフィンがμ受容体に結合しμ受容体がκ受容体よりも活性化することで，痒み誘導系が優位となり，痒みが発生する．また，この痒み誘導系はκ受容体が活性化することにより抑制される．肝炎や腹水を伴う肝硬変患者で，μオピオイド受容体作動性の内因性オピオイドの血漿中濃度が高値を示すことが報告されている[3]．

165

第 3 章　合併症治療のコツとさじ加減

d 慢性肝疾患における瘙痒症の発現頻度

　過去の文献によると PBC や B 型肝炎，C 型肝炎，肝硬変などの慢性肝疾患患者における瘙痒症の発現率は 2.5〜69％と報告されている[4,5]．しかしながら客観的に痒みの症状を評価することが難しいこと，また原疾患や調査ごとにその発現率は大きく異なり，明確な数値は明らかではない．

　「病態別の患者の実態把握のための調査および肝炎患者の病態に即した相談に対応できる相談員育成のための研修プログラム策定に関する研究」（主任研究者：八橋　弘）において，6,331 名の肝疾患患者を対象として瘙痒感の頻度についての調査を実施した[6]．15 項目に関する肝疾患患者の自覚症状のなかで，（体がかゆい）の出現頻度は 26.2％であり，（体がだるい）（手足がつる）の次に 3 番目に頻度の高い自覚症状であった．

　病態別に（体がかゆい）を選択した患者の頻度を検討すると，肝硬変，肝癌，PBC 患者での 39.1％は，慢性肝炎，キャリア，自己免疫性肝炎（AIH），非アルコール性脂肪肝炎（NASH），脂肪肝患者での 21.5％の頻度よりも有意に高く，肝疾患としてより重症の患者で瘙痒症の頻度が高いと考えられた．また，C 型慢性肝炎患者全体で瘙痒感を訴える者の頻度は 21.8％であったが，HCV RNA（＋）の C 型肝炎ウイルスが存在している患者では 25.7％で，抗ウイルス治療後の HCV RNA（−）の患者では 14.4％と有意に低い頻度を呈していた．原疾患を治療することで瘙痒感が軽減する可能性を示唆している（図 1）．

2 ｜ 対応の実際

a 治療方針の立て方

　肝疾患患者で，皮膚に痒みをきたすような皮疹がないのに全身の皮膚の痒みを訴える場合には，全身性皮膚瘙痒症を考える．高齢者にしばしば認められる老人性皮膚瘙痒症は，湿度が低下する秋から冬の季節に多くみられ，ドライスキンが原因で生じることから乾皮症ともいわれる[7]．肝疾患患者の多くは高齢者であることから，痒みがドライスキンに起因していないか見極める．また内服している薬剤が痒みの原因となっていることもあることから，その点を留意する[7]．

b 実際の治療

　痒みの原因が肝疾患に由来し，その治療が可能な場合にはその治療を行う．

166

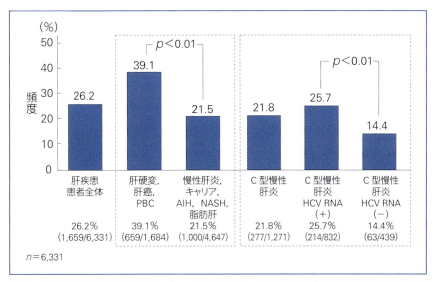

図1 肝疾患患者に対するアンケート調査結果（体がかゆい）を選択した者の頻度

[文献6を参考に著者作成]

― エキスパートのさじ加減・コツ ―

- ✓ C型慢性肝炎患者の皮膚瘙痒感は，抗ウイルス治療でウイルスを排除すると瘙痒感が軽減，消失することは，しばしば経験される．
- ✓ 瘙痒感の原因として内服中の薬剤が疑われる場合には，内服の中止あるいは疑わしい薬剤を他剤に変更する．

1）保湿剤

ドライスキンが原因の場合には，保湿剤を外用して水分の蒸発を防ぎ，外部刺激から皮膚を保護する．保湿剤には尿素含有軟膏・クリーム・ローション（ウレパール®など），ヘパリン類似物質含有軟膏・クリーム・ローション（ヒルドイド®など），セラミド配合軟膏・クリーム・ローション，白色ワセリンなどがある[7,8]．

【処方例❶】
- ヒルドイド軟膏/ソフト/ローション　1日2〜3回
    または　ウレパール軟膏/ローション　1日2〜3回　湿疹部位には外用しない
    または　白色ワセリン　1日2〜3回

第3章　合併症治療のコツとさじ加減

2）抗ヒスタミン薬

　全身性皮膚瘙痒症に対する抗ヒスタミン薬の有効性に関しては必ずしも確立していないものの，経験上，下記の薬剤が多く処方されている[7,8]．

【処方例❶】
- アレジオン錠（10/20 mg）1日20 mg　分1，就寝前
  または　エバステル錠（5/10 mg）1日5～10 mg　分1，就寝前
  または　ジルテック錠（5/10 mg）1日10 mg　分1，就寝前
  または　アレグラ錠（30/60 mg）1日120 mg　分2，朝・夕食後

3）経口瘙痒症改善薬

　レミッチ®カプセル2.5 μg は，ナルフラフィン塩酸塩を2.5 μg 含有する経口瘙痒症改善（既存治療で効果不十分な場合に限る）薬である[9]．ナルフラフィン塩酸塩は，オピオイドκ受容体選択的作動薬で，抗ヒスタミン薬などの既存の薬とは異なる作用機序で止痒作用を発現する．2009年1月に血液透析患者に，2015年5月に慢性肝疾患患者に瘙痒症の改善の効能・効果で承認を取得している．血液透析患者，慢性肝疾患患者における既存治療抵抗性の痒みを1日1回の経口投与で改善する．長期投与試験では，52週間にわたって痒みの改善が維持された．重大な副作用として肝機能障害，黄疸が認められている．本剤の投与は1日1回2.5 μg から開始し，効果不十分な場合に1日1回5 μg へ増量することが可能である．抗ヒスタミン薬などで十分に効果が認められない（既存治療抵抗性の）痒みを有する慢性肝疾患患者を対象としたレミッチ®カプセルを1日1回5 μg を52週間経口反復投与する長期投与試験では，VAS変化量（起床時・就寝時いずれか大きいほうのVAS変化量）は，前観察期間に比べ投与開始2週間後には改善が認められ，以降投与終了（52週間後）まで持続したことが確認されている[9]．

【処方例❶】
- レミッチカプセル　1日2.5 μg　分1，夕食後または就寝前
- ＊症状に応じて増量することができるが，1日1回5 μg を限度とする．

── エキスパートのさじ加減・コツ ──
- ✓レミッチ®カプセルによる瘙痒症の改善効果は，治療開始2週間から4週間後に出現する．数日の服用で改善効果がないと判断せず，少なくとも2～4週間服用して治療効果を検証する必要がある．

■文　献

1) Yosipovitch G, Bernhard JD：Clinical practice. Chronic pruritus. N Engl J Med **368**：1625-1634, 2013
2) 東田千尋：肝障害のかゆみとオピオイド．医のあゆみ **197**：616-617, 2001
3) Thornton JR, Losowsky MS：Plasma leucine enkephalin is increased in liver disease. Gut **30**：1392-1395, 1989
4) Dega H et al：Pruritus and hepatitis C virus. The MULTIVIRC Unit. Ann Dermatol Venereol **125**：9-12, 1998
5) Rishe E et al：Itch in primary biliary cirrhosis：a patients' perspective. Acta Derm Venerel **88**：34-37, 2008
6) 八橋　弘：厚生労働科学研究費補助金，難病がん等の疾患分野の医療の実用化研究事業（肝炎関係研究分野），病態別の患者の実態把握のための調査および肝炎患者の病態に即した相談に対応できる相談員育成のための研修プログラム策定に関する研究報告書（平成 24 年度報告書）
7) 高森建二：高齢者（老人性）皮膚瘙痒症のかゆみ対策．日本医事新報 **4262**：1, 2005
8) 佐藤貴浩ほか：汎発性皮膚瘙痒症診療ガイドライン，日皮会誌 **122**：267-280, 2012
9) レミッチカプセル 2.5 μg 医薬品インタビューフォーム．2016 年 2 月改訂

第3章　合併症治療のコツとさじ加減

8. 他臓器関連 (肝腎症候群, 肝肺症候群)

エキスパートのコンセンサス

● 肝腎症候群は肝硬変に合併する進行性の腎不全であり, 腎皮質血管の攣縮によって起こる

● 肝腎症候群は1型と2型に分類され, 特に1型は予後不良である

● 肝腎症候群の治療にはアルブミン製剤と血管収縮薬を用いる

● 肝肺症候群は末期肝硬変に合併し, 肝移植が有効な治療法である

A. 肝腎症候群

1 病態・診断・評価

a 病態

　肝腎症候群は, 進行した肝硬変に腎機能障害を合併する病態である. 肝硬変では, 肝線維化により類洞内圧の上昇や肝小葉構造の変化が生じることで, 肝内血管抵抗が上昇し門脈圧が亢進する. 門脈圧亢進により血管内皮型一酸化窒素合成酵素 (endothelial nitric oxide synthase: eNOS) が活性化することで血管拡張物質である一酸化窒素の産生が亢進し, 全身の末梢血管抵抗が低下する. 特に腹部内臓領域に循環血液が滞留し, 相対的に有効循環血液量が減少するため, 頸動脈小体と大動脈弓の圧受容体の刺激を介した交感神経系の上昇, 腎血流低下によるレニン・アンジオテンシン・アルドステロン系の亢進, 抗利尿ホルモンの分泌亢進により, 腎皮質動脈の攣縮が生じることで, 代償的に血圧が維持される. 代償性肝硬変では, 血管の収縮が軽度であることから, 糸球体濾過量が一定に維持され, 腎臓の自己調節能が保持されている. 非代償性肝硬変となると, 有効循環血液量がさらに減少し, 腎血管収縮が優位となり, 腎血流低下が助長される. そのため, 糸球体内圧が低下し, 糸球体濾過量の低下がみられるようになり, 肝腎症候群にいたる. さらに非ステロイド性抗炎症薬 (NSAIDs) の使用や, 消化管出血, 特発性細菌性腹膜炎 (spontaneous bacterial peritonitis: SBP) などの感染症により, 腎血管収縮がさらに強まり肝腎症候群が誘発される.

170

8. 他臓器関連（肝腎症候群，肝肺症候群）

表1　肝腎症候群の病型

1型	急速に進行する腎不全 2週間以内に血清クレアチニン値が初回の2倍以上に上昇し、2.5 mg/dL 以上となる腎障害 誘因なく発症することもあるが，しばしば特発性細菌性腹膜炎が誘因となることが多い 予後：非常に悪い
2型	緩徐に腎機能障害が進行する中等度の腎不全（血清クレアチニン値1.5～2.5 mg/dL） 何ら誘因なく発症するが，難治性腹水を伴うことが特徴である 予後：高窒素血症を呈さない難治性腹水患者と比して悪いが，1型よりもよい

[Salerno F et al：Diagnosis, prevention and treatment of hepatorenal syndrome in cirrhosis. Gut 56：1310-1318, 2007 より引用]

表2　International Club of Ascites による肝腎症候群の定義

1. 肝硬変による腹水
2. 血清クレアチニン＞1.5 mg/dL
3. 少なくとも2日間の利尿薬の中止とアルブミン投与（1 g/kg/日，最大100 g/日）を行っても血清クレアチニンが1.5 mg/dL 以下にならない
4. ショック状態ではない
5. 腎障害を引き起こす薬剤を使用していない
6. 以下のような腎実質障害を認めない
   尿蛋白500 mg/日以下
   顕微鏡的血尿50個以下/HPF（high power field）
   超音波上，腎臓形態が正常

[Salerno F et al：Diagnosis, prevention and treatment of hepatorenal syndrome in cirrhosis. Gut 56：1310-1318, 2007 より引用]

b 分　類

　肝腎症候群は腎不全の進行速度によって2つに分類される（表1）．1型は急速に発症し，2週間以内に血清クレアチニン値が初期の2倍以上となり，2.5 mg/dL を超え，SBP に続発して発症することが多い．2型はそれよりも緩徐に進行する腎機能低下（血清クレアチニン値1.5～2.5 mg/dL）で，難治性腹水を合併することが多い．1型は2型に比べ不良であり，大部分の1型肝腎症候群患者は発症後数週間以内に死亡する．

c 診断・評価

　肝腎症候群は International Club of Ascites により表2のように定義される．腹水を伴う肝硬変において，血清クレアチニンが1.5 mg/dL の腎機能

第3章　合併症治療のコツとさじ加減

障害を認めた場合に，利尿薬を2日間中止し，アルブミン投与を行っても血清クレアチニン値の低下を認めなければ，肝腎症候群と判断する．さらに，ショック状態でないこと，腎障害の副作用を有する薬剤（NSAIDs，アミノグリコシド系抗菌薬，ヨード造影剤など）を使用していないこと，腎実質疾患がないことが伴えば，肝腎症候群と診断される．

2 対応の実際

a 治療方針の立て方

1）肝腎症候群に対する予防

　肝腎症候群に対する有効な治療は肝移植以外にないため，発症予防が重要である．腎毒性を有する薬剤や造影剤の使用は避け，肝腎症候群を誘発しうるNSAIDsも避ける．またSBPは肝腎症候群の誘発因子であるため，その予防に努める．SBP発症予防目的に，危険因子となる腸内細菌の過剰繁殖や門脈への細菌移行に対し，抗菌薬であるノルフロキサシン投与により，SBPの年間発症率が低下し，1型の肝腎症候群の発症率も減少したと報告されている[1]．またSBPを発症した肝硬変患者へのアルブミン投与により，1型の肝腎症候群の発症率が低下したとの報告があり[2]，SBPに対するアルブミン投与は肝腎症候群に対しても有用と考えられる．

2）肝腎症候群に対する治療

　肝腎症候群の治療の基本は，アルブミン製剤と血管収縮薬の投与による有効循環血漿量の確保である．血管内脱水がみられる場合にはアルブミン製剤あるいは生理食塩水などの細胞外液による循環血漿量の補充が行われる．血管収縮薬として海外ではテルリプレシンの有効性が確認されており，アルブミン製剤と併用投与されることが一般的である．テルリプレシンはバソプレシンアナログV_{1a}受容体作動薬であり，拡張していた内臓領域の血管を収縮させることで，体幹部領域の血流を増加させ，有効循環血液量の増加を引き起こす．1型の肝腎症候群に対する効果はアルブミン単独では9〜13％であったのに対して，テルリプレシン併用により25〜83％と上昇していたと報告されている[3]．また，メタアナリシスでもテルリプレシン投与により肝腎症候群からの回復率の高さとともに死亡率の有意な低下が示されている[4]．テルリプレシンへの反応性と生存率への寄与する因子としては，血清クレアチニン値低値であること，腎不全発症早期に有効であることが報告されており[5]，治療介入のタイミングが重要と考えられる．テルリプレシン2〜12 mg/日をアルブミン静注（第1日1 g/kg体重，以後20〜40 g/日）と併用し，有

172

効例では血清クレアチニン値 1.5 mg/dL 以下に低下するまで継続する．また血管収縮薬として α_1 交感神経作動薬であるミドドリンがソマトスタチン誘導体であるオクトレオチド，アルブミン製剤と併用して使用される．この治療により 1 型，2 型ともに予後が改善したと報告されている．ミドドリンを 2〜8 mg/8 時間，経口投与とし，オクトレオチド 100 μg/8 時間，1 日 3 回皮下注射，アルブミン静注 20〜50 g/日を併用して用い，平均血圧が 10〜15 mmHg 上昇するように調整する．欧米ではテルリプレシンとアルブミンの併用投与が主流となっている．

　わが国ではテルリプレシンやミドドリン，オクトレオチドは肝腎症候群に対して使用できないため，代替薬としてノルアドレナリンが使用されることが多い．ノルアドレナリンは α，β 交感神経作動薬であり，肝腎症候群に対してテルリプレシンと同等の効果が得られることが報告されている[6]．ノルアドレナリンはわが国で使用可能である．

b 実際の治療

1）薬物療法

【処方例❶】
- ノルアドレナリン 0.5 mg/時間持続静注（4 時間ごとに 0.5 mg/時間ずつ増量し最大 3 mg/時間まで増量する）
- アルブミン静注（最初の 2 日間 20 g/8 時間，以後中心静脈圧が 10〜20 cmH$_2$O に達するまで）
  ＊平均血圧が 10 mmHg 上昇するように併用投与する．

─ エキスパートのさじ加減・コツ ─
✓血管収縮薬とアルブミンの併用投与の効果については 1 型肝腎症候群での報告が主であり，2 型肝腎症候群に対しては利尿薬の減量やアルブミン投与を試みる．

2）経頸静脈的肝内門脈大循環短絡術（transjugular intrahepatic porto-systemic shunt：TIPS）

　TIPS は門脈圧亢進症の治療として行われるが，肝腎症候群に対する有効性が報告されているが，実施可能施設が限られていることや，肝性脳症の出現・増悪の危険性があるため，適応症例は慎重に選択する必要がある．

3）肝移植

　肝移植により肝腎症候群の予後は改善することから，肝腎症候群を診断した場合，早めに肝移植実施施設へのコンサルテーションが必要である．

第3章　合併症治療のコツとさじ加減

3 ┃ 生活指導

　生活上の注意点として腹水コントロールが重要であり，低アルブミン血症への対処と利尿薬の調整が基本となる．肝硬変に対する低アルブミン血症に対しては，経口分岐鎖アミノ酸（BCAA）製剤や肝不全用栄養剤を用いる．利尿薬は腹水コントロールに有用であるが，利尿薬の使用で腎機能の悪化がみられる場合は，減量や中止を検討する．

B. 肝肺症候群

1 ┃ 病態・診断・評価

a 病　態

　肝肺症候群とは，肝疾患に関連して生じた肺血管拡張に基づく動脈血酸素化の異常であり，肝硬変患者の5〜32％に合併する[7]．病態の中心は，肺内血管拡張による酸素の拡散障害と肺内動静脈短絡（シャント）による換気血流比不均衡である．肺内血管拡張の機序はラットの胆管結紮モデルより以下のように推定されている．活性化された TGFβ-1 によりエンドセリン1の産生・分泌が誘導され[8]，エンドセリン1が肺内の受容体エンドセリン1Bを刺激することで血管内皮型一酸化窒素合成酵素（eNOS）ならびに誘導型一酸化窒素合成酵素（iNOS）の産生を増加する．それらが，一酸化窒素（NO）の産生上昇，NO誘導の肺内血管拡張をきたすと考えられている．肺内血管拡張により血流量が増加しても換気量の増加を伴わないこと，肺動静脈シャントによる血液迂回のため酸素化が得られないことから，換気血流不均衡が引き起こされる．また肝肺症候群に関与する遺伝子として，*Caveolin* 3 や *Runt-related transcription factor 1*（*RUNX1*）を含む42個の一塩基多型（single nucleotide polymorphisms：SNPs）が同定されている[9]．

b 分　類

　肝肺症候群は，動脈血酸素分圧（PaO$_2$）により重症度分類される（表3）．

c 診断・評価

　肝肺症候群の診断基準は，2004年に欧州呼吸器学会の European Respiratory Task Force により提唱され，以下の3項目を満たすこととされている（表4）．①門脈圧亢進症の有無を問わず肝疾患が存在すること，②room air で肺胞

174

8．他臓器関連（肝腎症候群，肝肺症候群）

表3　肝肺症候群の重症度分類

重症度分類	肺胞気-動脈血酸素分圧較差 A-aDO$_2$（mmHg）	動脈血酸素分圧 PaO$_2$（mmHg）
潜　在	＜15	≧80
軽　症	≧15	≧80
中等症	≧15	60〜79
重　症	≧15	50〜59
最重症	≧15	＜50

[Rodríguez-Roisin R et al：Pulmonary-Hepatic vascular Disorders（PHD）. Eur Respir J **24**：861-880, 2004 より引用]

表4　肝肺症候群の診断

肝疾患	門脈圧亢進症の有無を問わず肝疾患が存在すること
肺の酸素化障害	room air で肺胞気-動脈血酸素分圧較差（A-aDO$_2$）の増大（A-aDO$_2$≧15 mmHg，65 歳以上では A-aDO$_2$≧20 mmHg）
肺内血管拡張	肺内血管拡張（IPVD）の証明

[Rodríguez-Roisin R et al：Pulmonary-Hepatic vascular Disorders（PHD）. Eur Respir J **24**：861-880, 2004 より引用]

気-動脈血酸素分圧較差（A-aDO$_2$）の増大（A-aDO$_2$≧15 mmHg，65 歳以上では A-aDO$_2$≧20 mmHg），③肺内血管拡張（intrapulmonary vascular dilation：IPVD）の証明である．IPVD の診断には，コントラスト心エコーが用いられ，生理食塩水を振盪することで微小気泡を混入した後，静脈注射する．微小気泡は肺毛細血管に捕捉されるが，肝肺症候群では肺内血管拡張のため微小気泡は捕捉されず肺を通過し，右心腔に描出された後，7 心拍以内に左心室に描出される．

　自覚症状がほとんどない場合もあるが，最も多いのは進行性の呼吸困難であり，チアノーゼ性呼吸障害を呈する．座位や立位で誘発される呼吸困難（platypnea）および低酸素血症の増悪（orthodeoxia）が特徴的であり，orthodeoxia は PaO$_2$ が仰臥位時と比較して 5% または 4 mmHg 以上低下するものと定義されている．

2 　対応の実際

a 治療方針の立て方

　有効性が確立された内科的治療法はなく，肝移植が唯一の治療法である．

第3章 合併症治療のコツとさじ加減

肝肺症候群を合併した肝硬変症例の死亡率は，非合併肝硬変症例に比べて高いとされている[10]．肝肺症候群は肝移植後に改善するとの報告は多く，肝移植後の予後は，肝肺症候群の有無や重症度による差はないとする報告がある[11]．一方，PaO_2 が 50 mmHg 未満となると肝移植の成績が低下するといった報告があり[10]，肝肺症候群の程度と肝移植後の予後との関連について一定の見解は得られてはいない．肝肺症候群を合併した肝移植待機患者では，肝移植待機期間中にも PaO_2 が年間平均 5.2 mmHg ずつ低下することから[10]，早い段階から肝移植を考慮する必要がある．

b 実際の治療

早めに肝移植の適応を専門施設で考慮する必要があるため，肝移植実施施設へのコンサルテーションが必要である．持続的な酸素投与が行われることが多いが根治的ではない．

3 生活の指導

肝肺症候群に対する生活上の注意点はないが，併存する肝硬変への対処は必要である．

■文 献

1) Fernández J et al：Primary prophylaxis of spontaneous bacterial peritonitis delays hepatorenal syndrome and improves survival in cirrhosis. Gastroenterology **133**：818-824, 2007
2) Ginès P et al：Renal failure in cirrhosis. N Engl J Med **361**：1279-1290, 2009
3) Martín-Llahí M et al：Terlipressin and albumin vs albumin in patients with cirrhosis and hepatorenal syndrome：a randomized study. Gastroenterology **134**：1352-1359, 2008
4) Gluud LL et al：Terlipressin for hepatorenal syndrome. Cochrane Database Syst Rev **9**：CD005162, 2012
5) Boyer TD et al：Predictors of response to terlipressin plus albumin in hepatorenal syndrome（HRS）type 1：relationship of serum creatinine to hemodynamics. J Hepatol **55**：315-321, 2011
6) Nassar Junior AP et al：Terlipressin versus norepinephrine in the treatment of hepatorenal syndrome：a systematic review and meta-analysis. PLoS One **9**：e107466, 2014
7) Zhang J et al：Hepatopulmonary syndrome：update on pathogenesis and clinical features. Nat Rev Gastroenterol Hepatol **9**：539-549, 2012
8) Yang W et al：The role of receptor tyrosine kinase activation in cholangiocytes and

8. 他臓器関連（肝腎症候群，肝肺症候群）

pulmonary vascular endothelium in experimental hepatopulmonary syndrome. Am J Physiol Gastrointest Liver Physiol **306**：G72-80, 2014

9）Roberts KE et al：Genetic risk factors for hepatopulmonary syndrome in patients with advanced liver disease. Gastroenterology **139**：130-139, 2010

10）Swanson KL et al：Natural history of hepatopulmonary syndrome：Impact of liver transplantation. Hepatology **41**：1122-1129, 2005

11）Pascasio JM et al：Prevalence and severity of hepatopulmonary syndrome and its influence on survival in cirrhotic patients evaluated for liver transplantation. Am J Transplant **14**：1391-1399, 2014

9. 肝発癌予防

エキスパートのコンセンサス

- ウイルス肝炎の合併の有無を問わず，肝硬変は肝発癌の高危険群である
- ウイルス肝炎合併症例においては，肝炎ウイルスの制御が肝発癌の抑制につながる
- ウイルス肝炎非合併例に有効性が証明されている肝発癌抑制策はない

1　頻度・病態・評価

a C型肝硬変からの発癌

C型慢性肝炎は，近年減少傾向にあるが，わが国の肝細胞癌の成因として最も重要である．特に肝線維化と発癌リスクの間に強い関係がみられ，おおよそ80％は，肝硬変を経て発癌が起こり，年率発癌率は，7～8％と報告されている[1,2]．

b B型肝硬変からの発癌

B型慢性肝炎は，わが国の肝細胞癌の成因として約10～15％を占めている．B型慢性肝炎においても肝線維化と発癌リスクの間に強い関係がみられるが，肝硬変例では肝炎はすでに治まっている症例が多いことから，年発癌率はC型肝炎例と比較して若干低いと想定されている[3]．B型慢性肝炎においては，HBV DNA量やゲノタイプも発癌に強く関わってくる[4]．

c 非B非C肝硬変からの発癌

アルコール性肝硬変は，肝発癌高危険群である．自己免疫性肝炎や原発性胆汁性胆管炎（PBC）も肝硬変まで進展すると少なからず肝発癌をきたすが，非B非C肝癌に占める割合は，ごくわずかである[5]．非B非C肝癌のうち，約2/3は，中等度飲酒者か1日飲酒量が20 g未満で脂肪肝を伴う非アルコール性脂肪性肝疾患（NAFLD）患者，特に非アルコール性脂肪肝炎（NASH）患者であると考えられる．

NASH肝硬変からの発癌率は，C型肝炎よりは低率だが，年率おおよそ

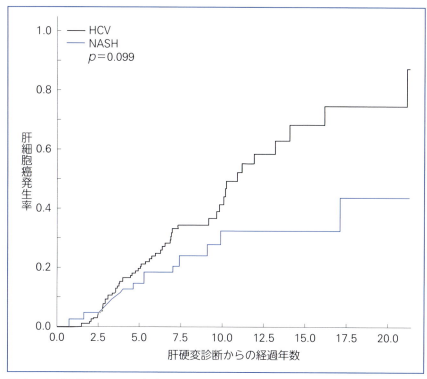

図1 C型肝炎，NASH由来の肝硬変からの累積肝発癌率

[文献6より引用]

2～3%と推定されている（図1）[6]．

2 対応の実際

a 治療方針の立て方

　肝硬変の成因を取り除くことが，さらなる肝線維化の進展を防止し，肝発癌リスクを減少させると考えられている．ウイルス肝炎合併例では，肝炎ウイルスの排除ないしは抑制が肝発癌抑制につながる可能性がある．アルコールも原理的には禁酒によって肝障害が軽減され，長期的には発癌リスクが減少すると予想されるが，節酒によって肝不全が回避された結果，生存期間が延長し，見かけ上の肝癌合併率が上昇することが報告されている[7]．

　NAFLD/NASH患者においては，減量が病態の改善に寄与することが知られているが，肝硬変まで進展した症例において，体重減少が病態の改善に

第3章 合併症治療のコツとさじ加減

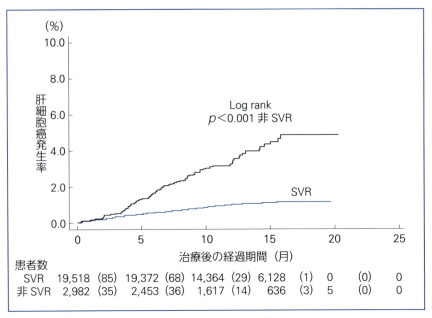

図2 DAA投与によるSVR/非SVR症例の肝発癌率

[文献7より引用]

貢献する確固たるエビデンスはなく，まして発癌を抑制することは証明されていない．

b 実際の治療

1) C型肝炎

　C型肝炎においては，IFNを含む抗HCV療法によって持続的ウイルス陰性化（SVR）が得られると肝発癌リスクが1/4～1/5に低下することが知られている[1]．近年，直接作用型抗ウイルス薬（DAA）の登場によって，肝硬変合併例においても100％近いSVR率が期待できるようになった．発癌率の低下を論じるにはまだ観察期間が不十分であるが，22,500人の退役軍人のデータを用いた北米からの報告によると，DAAによってSVRが得られれば，肝発癌率は72％の低下が認められた（図2）[8]．

2) B型肝炎

　前述のようにB型肝炎からの発癌にはHBV DNA量が大きく影響しているため，HBVを抑制することによって直接的に肝発癌を抑制できる可能性があり，肝炎を沈静化させることによって間接的に肝発癌を抑制できる可能性

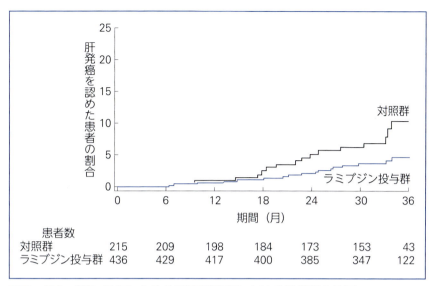

図3 ラミブジン投与によるB型肝炎患者における発癌抑止効果

[文献9より引用]

がある．B型慢性肝炎線維化進展例を対照に核酸アナログ製剤であるラミブジンを投与したランダム化比較試験が1編あり，ラミブジン投与にて肝発癌リスクが約1/2に減少した（図3)[9]．現在では，ラミブジンより耐性化率が低いエンテカビルかテノホビルの投与が推奨される．

3) 非B非C肝硬変

前述のようにウイルス肝炎以外で肝発癌を抑制する証明された治療法はないが，コーヒー摂取が肝発癌を抑制する可能性が複数の疫学研究から示されている．また，糖尿病に対するメトホルミン，脂質異常症に対するスタチンが有効である可能性が報告されている．

3 生活指導

アルコールに関しては，確かにパラドキシカルな報告もみられるものの，生命予後改善の観点からは，特にアルコール性肝硬変と考えられる症例で禁酒が推奨される．NAFLDに限らずウイルス肝炎患者においても肥満は肝発癌の危険因子であると考えられており，肥満例では減量が推奨される．

一方で，筋肉量の減少（サルコペニア）が肝疾患患者の予後不良因子であるとのエビデンスが近年蓄積しており，肝硬変患者においても適度な運動を

第 3 章　合併症治療のコツとさじ加減

行う事によって筋肉量を維持することは，肝発癌に与える影響は明らかではないものの，生命予後改善の観点から推奨される．

コラム　肝癌予防　今後の展望

　癌の予防には，基礎疾患を改善する一次予防と高危険群を囲い込んでサーベイランスを行い，早期診断を目指す二次予防，さらには根治治療後に癌の再発予防を目指す三次予防がある．二次予防の観点からは，これまでウイルス肝炎を対象としたサーベイランスが広く行われ，成果を上げてきた．近年は肝癌全体の 40％を非 B 非 C 型が占めるにいたっている．非 B 非 C 肝癌においては，肥満や飲酒などの比較的リスク比が小さく頻度の高い因子が認められ，効率的な高危険群の囲い込みを困難にしている．筆者らは，現在糖尿病学会との共同疫学研究によって糖尿病患者における効率的な肝発癌高危険群の囲い込み方策を検討している．

■文　献

1）Yoshida H et al：Interferon therapy reduces the risk for hepatocellular carcinoma：national surveillance program of cirrhotic and noncirrhotic patients with chronic hepatitis C in Japan. IHIT Study Group. Inhibition of Hepatocarcinogenesis by Interferon Therapy. Ann Intern Med **131**：174-181, 1999

2）Ikeda K et al：Prediction model of hepatocarcinogenesis for patients with hepatitis C virus-related cirrhosis. Validation with internal and external cohorts. J Hepatol **44**：1089-1097, 2006

3）Ikeda K et al：Disease progression and hepatocellular carcinogenesis in patients with chronic viral hepatitis：a prospective observation of 2215 patients. J Hepatol **28**：930-938, 1998

4）Chen CJ et al：Risk of hepatocellular carcinoma across a biological gradient of serum hepatitis B virus DNA level. JAMA **295**：65-73, 2006

5）Tateishi R et al：Clinical characteristics, treatment, and prognosis of non-B, non-C hepatocellular carcinoma：a large retrospective multicenter cohort study. J Gastroenterol **50**：350-360, 2015

6）Ascha MS et al：The incidence and risk factors of hepatocellular carcinoma in patients with nonalcoholic steatohepatitis. Hepatology **51**：1972-1978, 2010

7）Donato F et al：Alcohol and hepatocellular carcinoma：the effect of lifetime intake and hepatitis virus infections in men and women. Am J Epidemiol **155**：323-331, 2002

8）Kanwal F et al：Risk of Hepatocellular Cancer in HCV Patients Treated With Direct-Acting Antiviral Agents. Gastroenterology **153**：996-1005 e1, 2017

9）Liaw YF et al：Cirrhosis Asian Lamivudine Multicentre Study G：Lamivudine for patients with chronic hepatitis B and advanced liver disease. N Engl J Med **351**：1521-1531, 2004

第4章

肝硬変治療薬のキホン

第 4 章　肝硬変治療薬のキホン

1. 亜鉛製剤

1 　作用機序

　亜鉛は味覚，免疫，骨形成など多くの生体機能に関わっている[1]．肝硬変患者では低亜鉛血症がみられ，肝性脳症をはじめとして多くの病態の一因であることが明らかにされつつある．はじめに低亜鉛血症にいたる機序と窒素・アンモニア代謝との関わりについて概説する．

a 亜鉛代謝異常

　肝硬変患者における低亜鉛血症の原因として①尿中排泄増加，②摂取量低下，③消化管吸収障害があげられる．亜鉛は消化管から吸収され，血中でアルブミン，α_2 マクログロブリン，アミノ酸などと結合している[2]．肝硬変では血中アルブミンの低下によりアミノ酸と結合する亜鉛が増加しており，これらは尿中に排泄されるため亜鉛の尿中排泄が増加する．また，味覚障害や食思不振による摂取量低下，さらに消化管からの吸収低下も伴い，これらの複合的な原因によって肝硬変では低亜鉛血症をきたすと考えられている[3,4]．

b 窒素・アンモニア代謝異常

　肝性脳症は肝の解毒・代謝能低下あるいは門脈大循環短絡（シャント）に伴って門脈内の昏睡起因物質が大循環に流入するために起こる代謝性脳症である．昏睡起因物質として代表的なものはアンモニアであり，この窒素・アンモニア代謝に亜鉛は重要な役割を果たしている．

　アミノ酸代謝によって生体内にアンモニアが産出されるが，このアンモニアは主に肝臓の尿素回路で尿素に変換されることで処理される．尿素回路のオルニチントランスカルバミラーゼ（OTC）は，その活性に亜鉛を必要とするため[5]，亜鉛欠乏により活性が低下する（図 1）．尿素回路の機能低下により血中アンモニアが増加し，骨格筋のグルタミン合成系によってアンモニアを処理する．その際に分岐鎖アミノ酸（BCAA）が消費される．

184

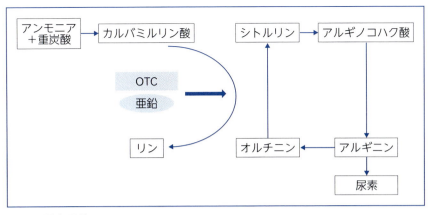

図1 尿素回路
OTC：オルニチントランスカルバミラーゼ

2 適応と禁忌

　低亜鉛血症に対して補充療法が行われている．日本臨床栄養学会『亜鉛欠乏症の診療指針2018』によると，亜鉛欠乏症とは以下の①～④を満たす状態を指す．

①下記の症状と検査結果のうち1項目以上を満たす
　　1）皮膚炎，口内炎，味覚障害などの症状がある
　　2）血清ALP低値
②①の原因となる他の疾患がない
③血清亜鉛値が60 μg/dL 未満
④亜鉛の補充により症状が改善する

　また，潜在性亜鉛欠乏症は上記の①，②を満たし，血清亜鉛値が60～80 μg/dL 未満の場合を指す．亜鉛欠乏症または潜在性亜鉛欠乏症であれば，亜鉛を投与して，症状の改善を確認することが推奨される．肝疾患患者の場合，亜鉛欠乏症があれば補充を検討してよいと思われるが，現状では肝硬変症例に対するエビデンスは十分ではなく，主に肝性脳症を伴う症例に対して投与が行われている．BCAAへの上乗せ効果を検討した2つのランダム化比較試験では，BCAA単独に比較してBCAA＋亜鉛群では6ヵ月後の血漿アンモニア値・Child-Pughスコアの低下，健康関連QOL（HRQOL）の改善，Fischer比の上昇，血清アルブミン値の上昇がみられたと報告されている[6,7]．比較的短期成績の報告しかないことから亜鉛補充に十分なエビデンスがあるとは

第4章　肝硬変治療薬のキホン

いえないが，重篤な副作用も報告されていないため，日本消化器病学会の『肝硬変診療ガイドライン 2015』では，亜鉛欠乏を伴う肝性脳症症例には亜鉛補充を考慮してよい，と記載されている．

3 ┃ 使用上の留意点

　肝性脳症の治療は合成二糖類，難吸収性抗菌薬が治療の中心であるが，亜鉛補充は機序が異なり相乗効果が期待される．また副作用の少なさから継続が容易であり，今後のエビデンス次第では前二者に先行して投与される可能性もある．

■文　献

1) Prasad AS：Zinc：an overview. Nutrition **11**：93-99, 1995
2) Giroux EL, Henkin RI：competition for zinc among serum albmin and amono acids. Biochim Biophys Acta **273**：64-72, 1972
3) Katayama K：Ammonia metabolism and hepatic encephalopathy. Hepatol Res **30**S：S71-78, 2004
4) McClain CJ et al：Trace metals in liver disease. Semin Liver Dis **11**：321-339, 1991
5) Riggio O et al：Zinc supplementation reduces blood ammonia and increases liver ornithine transcarbamylase activity in experimental cirrhosis. Hepatology **16**：785-789, 1992
6) Hayashi M et al：Evaluation of the effects of combination therapy with branched-chain amino acid and zinc supplements on nitrogen metabolism in liver cirrhosis. Hepatol Res **37**：615-619, 2007
7) Takuma Y et al：Clinical trial：oral zinc in hepatic encephalopathy. Aliment Pharmacol Ther **32**：1080-1090, 2010

2. 肝庇護薬

C型肝炎の治療は，インターフェロン製剤（IFN）を中心にHCVの排除を目指すことが治療の第一選択であったが，IFNの適応外症例，無効症例には，肝炎を沈静化し肝硬変や肝細胞癌への進展を遅らせる目的で肝庇護療法が行われてきた．肝庇護療法にはグリチルリチン製剤，ウルソデオキシコール酸（ursodeoxycholic acid：UDCA）が主に用いられてきた．近年，直接作用型抗ウイルス剤（DAAs）の登場により，90%以上のC型肝炎患者でウイルス学的持続陰性化（SVR）が得られるようになったため肝庇護療法の適応は徐々に少なくなっている．今回，C型肝炎に対する肝庇護療法を中心に概説する．

A. ウルソデオキシコール酸

1 作用機序

UDCAは胆汁酸製剤で，古くから動物性生薬として用いられてきた熊胆の成分である．もともと日本では胆石溶解薬として用いられてきた．その後，免疫抑制作用，抗酸化ストレス作用，抗アポトーシス作用などが報告され，臨床で広く用いられている．UDCAには軽度の免疫抑制作用があり，UDCA 600 mgはプレドニゾロン5 mg/日に相当すると推定されている．

リトコール酸やケノデオキシコール酸などの疎水性の強い胆汁酸は細胞傷害性が強いのに対し，UDCAは親水性が高く細胞傷害性はほとんどない．十二指腸内に排出された胆汁酸は，腸肝循環によって90%以上再吸収され，肝臓で再利用される．UDCAの内服によって相対的に疎水性胆汁酸を低下させて細胞傷害性を弱めることにより細胞保護的に働くと考えられている．

2 適応と禁忌

慢性肝疾患における肝機能の改善目的に投与される．現在，C型慢性肝炎に対してUDCA 600～900 mg/日の投与が保険適用となっている．投与時は

第4章 肝硬変治療薬のキホン

600 mg/日で開始し，経過により適宜増減し，最大投与量は 900 mg/日とする．一方，C 型肝炎以外の慢性肝疾患における肝機能改善には 150 mg/日，原発性胆汁性胆管炎（PBC）には 600 mg/日（最大 900 mg/日）となっている．胆道完全閉塞や劇症肝炎には禁忌である．

Omata らは 596 名の C 型肝炎患者を対象としたランダム化比較試験において UDCA 600 mg と 900 mg は 150 mg よりも有意に AST，ALT および GGT を低下させたと報告している[1]．この研究では UDCA 600 mg と 900 mg では AST，ALT 低下効果は同等であったが，900 mg では GGT をより大きく低下させ，長期投与による効果減弱はみられなかった（図 1）．さらに，各投与量で副作用の頻度に有意差はなく，その内容も下痢などの消化器症状が中心であり，重篤な副作用はみられなかったとしている．

UDCA の長期投与が肝硬変への進展や肝細胞癌（HCC）発症を予防するかは十分検討されていない．しかし，一般にトランスアミナーゼを低値に抑えることで肝線維化と肝発癌効果が得られることが知られている．Tarao らは，C 型肝硬変を対象とした後ろ向き研究において，UDCA 投与群は非投与群よりも 5 年間の HCC 発症率が有意に低かったと報告している（17.9% vs 39.1%，$p = 0.025$）[2]．興味深いことに両群では ALT 値は同等であり，ALT 値抑制によらない UDCA の発癌抑制効果が示唆された．以上より，UDCA の長期投与は安全性に優れ，肝硬変や HCC への進展を抑制すると考えられる．

3 使用上の留意点

副作用としては下痢，便秘，胃部不快感などの消化器症状が中心である．ごくまれに間質性肺炎が知られており，投与開始時期には厳重な監視が必要である．そのほかには重篤なものはなく，長期投与が可能なことから肝庇護療法として広く用いられている．

B．グリチルリチン製剤

1 作用機序

グリチルリチンは生薬として知られる甘草の根から抽出された配糖体で，グリチルレチン酸 1 分子にグルクロン酸が 2 分子結合した天然化合物である．グリチルリチンの構造はコルチゾールに類似しており，抗アレルギー作用，抗炎症作用，抗酸化作用，免疫調節作用など多様な薬理作用が報告されている．

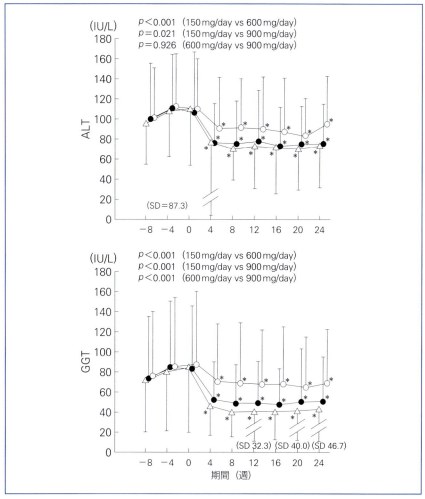

図1 ウルソデオキシコール酸投与後の ALT, GGT の推移
○150 mg, ●600 mg, △900 mg
* $p<0.01$ (vs week 0)

[文献 1 より引用]

　細胞傷害性 T リンパ球による肝細胞傷害を抑制することで肝庇護作用を発揮すると考えられている. 注射薬の強力ネオミノファーゲンシー®(stronger-neominophagen C: SNMC) と経口薬のグリチロン® がある.
　経口投与されたグリチルリチンのほとんどは, 腸内細菌の β-glucronidase によりグリチルレチン酸に分解されて体内に吸収される. 経静脈的投与の場

合には血中のグリチルリチンは直接肝臓に到達し，その後に胆汁内に排泄されてグリチルレチン酸に分解される．肝炎に対する薬理作用としてはグリチルリチンのほうがより重要と考えられているため，注射薬のほうが経口薬よりも効果的で即効性がある．

2 適応と禁忌

C型肝炎を中心とした慢性肝疾患における肝機能異常の改善を目的に投与される．副作用としては，偽アルドステロン症による低カリウム血症はSNMCの大量投与時に起こりやすく，注意が必要である．特に肝硬変に進展した例では低カリウム性代謝性アルカローシスの傾向にあり，利尿薬としてフロセミドのみ投与すると低カリウム血症を助長する．そのため高アルドステロン製剤のスピロノラクトンを用いて血清カリウムを調整する必要がある．また，血清ナトリウムの上昇，浮腫なども頻度が高い．

Kumadaらは，278例のC型肝炎患者を対象とした後ろ向き研究でSNMC投与群では対照群に比較して13年目の肝硬変への移行率が有意に低率であり（28％ vs 40％，$p < 0.002$），さらに15年目のHCC発症率も低率であったと報告している（13％ vs 25％，$p < 0.002$）[3]．またVeldtらは，多施設の後ろ向きコホート研究でSNMC長期投与例465例を解析し，SNMCへの反応が良好であった群（ALTが正常値の1.5倍以下）では反応不良群に比較して肝発癌のハザード比が0.39倍に低下した（$p < 0.01$）と述べている[4]．さらにALT値が低値であるほど肝発癌率が低下したと報告している．

以上よりSNMC長期投与はC型慢性肝炎から肝硬変，肝発癌の抑制に有効と考えられている．

3 使用上の留意点

SNMCは40 mL/日を連日で開始し，目標のALT値に達したら週3回に漸減することが多いが，個々人のライフスタイルに合わせて長期継続可能なスケジュールで投与することが重要である．

■文　献

1) Omata M et al : A large-scale, multicentre, double-blind trial of ursodeoxycholic acid in patients with chronic hepatitis C. Gut **56** : 1747-1753, 2007

2) Tarao K et al : Ursodiol use is possibly associated with lower incidence of hepatocel-

lular carcinoma in hepatitis C virus-associated liver cirrhosis. Cancer Epidemiol Biomarkers Prev **14**：164-169, 2005

3）Kumada H：Long-term treatment of chronic hepatitis C with glycyrrhizin〔stronger neo-minophagen C（SNMC）〕for preventing liver cirrhosis and hepatocellular carcinoma. Oncology **62**：94-100, 2002

4）Veldt BJ et al：Long-term clinical outcome and effect of glycyrrhizin in 1093 chronic hepatitis C patients with non-response or relapse to interferon. Scand J Gastroenterol **41**：1087-1094, 2006

第 4 章　肝硬変治療薬のキホン

3.　分岐鎖アミノ酸製剤

1　作用機序

　分岐鎖アミノ酸（branched chain amino acid：BCAA）は必須アミノ酸のうちバリン，ロイシン，イソロイシンの 3 種の総称である．肝硬変患者の多くは蛋白質・エネルギー低栄養状態（protein-energy malnutrition：PEM）を合併しており，BCAA 補充を含めた適切な栄養管理が必要である．BCAA の作用には，蛋白代謝改善（アルブミン合成促進，筋肉での蛋白分解抑制），筋肉や脳でのエネルギー源，骨格筋におけるアンモニア処理の亢進，免疫能の強化，肝再生の促進，肝発癌抑制，糖代謝やインスリン抵抗性の改善作用，QOL 改善効果などが知られている．

　アルブミン産生促進効果は，BCAA のうち特にロイシンが mTOR を介して，蛋白合成を促進する．肝性脳症に対する効果は血中ならびに脳内のアミノ酸インバランスの是正である．すなわち，肝硬変では BCAA の消費が亢進するため血中 BCAA 濃度は低下し，脳内への芳香族アミノ酸（aromatic amino acid：AAA）の移行が促進された結果，抑制性神経伝達物質が増加して脳症を引き起こす．したがって BCAA の補充は高アンモニア血症を伴う肝性脳症の治療や予防に重要な役割を担う．

2　適応と禁忌

　BCAA 製剤には輸液製剤，経腸栄養製剤，顆粒製剤がある．輸液製剤の適応は昏睡期の肝性脳症であるが，劇症肝炎などの急性肝不全では過剰な窒素負荷により脳症を増悪させる可能性があるため，急性期の投与は禁忌である．経腸栄養剤は経口投与が可能な患者における肝性脳症の治療および予防だけでなく，PEM の改善にも有用であり，長期経口投与は肝性脳症や栄養状態の改善に推奨される．顆粒製剤は血清アルブミン濃度が 3.5 g/dL 以下の肝硬変患者が適応である．経腸栄養剤と顆粒栄養剤の使い分けについては，「第 2 章 1-a．低栄養時（PEM）」の図 1 を参照．BCAA 製剤の主な禁忌は肝障害以外のアミノ酸代謝異常や重篤な腎障害などである．

192

3　使用上の留意点

　低栄養状態の肝硬変患者の死亡率は高く，栄養状態の改善が必要であり，BCAA製剤投与は低アルブミン血症の改善，脳症，QOLの改善に有用である．就寝前エネルギー投与（late evening snack：LES）による肝硬変の予後の改善については明らかではないが，エネルギー代謝やQOLを改善することが期待される．

■文　献

1）日本消化器病学会（編）肝硬変診療ガイドライン2015，改訂第2版，南江堂，東京，2015

第4章　肝硬変治療薬のキホン

4. 利尿薬

1　作用機序

a ループ利尿薬

　ヘンレループの上行脚において，$Na^+/K^+/2Cl^-$共輸送体を阻害して利尿効果を発揮する．最も歴史が古くこれまで頻用されてきたフロセミドは短時間作用型に分類される．アゾセミドはフロセミドと比較して作用時間が長く持続することが知られており，長時間作用型に分類される．またトラセミドは低K血症の頻度が低いとされる．

b サイアザイド系利尿薬

　遠位尿細管においてNa^+/Cl^-共輸送体を阻害して利尿効果を発揮する．サイアザイド系にはトリクロルメチアジドやヒドロクロロチアジドなどがあり，ループ利尿薬と比較するとその作用は弱く，降圧薬としても用いられる．

c 抗アルドステロン薬

　遠位尿細管から集合管においてアルドステロンが結合する鉱質コルチコイド受容体を阻害し，Na再吸収とK排泄を抑制して利尿効果を発揮する．抗アルドステロン薬にはスピロノラクトンやエプレレノンなどがあり，K保持性利尿薬と呼ばれる．

d バソプレシンV_2受容体拮抗薬

　トルバプタンはバソプレシンV_2受容体に選択的に結合し，集合管における水再吸収を阻害して利尿効果を発揮する．

2　適応と禁忌

　肝疾患に伴う浮腫や腹水患者では，有効循環血液量が減少しレニン-アンジオテンシン系が活性化しているため，利尿薬の第一選択は抗アルドステロン薬である．またK排泄を抑制するため，低K血症の患者ではよい適応とな

194

るが，腎不全患者や高 K 血症患者では禁忌である．

　ループ利尿薬は，抗アルドステロン薬単剤で利尿効果が不十分な場合には少量から併用する．ループ利尿薬の副作用である低 K 血症は致死的不整脈やアルカローシスに伴う肝性脳症の誘因となるため慎重に投与する．

　肝硬変患者では有効循環血液量の減少により抗利尿ホルモンの分泌が促進しており，早い段階でのトルバプタンの併用が効果的な場合がある．トルバプタンは水利尿を促進するため，低 Na 血症の患者にもよい適応である．またトルバプタンはアルブミン非依存性に作用するため，低アルブミン血症のある肝硬変患者でも利尿効果が期待できる．

3 使用上の留意点

　ループ利尿薬の有害事象として難聴や耳鳴があるため，急速静注の際は注意を要する．高用量のループ利尿薬は低 Na 血症や低 K 血症などの電解質異常や腎機能障害を惹起する．電解質異常や血管内脱水は肝性脳症の誘因となるだけでなく，生命予後にも悪影響を及ぼす可能性がある．そのため治療抵抗性の場合には他の作用機序を有する利尿薬との併用を積極的に考慮する．腹水患者では腸管浮腫により経口薬の吸収が阻害されるため，静脈投与が有用である．

　抗アルドステロン薬では高 K 血症をきたしやすいため，腎機能や電解質の推移には注意を要する．またスピロノラクトンでは女性化乳房などのホルモン異常をきたしやすいが，エプレレノンは鉱質コルチコイド受容体を選択的に阻害するため，ホルモン異常に伴う副作用は少ない．

　トルバプタンは他の利尿薬で効果不十分な場合の併用薬としての位置付けであり，単独投与や第一選択薬としては推奨されない．最も注意すべき副作用は，急激な利尿効果に伴う高 Na 血症である．また急速な Na 補正は橋中心髄鞘崩壊症をきたす．そのためトルバプタンの導入は入院下で血清 Na 濃度の厳重なモニタリングが必要である．また原則として過度な水分制限は必要なく，むしろ積極的な水分摂取を必要とするケースもあり，口渇感を感じた際などにも適切な水分管理が可能な患者への投与が望ましい．

■文　献
1）日本消化器病学会（編）：肝硬変診療ガイドライン 2015, 改訂第 2 版，南江堂，東京，2015

第4章 肝硬変治療薬のキホン

5. 難吸収性抗菌薬

　2016年11月に，わが国で初めて肝性脳症患者に適応をもつ難吸収性抗菌薬として，リファキシミンが発売された．発売から1年以上経過した現在，リファキシミンに関する有効性が多数報告されており，肝性脳症の治療に不可欠な薬剤と考えられる．本項では，リファキシミンについて概説する．

1 ┃ 作用機序

　リファキシミンはリファマイシン系の抗菌薬であり，細菌のDNA依存性RNAポリメラーゼに結合し，RNA合成を阻害することが示唆されている[1,2]．リファンピシンなどの他のリファマイシン系抗菌薬と同様に，好気性菌，嫌気性菌に対する広い抗菌スペクトルを有するが，消化管からの吸収がほとんどなく，消化管内でのみ抗菌作用を発揮する点で他のリファマイシン系抗菌薬と異なる．リファキシミンはアンモニアを供給する腸内細菌に作用することでアンモニアを減少させ，肝性脳症における高アンモニア血症を改善する（図1）[3]．

2 ┃ 適応と禁忌

　わが国におけるリファキシミンの適応は，高アンモニア血症を伴う肝性脳症例であり，1日1,200 mg（1回400 mg，1日3回食後に服用）の使用が可能である．海外においては，肝性脳症以外に過敏性腸症候群や旅行者下痢症などにも用いられている[4,5]．
　禁忌に関しては，特定の疾患は記載されていないが，シクロスポリンを内服している患者への投与は，リファキシミンの血中濃度が上昇する可能性があるため，併用の際は注意が必要である．また，抗酸菌に対して他のリファマイシン系抗菌薬と交叉耐性を示す可能性があるため，結核を合併している患者に対しては，他の治療法を選択することが望ましい．

196

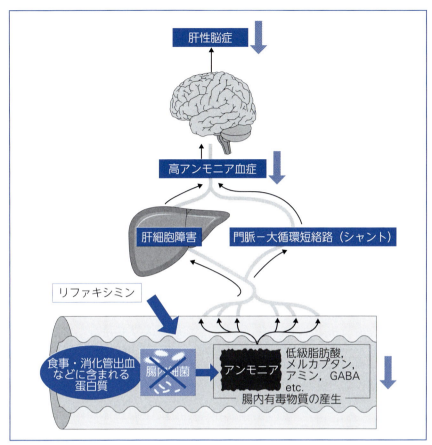

図1 リファキシミンの作用機序

[宮澤 克ほか：化療の領域 33：1869-1878, 2017 より許諾を得て一部改変し転載]

3 使用上の留意点

リファキシミンは他のリファマイシン系抗菌薬に比べ，消化管からの吸収率が低く，血中移行が少ないため安全性は高いと思われる[6]．承認時までの国内臨床試験において，13.4％（157例中21例）に副作用が認められ，主な副作用は，便秘2.5％（4例），下痢1.3％（2例）であった．重篤な副作用として，海外で偽膜性大腸炎（*Clostridium difficile*関連下痢症）が報告されているため，頻回の下痢や腹痛がみられる場合は速やかに投与を中止することが望ましい．リファキシミンにおいては，他のリファマイシン系抗菌薬でみ

第 4 章　肝硬変治療薬のキホン

られる腎機能障害や聴覚障害などの副作用については報告されていない.

　上記の通り，副作用が少ない薬剤であることに加え，用法用量の調節は不要であることから高齢者においても服薬コンプライアンスは保たれやすいと考えられる．海外では長期投与の有用性・安全性は報告されているが，わが国の臨床試験において，12 週間以上リファキシミンを使用された経験はないため，実際の臨床における長期投与に関する報告が待たれる.

■文　献

1) Tamaoki S et al：Development of an experimental rat model of hyperammonemic encephalopathy and evaluation of the effects of rifaximin. Eur J Pharmacol **779**：168-176, 2016

2) Scarpignato C, Pelosini I：Rifaximin, a poorly absorbed antibiotic：pharmacology and clinical potential. Chemotherapy **51**（Suppl 1）：36-66, 2005

3) 宮澤　克ほか：薬物臨床薬理事典 難吸収性抗菌薬リファキシミン　リフキシマ錠200 mg の肝性脳症における高アンモニア血症への適応．化療の領域 **33**：1869-1878, 2017

4) Triantafyllou K et al：Rifaximin：The Revolutionary Antibiotic Approach for Irritable Bowel Syndrome. Mini Rev Med Chem **16**：186-192, 2015

5) Hu Y et al：Efficacy of rifaximin in prevention of travelers' diarrhea：a meta-analysis of randomized, double-blind, placebo-controlled trials. J Travel Med **19**：352-356, 2012

6) Patidar KR, Bajaj JS：Antibiotics for the treatment of hepatic encephalopathy. Metab Brain Dis **28**：307-312, 2013

6. 抗凝固薬

　実臨床において肝硬変における抗血栓療法は門脈血栓症に対する治療として行われることが多い．門脈血栓症治療に関するガイドラインなどは存在せず，個々の症例に応じて対応しているのが実情だと思われる．近年，アンチトロンビンⅢ（ATⅢ）製剤の保険収載に伴い，門脈血栓症に対する治療はATⅢ製剤を軸とした抗凝固療法が基本となる．本項ではATⅢ製剤と他の抗凝固療法［低分子ヘパリン・ビタミンK拮抗薬・直接作用型経口抗凝固薬（DOAC）］を中心に概説する．

1　作用機序

　ATⅢは主に肝臓で産生される432個のアミノ酸から構成される分子量約59,000 Daの単鎖糖蛋白である．その主な生理作用は抗凝固作用であり，トロンビンやXaのセリンプロテアーゼを阻害し血液凝固反応を抑制するセリンプロテアーゼインヒビターである[1]（図1）．ATⅢなどの凝固制御因子は肝臓で合成されるため，肝硬変ではATⅢ産生が低下し，血液凝固線溶系のインバランスによって生じる凝固亢進状態が門脈血栓症の背景として考えられる[2]．このインバランスの是正こそが肝硬変における門脈血栓症治療の最も重要な治療法である．

　肝硬変症の門脈血栓に対するATⅢ製剤単独投与の有効性と安全性報告に基づき，ATⅢ低下を伴う門脈血栓症患者を対象としたプラセボ対照の二重盲検比較試験が実施され[3]，ATⅢ投与群は主要評価項目である血栓に対する有効率（完全消失率＋部分消失率）に有意差を認めた（ATⅢ投与群55.6% vs プラセボ群19.4%；$p = 0.003$）．ATⅢは血栓形成の進展抑制だけでなく，内因性の局所線溶能の賦活を通じて，間接的に血栓を溶解する作用を有する可能性も指摘されている．

　ビタミンK拮抗薬は凝固因子の産生抑制（Ⅱ・Ⅶ・Ⅸ・Ⅹ），低分子ヘパリンはATⅢを介しXa阻害を特異的に促進するヘパリンとして，DOACは直接Xaを阻害することで抗凝固作用をもたらす．図1に各薬剤の作用部位を示す．

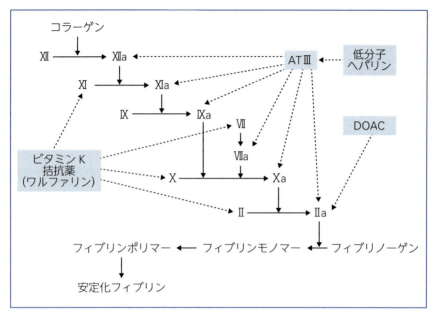

図1　血栓治療に用いられる薬剤とその作用部位

2　適応と禁忌

　2018年10月現在で，門脈血栓症に対し明確な適応を有する製剤はATⅢ製剤のみである．ATⅢ製剤はATⅢ活性低下（正常の70%以下）を伴う門脈血栓症が適応となる．ビタミンK拮抗薬，低分子ヘパリン，DOACについては，添付文書に深部静脈血栓症に対する適応は有するが，門脈血栓症に対する適応の記載はない．

　ATⅢ製剤はショック既往以外の明確な禁忌は存在しない．出血による合併症発生リスクが低く，肝硬変患者においても使用しやすい．しかしながら，他の凝固薬については出血を助長する可能性があり，活動性の出血，重篤な肝障害・腎障害に関連した禁忌が存在する．門脈血栓症の背景に肝硬変を伴う場合，従来の抗凝固薬使用においては血中凝固因子の減少や消化管出血のリスクなどへの十分な配慮が必要である．

3　使用上の留意点

　門脈血栓症に対しATⅢ製剤を使用する場合はATⅢ活性低下（70%以下）

を確認する必要がある．ビタミンK拮抗薬，ヘパリン製剤においては採血によるモニタリング・用量調整が必要となる．DOACにおいては腎障害の程度に応じて用量調整の必要性がある．ATⅢ製剤以外の抗凝固療法では，肝硬変を背景とした消化管静脈瘤や血小板減少を伴うことが多く，薬物治療中の出血合併症に対して十分な配慮が必要となる．

　また，上記の抗凝固療法は完全閉塞した門脈血栓症，陳旧性の門脈血栓症に対しての有効性は乏しいことが予測される．薬剤以外のインターベンションも含めた他の治療法を検討する．

　門脈血栓症の治療適応として，有症状の場合には早期の治療が推奨されるが，門脈血流が保たれているような限局した血栓あるいは症候の乏しい場合には，経過観察のうえで総合的に治療適応を判断することも必要とされる．

■文　献
1) Rosenberg RD et al：The purification and mechanism of action of human antithrombin-heparin cofactor. Biol Chem **25**：6490-6505, 1973
2) Lisman T et al：Established and new-generation antithrombic drugs in patients with cirrhosis ― possibilities and caveats. J Hepatol **59**：358-366, 2013
3) Hidaka H et al：Antithrombin Ⅲ administration for portal vein thrombosis in patients with liver disease：a randomized double-blind controlled trial. Hepatol Res **48**：E107-116, 2018

第4章　肝硬変治療薬のキホン

7. カルニチン

1 作用機序

　カルニチンは，1905年にウシの筋肉抽出液中より発見された生体内物質であり，広範囲に生体内に分布している．L-体とD-体が存在するが，生物学的活性を有するものはL-体のみである，このL-体が通常レボカルニチン（L-カルニチン）と称され，国内で販売されるカルニチン製剤はレボカルニチンである．

　カルニチンは通常，成人で1日必要量の約75％が食事から摂取され，残りは肝臓・腎臓・脳などで合成される．この欠乏によって，肝臓・脳・骨格筋・心筋など種々の臓器で異常が生じる．特に，肝硬変・肝不全患者においては，カルニチンの生合成低下と食事からの摂取低下などによって高率にカルニチン欠乏が生じていると考えられている．

　カルニチンはさまざまなカルニチンアシルトランスフェラーゼの働きによって，有機酸・脂肪酸のアシル基を受け取りアシルカルニチンに変換され，遊離CoAを生成するという反応に生体内で使われている．具体的には，下記のような生理作用をもつ（図1）．

①長鎖脂肪酸のミトコンドリアマトリックス内に輸送し，β酸化によるエネルギー代謝を促進する．

②細胞内のCoA/アシルCoA比を調整する．

③有害なアシル化合物（アシルCoAなど）と結合し，アシルカルニチンとなり，細胞内より細胞外，尿中へ排出する．

　図1のように，カルニチンはカルニチンパルミトイルトランスフェラーゼ（CPT)-1の作用によって，ミトコンドリア内でアシルカルニチンとなる．これはミトコンドリアマトリックス内にて，CPT-2によってアシルCoAに変換され，β酸化によってアセチルCoAに変換される．生成されたアセチルCoAは，グルタミン酸と反応し，N-アセチルグルタミン酸に変換され，これがアンモニアを処理する尿素回路を動かすカルバミルリン酸合成酵素I（CPS-1）を促進させることで，アンモニアの尿素回路を介した処理を促す．これにより，肝硬変患者における高アンモニア血症に対して効果を示すと考

202

7. カルニチン

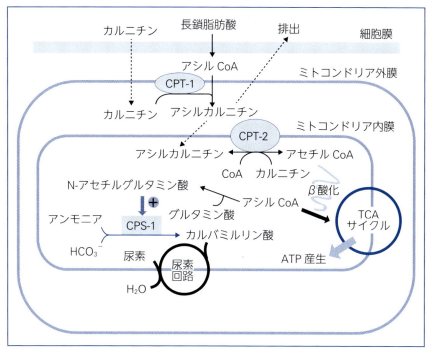

図1 カルニチンの生理作用

えられている.

また，アセチル CoA から TCA サイクルを介して ATP が作られるため，カルニチン欠乏の結果生じた ATP 欠乏・アシル CoA 蓄積による代謝の阻害によって，肝硬変患者においてはこむら返りが生じると考えられている．

2 適応と禁忌

a 適応：カルニチン欠乏症

実際には肝疾患においては，カルニチン欠乏に伴う高アンモニア血症，肝性脳症，こむら返りなどの諸症状に対して使用される．

b 禁忌

カルニチン製剤の成分に対して過敏症を有する患者の投与は禁忌であるが，それ以外には主だった禁忌症例はない．

203

第 4 章　肝硬変治療薬のキホン

3　使用上の留意点

[a] 副作用

　カルニチン製剤においては，副作用発現頻度は臨床試験により検証されていないため不明確であるが，エルカルチン®の市販後調査 293 例における調査においては，9 例（3.07％）に副作用が認められたと報告されている．その調査では，浮腫・食欲不振・下痢が複数症例で認められたとされている．

[b] special population への投与

　高齢者，腎機能低下症例においては，慎重投与対象とされる．特に腎機能低下症例においては，長期間高用量の投与によってトリメチルアミンなどの有害な代謝物が蓄積する可能性があるとされるため，注意が必要である．

■文　献

1) 日本小児科学会：カルニチン欠乏症の診断・治療指針 2018＜https://www.jpeds.or.jp/uploads/files/20181207_shishin.pdf＞［2019 年 5 月 13 日確認］
2) エルカルチン医薬品インタビューフォーム 第 9 版，2017

8. ナルフラフィン

1 作用機序

　慢性肝疾患における痒みの原因には複数の因子が関与していると考えられている．代表的なものがヒスタミンであるが，そのほかの各種ケミカルメディエーター（サブスタンス P，サイトカイン）も関与している．さらに，痒みに関しては内因性オピオイドが関与していると考えらえている．

　内因性オピオイドによる痒みの発現は，β-エンドフィンやエンドモルフィン-1 などによる μ 受容体の活性化が関与していると考えられており，μ 受容体と相反する薬理作用を示す κ 受容体の活性化により，痒みが抑制される．すなわち，β-エンドルフィンなどによる μ 受容体とダイノルフィンなどによる κ 受容体のバランスにより痒みが発現・抑制されると考えられている（図 1）．

　ナルフラフィンは，選択的に κ 受容体を活性化することで，痒みを抑制するという作用機序を有する[1]．

2 適応と禁忌

a 適　応

　慢性肝疾患患者，透析患者における瘙痒症の改善（既存治療で効果不十分な場合に限る）．

b 禁　忌

　ナルフラフィンの成分に対し過敏症の既往症のある患者．
　慎重投与の対象：
- 高齢者
- 重度（Child-Pugh 分類 Grade C）の肝障害患者
- 腎機能障害のある患者

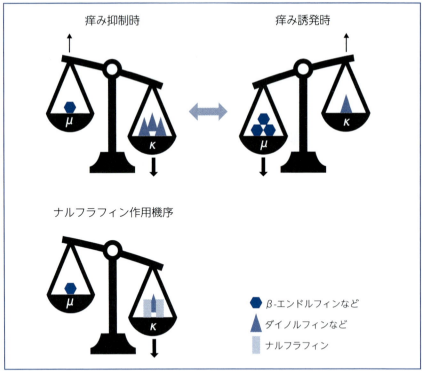

図1 内因性オピオイドバランスとナルフラフィンの作用機序

3 使用上の留意点

a 副作用

　国内臨床試験における安全性解析対象484例中297例に副作用が認められている．5％以上に認められた副作用として，頻尿・夜間頻尿（9.6％），便秘8.7％，プロラクチン上昇8.5％，不眠7.0％，眠気5.4％，ADH上昇5.0％がある．そのほかにも，多尿，めまい，頭痛，口渇，悪心，倦怠感などが1～5％未満の頻度で認められている．2018年10月現在，実臨床における市販後調査がなされている．

b special populationへの投与

1）高齢者

　高齢者に対する投与は，一般的に生理機能が低下しているという理由から，慎重投与に位置付けられている．ただし，高齢者において効果・副作用

が多くなるというデータはない．

国内臨床試験においては，約 2/3 が 65 歳未満の集団で解析されており，65 歳以上，65 歳未満に分けたサブグループ解析では治療効果に有意差は認めなかった．

2）Child-Pugh Grade C の症例

Child-Pugh Grade C の肝障害のある患者は，臨床試験の対象からは除外されていた．肝機能低下から血中濃度が上昇するおそれがあるため，この集団は慎重投与の対象とされている．

肝機能障害による血中濃度，半減期の解析では，Child-Pugh Grade B の慢性肝疾患患者におけるナルフラフィン 2.5 µg 単回投与後の血漿中濃度の解析では，最高血中濃度が 6.36 pg/mL（Child-Pugh Grade A では 3.63 pg/mL），半減期が 17.52 時間（同 5.37 時間）と，有意に血中濃度が高くなり，血漿中からの消失にかかる時間も長い結果となっている．この臨床試験の結果からは，Child-Pugh B 症例での 2.5 µg 単回投与が，Child-Pugh Grade A 症例の 5 µg 単回投与と同等の最高血中濃度であるため，使用に際して注意が必要である．

一方，Child-Pugh Grade C 症例におけるデータはない．

3）腎機能障害患者（透析患者除く）

ナルフラフィンは血液透析患者の瘙痒症の適応も有するため，透析患者においての投与は可能である．ただし，血液透析患者における血中濃度の解析では，投与から透析までの間隔が 4 時間以内に施行した場合は血中濃度が低下する可能性があるものとされる．投与から透析まで 8 時間以上の間隔を開けた場合は血中濃度への影響がないとされる．

一方で，非透析の腎機能障害患者における投与においては，血中濃度が上昇するおそれがあることから慎重投与の対象とされている．

■文　献

1）中尾　薫ほか：新規経口そう痒症改善薬ナルフラフィン塩酸塩（レミッチ® カプセル 2.5 µg）の特徴および臨床試験成績．日薬理誌 **135**：205, 2010

2）レミッチ医薬品インタビューフォーム 2018 年 10 月改訂版

9. ルストロンボパグ

1 作用機序

　ルストロンボパグは，ヒトトロンボポエチン受容体に選択的に作用し，トロンボポエチン受容体の一部のシグナル伝達経路を活性化することによりヒト骨髄前駆細胞から巨格球系への細胞の増殖と分化を誘導し血小板を増加させる（図1）[1,2]．

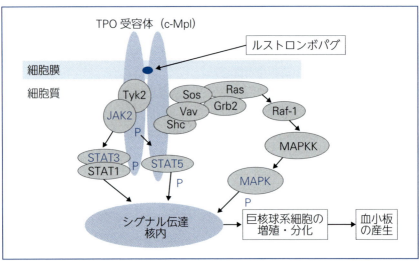

図1　ルストロンボパグの作用機序

Grb2：増殖因子受容体結合蛋白質2，JAK2：ヤヌスキナーゼ2，MAPK：マイトジェン活性化プロテインキナーゼ，MAPKK：MAPKキナーゼ，Raf-1：rapidly accelerated fibrosarcoma由来のキナーゼの1種，ras：rat sarcoma由来のキナーゼの1種，STAT1(3,5)：シグナル伝達性転写因子1(3,5)，Sos：son of sevenless蛋白，ShcおよびVav：シグナル伝達分子のアダプター蛋白質の1種．
Pはリン酸化を，色文字はリン酸化により活性化されることを示す．

［文献1より引用］

9. ルストロンボパグ

表1 本剤の投与を検討する待機的な観血的手技の例
(国内第Ⅲ相検証試験選択基準)

基本：開腹，開胸，開心，開頭または臓器切除を除く処置・検査

上部消化管	内視鏡的ポリープ切除術（ポリペクトミー），内視鏡的粘膜下層剥離術（ESD），内視鏡的粘膜切除術（EMR），経皮内視鏡的胃瘻造設術（PEG）
肝臓	ラジオ波焼灼術（RFA），マイクロ波凝固術（MCT），経皮的針生検，腫瘍穿刺，肝動脈塞栓術（TAE），肝動脈化学塞栓療法（TACE），肝動脈化学療法（Lip-TAI），経皮的エタノール注入療法（PEIT），腹腔鏡検査
胆膵	内視鏡的逆行性胆管ドレナージ/メタリックステント留置術（ERBD/EMS）
静脈瘤	内視鏡的静脈瘤結紮術（EVL），内視鏡的静脈瘤硬化療法（EIS）*ただしEO法［オレイン酸モノエタノールアミン（EO）を注入］は除く
下部消化管	組織生検が予定されている内視鏡検査，内視鏡的粘膜下層剥離術（ESD），内視鏡的粘膜切除術（EMR），内視鏡的ポリープ切除術（ポリペクトミー）
その他	臓器への経皮的針生検，各種穿刺術，抜歯

［慢性肝疾患による血小板減少患者を対象とした第Ⅲ相臨床試験〔承認時評価資料〕より引用］

2 適応と禁忌

a 適 応
- 血小板数などの臨床検査値および臨床症状，観血的手技（表1）の種類からみて出血リスクが高いと考えられる場合に使用すること［臨床試験では血小板数5万/μL未満の患者を対象とした］
- 開腹，開胸，開心，開頭または臓器切除を伴う観血的手技の場合は，本剤の投与を避けること［有効性および安全性は確立していない］

b 禁 忌
- 本剤の成分に対し過敏症の既往歴のある患者．
- 重度の肝機能障害（Child-Pugh分類C）のある患者．

c 慎重投与
- 血栓症，血栓塞栓症を有する患者，またはそれらの既往歴を有する患者［血栓症または血栓塞栓症の発現リスクが高くなるおそれがあり，また，

209

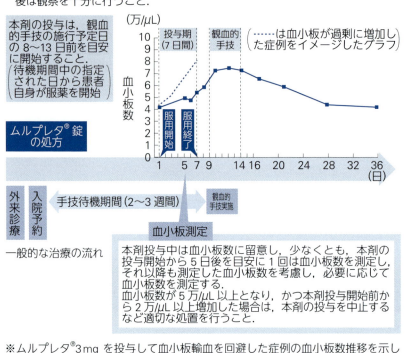

図2 （参考）投与スケジュール
※ムルプレダ® 3mg を投与して血小板輸血を回避した症例の血小板数推移を示している．
［慢性肝疾患による血小板減少患者を対象とした第Ⅲ相臨床試験〔承認時評価資料〕より作成］

臨床試験での使用経験はない］
- 門脈血流が遠肝性の患者［血栓症または血栓塞栓症の発現リスクが高くなるおそれがあり，また，臨床試験での使用経験はない］

3 使用上の留意点

　通常，成人にはルストロンボパグとして3mgを1日1回，7日間経口投与する．

a 用法・用量に関連する使用上の注意

①本剤投与中は血小板数に留意し，少なくとも，本剤の投与開始から5日後を目安に1回は血小板数を測定し，それ以降も測定した血小板数を考慮し，必要に応じて血小板数を測定すること．血小板数が5万/μL以上となり，かつ本剤投与開始前から2万/μL以上増加した場合は，本剤の投与を中止するなど適切な処置を行うこと．

②本剤の投与は，観血的手技の施行予定日の8〜13日前を目安に開始すること．

b 使い方のコツ（図2）[3]

①手技の2週間前から服用開始する．

②投与前の血小板値が3.5万/μL未満の場合は，血小板が増加するタイミングが遅くなるので，手技の日程を考慮する．

■ 文　献

1）清家正隆：注目の新薬　ムルプレタ®（ルストロンボパグ）．診断と治療 **105**：135-138，2017

2）ムルプレタ錠3mgの申請資料概要＜pmda.go.jp/drugs/2015/P20150917001/＞（2019年9月6日閲覧）

3）大﨑往夫：薬の知識　血小板減少症治療薬ムルプレタ．臨消内科 **31**：1297-1300，2016

第 4 章　肝硬変治療薬のキホン

10. 合成二糖類

1 ┃ 作用機序

　合成二糖類は肝性脳症の治療にしばしば第一選択として使用される．『肝硬変診療ガイドライン 2015』においても，「合成二糖類は，肝性脳症患者の脳症パラメータを改善し，肝性脳症に有効であることから，投与することを推奨する（CQ 4-37，推奨の強さ 1，エビデンスレベル A)」と記載されている．合成二糖類（ラクツロース，ラクチトール）は天然には存在しない，人工的に作られた二糖類である．ラクツロースはガラクトースとフルクトースが，ラクチトールはガラクトースとソルビトールが結合した構造をもつ．ラクツロースは 1930 年に Montgomery らにより乳糖から作られた合成二糖類である．1966 年，門脈-大循環短絡（シャント）に伴う肝性脳症を改善する効果が初めて報告され[1]，それ以降肝障害に伴う高アンモニア血症の治療に使用されてきた．一方のラクチトールは 1920 年にすでに合成されていたが，1982年に Bircher らが肝性脳症患者に対して使用し，ラクツロースと同様に高アンモニア血症の病態をコントロールすることが可能であること，ラクツロースに比べ甘味が弱いために服用時の嫌悪感や嘔気が少ないことを報告した[2]．

　合成二糖類は，経口投与されると小腸ではほとんど消化されず，大腸において乳酸菌などの細菌により，乳酸，酢酸，酪酸などの有機酸に分解される．生成した有機酸は腸管内の pH を低下させる．腸管内の pH が低下すると，乳酸菌が増殖しアンモニア産生菌の増殖が抑制されるため，アンモニア産生が低下するとともに，アンモニアがイオン化されることでその吸収が阻害される．一方で，有機酸は腸管運動を亢進させることで排便作用を促進する．同時に，合成二糖類は大腸において浸透圧性の緩下作用も有しており，肝性脳症の誘因の 1 つである便秘の解消にも貢献する．以上のように，ラクツロースは大腸におけるアンモニアの産生や吸収を抑制し，便通をよくすることで，血中アンモニア濃度を低下させ，肝性脳症を改善させる．

212

10. 合成二糖類

2 適応と禁忌

効能効果は，「高アンモニア血症に伴う精神神経障害，脳波異常，手指振戦の改善」であり，高アンモニア血症，肝性脳症の患者に適応される.

ラクツロースは，ガラクトース血症の患者に対して禁忌である. ラクツロース製剤には，ラクツロースのほかにガラクトースや乳糖も含まれている. ガラクトース血症は乳糖の構成成分であるガラクトースの先天性代謝異常症で，乳糖除去を行わなければ致死的となるため，患者はガラクトース制限を行う必要がある. ラクチトールにはガラクトース骨格が含まれており，これが腸内細菌により分解されて，ガラクトースが生成されるおそれがある. このため，ラクチトールもガラクトース血症の患者には禁忌とされている.

また，ラクツロースに含まれる乳糖は体内でガラクトース，グルコースに分解され，ガラクトースはグルコースへ変換されるため，乳糖を含むラクツロースは糖尿病の患者には慎重投与とされている. ラクチトールに関しては慎重投与の記載はない.

3 使用上の留意点

副作用で最も多いのは下痢・軟便であり，頻回な下痢や水様便をきたす症例においては投与量の調整が必要である. 下痢の頻度はラクツロースで5%以上，ラクチトールで1～5%未満とされている. そのほかの副作用として，食欲不振，悪心・嘔吐，腹痛，嘔気，腹部膨満感などの消化器症状を中心に認めるが，その頻度はいずれも低い.

高齢者への投与に際しては，一般に生理機能が低下していることが多いため，少量から開始するなど患者の状態を観察しながら，慎重に投与する必要がある. また，妊娠中の投与に関する安全性は確立していないため，妊婦または妊娠している可能性のある婦人には治療上の有益性が危険性を上回ると判断される場合にのみ投与するべきである. 小児などに対しても同様に使用経験がなく，安全性は確立していない.

併用禁忌の薬剤はない. ただし，αグルコシダーゼ阻害薬（アカルボース，ボグリボース）により増加する未消化多糖類は合成二糖類と同様に腸内細菌で分解されるため，両者を併用することで腸内ガスの発生や下痢などの消化器系副作用が増強される可能性がある. このため，αグルコシダーゼ阻害薬と合成二糖類の併用には注意が必要である.

213

第4章　肝硬変治療薬のキホン

トピックス　**新規ラクツロース製剤**

　ラクツロースのカロリーは1日あたり66～132 kcalである．また，前述した理由で糖尿病患者には慎重投与とされている．一方，ラクツロースには特有の甘みがあり，これが苦手な患者では服薬コンプライアンスが低下する．コンプライアンスを改善し，血糖値の上昇を低減するために，甘みと糖分を抑えたゼリー状の新規ラクツロース製剤（SK-1202）が開発された．その有効性と副作用の発生頻度は，既存のラクツロースシロップ製剤と同等であったが，甘さや後味，服用のしやすさにおいては，SK-1202のほうが良好であった[3]．SK-1202は肝性脳症患者にとってより有用なラクツロース薬剤として期待されている．

■文　献

1) Bircher J et al：Treatment of chronic portal-systemic encephalopathy with lactulose. Lancet **23**：890-892, 1966

2) Bircher J et al：1st use of lactitol in the treatment of porto-systemic encephalopathy. Schweiz Med Wochenschr **18**：1306-1307, 1982

3) Yoshiji H et al：Cross-over study in hyperammonemia patients for efficacy, safety, and acceptability of a new lactulose preparation（SK-1202）compared to approved drug. Hepatol Res **48**：1178-1183, 2018

214

11. 漢方製剤（筋痙攣，肝庇護）

11. 漢方製剤（筋痙攣，肝庇護）

A. 筋痙攣

　肝硬変患者の80％にこむら返り（筋痙攣）を認め肝硬変患者のQOLを大きく損ねる原因となっている．こむら返りの病態は骨格筋の痙攣による有痛性の強直性筋痙攣であり，腓腹筋に最も多く生じる．末梢神経障害や電解質異常，循環血漿量の低下などが原因とされているが，その発症機序は完全には解明されていない．

1 ｜ 適応と禁忌

　芍薬甘草湯は「急激に起こる筋肉の痙攣を伴う疼痛，筋肉痛・関節痛，胃腸痛，腹痛」に保険適用を有した漢方製剤である．臨床的な薬効として，中枢性鎮痛作用，抗炎症作用，横紋筋・平滑筋弛緩作用が考えられており，骨格筋のみでなく平滑筋にも効果があり即効性もあり，副作用も軽度であるため肝硬変患者にも安全に使用できる．1日3包（6〜7.5 g）3×食前または食間に服用するが，こむら返りが夜間にのみ生じる場合には就寝前の1包内服でもよい．RCTでも肝硬変患者において，芍薬甘草湯投与群で筋痙攣の回数が67.3％でプラセボ群と比較して有意に改善しており，その有効性が証明されている[1]．

　肝硬変患者のこむら返りに対して有効性が報告されている薬剤として，分岐鎖アミノ酸（BCAA）製剤やカルニチン製剤があげられるが，これらの薬剤は「こむら返り」に対して保険適用は有していない．末梢筋弛緩薬であるダントロレンナトリウムは即効性があり強力な薬剤で保険適用を有しているが，肝障害の頻度が高いため肝硬変患者に使用する際には注意を要する．

2 ｜ 使用上の留意点

　芍薬甘草湯には，生薬として甘草が1日量として6 g含まれており，長期投与では偽アルドステロン症に注意を要する．偽アルドステロン症は，高齢

215

患者，低体重，女性，利尿薬や副腎皮質ステロイド・甲状腺ホルモン薬などの低カリウム血症を誘発する薬剤を併用している患者，高血圧や糖尿病・腎機能低下例で生じやすいため，経過中に血清カリウムの低下や高血圧，倦怠感や浮腫などの症状を呈した際には念頭に置き対処する．多くは内服中止2日以内で症状が消失するとされており，本症を症状から想起することが重要である．

B. 肝庇護

1　適応と禁忌

a 小柴胡湯

柴胡，半夏，黄芩，大棗，人参，甘草，生姜などの7つの生薬を含む漢方薬であり，薬効成分はサポニン系（グリチルリチンほか）とフラボノイド系（バイカレインほか）に大別される．

「慢性肝炎における肝機能障害の改善」の保険適用を有しており，薬理作用として，免疫系の賦活作用，消炎作用，抗アレルギー作用，肝細胞膜保護作用，肝線維化抑制作用などが報告されている[2]．わが国においても慢性ウイルス性肝疾患の治療薬として広く使用されてきた．

b 茵蔯蒿湯

「比較的体力のある黄疸，肝硬変」に保険適用を有した漢方製剤である．炎症性サイトカインの誘導抑制による抗炎症作用や胆汁分泌作用を有し，黄疸に有効とされ，急性・慢性肝炎や胆嚢炎に用いられ，肝硬変に対しても使用可能である．

茵蔯蒿湯の利胆作用はインチンコウの成分であるcapillarisinによることが知られているが，このcapillarisinをはじめとするインチンコウの成分は肝細胞のアポトーシスを抑制するほか[3]，一酸化窒素（NO）を介して循環障害を改善することから肝壊死を軽減するなど，多面的な機序による肝庇護作用を有しているとされている．また，茵蔯蒿湯は臨床的に肝線維化マーカーの改善も報告[4,5]されており，肝硬変患者における肝庇護療法としての選択肢となりうると考えられる．

11. 漢方製剤（筋痙攣, 肝庇護）

| 2 | 使用上の留意点 |

ⓐ 小柴胡湯

　肝炎活動性の軽症, 肝線維化進展が比較的軽度の症例に対して有効性が高いものの, 肝炎活動性が高い症例に対する有効性は乏しいという報告もあり, 症例の病期を評価して使用の可否を判断する必要がある.

　また, インターフェロンとの併用や肝硬変, 肝癌患者への使用で間質性肺炎という重篤な合併症を併発することから, 2000 年以降は保険適用の関係で肝硬変患者, 肝硬変患者や血小板数 10 万 / μL 以下の高度肝線維化進展が疑われる症例において小柴胡湯は使用禁忌であることに注意を要する.

■文　献

1) 熊田　卓ほか：TJ-86 ツムラ芍薬甘草湯の筋痙攣（肝硬変に伴うもの）に対するプラセボ対照二重盲検群間比較試験. 臨床医薬 **15**：499-523, 1999
2) Lee JK et al：Therapeutic effects of the oriental herbal medicine Sho-saiko-to on liver cirrhosis and carcinoma. Hepatol Res **41**：825-837, 2011
3) Yamamoto M et al：The herbal medicine Inchin-ko-to inhibits liver cell apoptosis induced by transforming growth factor β-1. Hepatology **23**：552-559, 1996
4) Kobayashi H et al：Beneficial effect of a traditional herbal medicine（inchin-ko-to）in postoperative biliary atresia patients. Pediatr Surg Int **17**：386-389, 2001
5) Tamura T et al：Inchin-ko-to prevents medium-term liver fibrosis in postoperative biliary atresia patients. Pediatr Surg Int **23**：343-347, 2007

217

第4章　肝硬変治療薬のキホン

12. プロバイオティクス

1　作用機序

　プロバイオティクスとは，腸内細菌叢のバランスを改善することにより人体に有益な作用をもたらす生きた微生物と定義され，乳製品など食品としてだけでなく，治療として応用されつつある．理論的には腸内細菌叢のバランスが崩れること（dysbiosis）で引き起こされる病態であれば，プロバイオティクスの効果は期待できる．炎症性腸疾患・過敏性腸症候群などの消化管疾患，アレルギー性疾患，口腔疾患の発症には腸内細菌叢の dysbiosis が関与していることが報告されており，さまざまなプロバイオティクスが新たな治療法として試みられている．肝臓領域においても腸内細菌叢の dysbiosis が肝障害を惹起し，肝線維化を進展させることが知られている．特に，非アルコール性脂肪性肝疾患（NAFLD）に対するプロバイオティクスの有効性については複数のランダム化比較対照試験の成績が報告されており（表1)[1]，多くの試験でその有効性が証明され，肝疾患診療のブレークスルーになる可能性が示唆されている．

　一方，肝硬変症例の腸内細菌叢では，健常人に比してバクテロイデス門が減少し，プロテオバクテリア門，フソバクテリア門が増加していること，また胆汁酸感受性の腸内細菌叢が繁殖しているなど，腸内細菌叢が dysbiosis をきたしていることが報告されている[2]．これらの結果は，プロバイオティクスによって腸内細菌叢のバランスを改善させると，肝線維化進展を予防するだけでなく，肝硬変の合併症を改善させることも期待される．

　肝硬変合併症の1つである肝性脳症は，腸内細菌のウレアーゼにより誘導されたアンモニアが誘因となり発症し，難吸収性の抗菌薬投与によって腸管内のアンモニア産生が低下すると肝性脳症が改善する．このように肝性脳症と腸内細菌叢は密接に関係しており，プロバイオティクスによる新たな治療法の確立が期待される．しかし，これまでの臨床研究では，肝性脳症に対するプロバイオティクスは肝性脳症の発症，QOL および血漿アンモニア濃度の改善に寄与する可能性はあるものの，生命予後は改善しないことが報告されている[4]．また合成二糖類に対する優越性も不明であるため，今後は質の

12. プロバイオティクス

表 1　NAFLD に対するプロバイオティクスにおけるランダム化比較対照試験

引用文献	治　療	治療期間	肝障害の改善
Aller et al. Eur Rev Med Pharmacol Sci 2011	*L.Bulgaricus* and *S.thermophiles*	3ヵ月	あり
Vajro et al. J Pediatr Gastroenterol Nutr 2011	*Lactobacillus Gorbach-Goldin*	8 週間	あり
Alisi et al. Aliment Pharmacol Ther 2014	VSL#3 （*S.thermophilus*, *B.breve*, *Bifidobacterium infatis*, *B.longum*, *L.acidophilus*, *L.platarum*, *L.paracasei*, and *L.delbrueckii* spp. Bulgaricus）	4ヵ月	あり
Donmez et al. Biotech Histochem 2014	Fresh homemade koumiss	2 週間	あり
Nabavi et al. J Dairy Sci 2014	*L.Acidophilus* La5 and *B.lactis* Bb12	8 週間	あり
Firouzi et al. BMC Complement Altern Med 2015	*L.acidophilus*, *L.casei*, *L.lactis*, *B.bifidum*, *B.longum*, and *B.infantis*	12 週間	あり
Miccheli et al. Int J Obes 2015	VSL#3	4ヵ月	なし
Mobini et al. Diabetes Obes Metab 2017	*Lactobacillus reuteri* DSMZ 17 938	12 週間	なし
Famouri et al. J Pediatr Gastroenterol Nutr 2017	*L. Acidophilus* ATCC B3208, *B.lactis* DSMZ 32 269, *B.bifidum* ATCC SD6576, *L.rhamnosus* DSMZ 21 690	12 週間	あり

DSMZ：Deutsche Sammlung von Mikroorganismen und Zellkulturen, ATCC：American Type Culture Collection

［文献 1 より引用］

　高いランダム化比較対照試験を実施して，プロバイオティクスの有効性を明らかにすることが必要である．また，再発性の *Clostridium difficile* 感染症における糞便移植の治癒率は約 90％ときわめて高率であることから，肝性脳症においても糞便移植の有効性が期待されるが，現時点では有効性・安全性は明らかではなく，今後の展開が期待される．

219

第4章　肝硬変治療薬のキホン

2 適応と禁忌

現時点では適応なし.

3 使用上の留意点

肝硬変治療において，エビデンスレベルの高いプロバイオティクスは確立されていないが，今後の有効な治療法になることが期待される.

■文　献

1) Loman BR et al：Prebiotic and probiotic treatment of nonalcoholic fatty liver disease： a systematic review and meta-analysis. Nutr Rev **76**：822-839, 2018
2) Shen TD et al：Microbiota and the liver. Liver Transpl **24**：539-550, 2018
3) Bajaj JS et al：Fecal micro- biota transplant from a rational stool donor improves hepatic encephalopathy：A randomized clinical trial. Hepatology **66**：1727-1738, 2017
4) Dalal R et al：Probiotics for people with hepatic encephalopathy. Cochrane Database Syst Rev **2**：CD008716, 2017

13. 排便調節薬

13. 排便調節薬

　肝硬変患者において便秘は肝性脳症の増悪因子となる．また，食道静脈瘤破裂リスクと相関するという報告もあり[1]，肝硬変患者における排便調節は非常に重要である．ここでは便秘症治療薬（表1）のうち，代表的なものを記載していく．

表1　便秘症治療薬一覧

1. 膨張性下剤	カルメロースナトリウム（バルコーゼ®），●ポリカルボフィルカルシウム（ポリフル®，コロネル®）
2. 浸透圧性下剤	
a. 塩類下剤	酸化マグネシウム（マグミット®），●クエン酸マグネシウム（マグコロール®）など
b. 糖類下剤	●D-ソルビトール，●ラクツロース（モニラック®）など
3. 刺激性下剤	
a. 小腸刺激性下剤	ヒマシ油
b. 大腸刺激性下剤	センナ（アローゼン®），センノシド（プルゼニド®），ダイオウ（ダイオウ®）など
4. 粘膜上皮機能変容薬	
a. クロライドチャネルアクチベーター	ルビプロストン（アミティーザ®）
b. グアニルサンシクラーゼC受容体アゴニスト	リナクロチド（リンゼス®）
c. 胆汁酸トランスポーター阻害薬	エロビキシバット（グーフィス®）
5. オピオイド誘発性便秘治療薬	●ナルデメジントシル酸塩（スインプロイク®）
6. 漢方薬	潤腸液，大黄甘草湯，●大建中湯など
7. 坐　剤	炭酸水素ナトリウム・無水リン酸二水素ナトリウム配合薬（新レシカルボン®），ビサコジル（テレミンソフト®）など
8. 浣腸液	グリセリンなど

●：「便秘症」の保険適用なし．

221

第 4 章　肝硬変治療薬のキホン

1　作用機序

a 酸化マグネシウム（浸透圧性下剤）

　胃酸などとの反応を経て重炭酸マグネシウムもしくは炭酸マグネシウムに変化し，腸管内の浸透圧を上昇させ水分を引き寄せる．軟便となり，また，腸管内容物が膨張し腸管を刺激することにより排便を促す．

b センナ，センノシド，ピコスルファートナトリウム（刺激性下剤）

　センナ，センノシドは大腸内の細菌により代謝され，腸管粘膜と Auerbach 神経叢を直接刺激し大腸の蠕動運動を促進する．ピコスルファートナトリウムは大腸細菌叢由来の酵素により加水分解され，大腸粘膜を刺激することにより蠕動運動を亢進させる．いずれも胃や小腸ではほぼ作用せず大腸で効果を発揮する．

c ルビプロストン（アミティーザ®，上皮機能変容薬）

　小腸上皮に存在する ClC-2 クロライドチャネルを活性化し，腸管内腔への Cl 輸送により浸透圧を上昇させ腸液分泌を促進する．その結果軟便となり腸管内輸送が促進される．

d エロビキシバット（グーフィス®，上皮機能変容薬）

　現在わが国で承認されている唯一の胆汁酸トランスポーター（ileal bile acid transporter：IBAT）阻害薬である．回腸末端上皮に発現している IBAT を阻害することで胆汁酸再吸収が減少し，大腸に流入する胆汁酸が増加する．胆汁酸は大腸管腔内への水分分泌と消化管運動促進の2つの作用により排便を促す．

2　適応と禁忌

　酸化マグネシウムやルビプロストンは硬便を伴う便秘症がよい適応である．また，刺激性下剤は長期臥床などにより腸管蠕動運動の低下した弛緩性便秘例に適している．エロビキシバットは大腸への水分分泌と蠕動亢進作用の両方が期待できるため，広く使用できる可能性がある．これらのうち浸透圧性下剤以外は腸閉塞に対し禁忌とされている．

13. 排便調節薬

| 3 | 使用上の留意点 |

a 酸化マグネシウム

微量だがマグネシウムは血中に吸収され，腎機能低下例では高マグネシウム血症を引き起こす．肝腎症候群など腎機能低下例への投与はなるべく避ける．また，全例で定期的な血中濃度測定を行うことが望ましい．なお，胃酸による変化を経て効果を発揮する薬剤であり，胃全摘後やプロトンポンプ阻害薬（PPI）投与例などでは効果が減弱すると考えられている．

b センナ，センノシド，ピコスルファートナトリウム

刺激性下剤は長期間連用により耐性が出現し難治性便秘の原因となる．また，センナなどのアントラキノン系下剤は大腸メラノーシスを引き起こし，大腸腺腫や大腸癌のリスクとなる可能性が報告されている[2]．これらの点から，刺激性下剤の長期間連用は避けることが望ましい．

c ルビプルストン

重度の肝機能障害例（Child-Pugh：BまたはC）ではルビプロストン代謝産物の血中濃度が上昇しやすいとされ，1回24 μg を1日1回から開始するなど慎重な投与が望ましい．

d エロビキシバット

臨床試験では副作用として腹痛（19.0％）と下痢（15.7％）が高頻度で報告されており注意が必要である．また，終末期肝硬変など重篤な肝障害例では腸管内への胆汁酸分泌が減少しており，十分な効果が得られない可能性があるため慎重投与とされている[3]．なお，IBAT阻害薬投与により胆汁酸プールが減少すると，胆汁酸合成の材料である肝臓内遊離コレステロールが消費されると考えられている．遊離コレステロールには肝細胞毒性があり，IBAT阻害薬によるNAFLD治療効果が期待され海外で臨床試験が行われている[4]．

■ 文　献

1) Liao WC et al：Potential precipitating factors of esophageal variceal bleeding：a case-control study. Am J Gastroenterol **106**：96-103, 2011
2) van Gorkom BA et al：Review article：anthranoid laxatives and their potential carcinogenic effects. Aliment Pharmacol Ther **13**：443-452, 1999
3) Ridlon JM et al：Gut microbiota, cirrhosis, and alcohol regulate bile acid metabolism in the gut. Dig Dis **33**：338-345, 2015

223

第4章　肝硬変治療薬のキホン

4）Palmer M et al：A randomised, double-blind, placebo-controlled phase 1 study of the safety, tolerability and pharmacodynamics of volixibat in overweight and obese but otherwise healthy adults：implications for treatment of non-alcoholic steatohepatitis. BMC Pharmacol Toxicol **19**：10, 2018

第5章

非内科的治療のコツとさじ加減

第5章　非内科的治療のコツとさじ加減

1. 合併症に対する IVR 治療

エキスパートのコンセンサス

- 肝硬変の合併症において，内科的治療の限界が生じたときにバルーン閉塞下逆行性経静脈的塞栓術（BRTO）や経頸静脈的肝静脈-肝内門脈短絡（シャント）術（TIPS）などの Interventional Radiology（IVR）が適応となる場合がある
- "孤立性胃静脈瘤"（食道噴門部静脈瘤を伴わない）や薬物内服治療に抵抗性で入院を繰り返す"肝性脳症"には IVR 治療として側副血行路を一括して塞栓できる BRTO が適応となる
- 従来の利尿薬やトルバプタンでも抵抗性の"難治性腹水"や"難治性食道胃噴門部静脈瘤"，特に門脈血栓合例などでは，その場で門脈圧を下げる TIPS の適応となる

　肝硬変のさまざまな合併症において，薬物治療を中心とした内科的治療に抵抗性あるいは限界が生じたとき，その適応に応じて検討されるべき Interventional Radiology（IVR）について述べる．

1 　BRTO（バルーン閉塞下逆行性経静脈的塞栓術：balloon occuluded retrograde transvenous obliteration）

　本手技は 1990 年金川らにより考案・開発された消化器領域では数少ないわが国オリジナル（1991）の手技[1] であり，孤立性胃静脈瘤に対してはこの BRTO が主たる治療法として確立されていたものの，カテーテルからの硬化剤 EO（オレイン酸モノエタノールアミン）注入は長らく認可されていなかった．そこで 2015 年度に厚労科研医師主導治験が前向きで行われ[2]，2017 年ようやく薬事認可され，そして 2018 年 4 月保険収載（K-668-2：31,720 点）に至った．ただし，5 例以上の施行経験医などの施設基準が設けられている．

- 治療対象疾患とその適応：①胃-腎シャントを有する孤立性胃静脈瘤，門脈大循環シャントを有する②肝性脳症や③異所性静脈瘤（十二指腸・直腸静脈瘤），④その他として，ときに吻合部静脈瘤や stomal varices な

226

1. 合併症に対するIVR治療

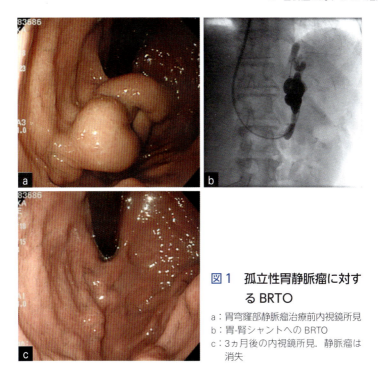

図1 孤立性胃静脈瘤に対するBRTO
a：胃穹窿部静脈瘤治療前内視鏡所見
b：胃-腎シャントへのBRTO
c：3ヵ月後の内視鏡所見．静脈瘤は消失

どである．すなわち主病因が排血路巨大シャントにあり，バルーン閉塞下塞栓術の効果により形態や臨床症状の改善が見込まれる病態．
- 禁　忌：低アルブミン血症（3 g/dL 未満）を伴う腹水合併例．血小板数3万/μL 未満．
- 副作用：硬化剤 5% EO による溶血に伴う血尿，まれに急性腎不全．

a 孤立性胃静脈瘤（Lg-f，Lg-cf）

内視鏡的に食道静脈瘤を伴わず，排血路である胃-腎シャントの経路で胃内腔に突出する孤立性の胃穹窿部静脈瘤（Lg-f）（図1a）もしくは噴門穹窿部静脈瘤（Lg-cf）のことである．したがって，食道から連続する胃噴門部静脈瘤（Lg-c）は供血路から形成され，通常は胃-腎シャントを有さないため適応とはならない．

1）胃静脈瘤破裂

Lg-c，fともまずヒストアクリル（NBCA）などによる内視鏡的硬化療法（CA-EIS）により緊急止血し，MD-CT や MRA で，胃-腎シャントが存在すればその後に BRTO の待機・予防的適応となる．

第5章　非内科的治療のコツとさじ加減

2) 手技の手順と工夫

アプローチは経頸静脈的あるいは経大腿静脈的に行い，排血路である胃-腎シャントに逆行性にカテーテルを挿入，バルーン閉塞下に胃静脈瘤を造影し，硬化剤（5% EO）にて塞栓する（図1b）．血行動態的には，胃-腎シャント例が主体であるが[3]，胃静脈瘤本体の造影を得るために側副路である左横隔膜下静脈方向へ血流をコイル塞栓（CARTO）を余儀なくされる例が3割強存在する．また，ときには胃-腎シャントを伴わない左横隔膜下静脈シャント単独例（4.3%）もある．筆者らの考案したカテーテル留置法による翌日再造影で，治療効果を判定．近年は午前中に治療➡夕方効果判定後に，カテーテルを抜去したり，プラグを用いるPARTOなどにより，即日治療を終える試みもなされている．本法により内視鏡的に3ヵ月後胃穹窿部静脈瘤全体が劇的に消失する（図1c）．

3) BRTO の利点と特徴

EISやHassab手術と異なり，胃静脈瘤と周囲血行路を一括した治療が可能であり，門脈圧亢進症のなかで唯一ともいえる"標的胃静脈瘤の再発がみられない"ことにある．

9ヵ月後の食道静脈瘤の出現（24%）は，EISにて対処可能である．留意すべきは腹水の既往例で，アルブミンは治療前後とも3g/dLを保つべきである．新規腹水の出現頻度は6ヵ月で1.6%．しかし腹水既往例では，治療前後の経口あるいは経静脈的アルブミン補給が必須である．

b 肝性脳症

造影MD-CTにて門脈-大循環シャントを認め，①誘因の除去：消化管出血の止血，便秘改善，感染症，脱水，電解質異常，②合成二糖類・難吸収性抗菌薬（リファキシミン：RFXなど）の内服，③分岐鎖アミノ酸製剤の点滴静注を施行してもなお治療抵抗性であり，改善し難い難治例においては，IVRによるシャント閉塞が適応となり，肝性脳症にきわめて有効な場合がある[3]．

しかしその門脈血行動態は難解な場合も多く，脾-腎シャントにとどまらず，腸間膜静脈-下大静脈シャント，性腺静脈，Retzius静脈など複雑であり，かなり高度な術者が必要であり，5% EOに加え近年進歩したCARTOやプラグを用いる（PARTO）も有用である．施行後翌日には高アンモニア血症低下，肝性脳症の改善が得られ，効果は即効性かつ持続的な場合もある．Fischer比・BTRは低下し，頻回の分岐鎖アミノ酸製剤の点滴通院から解放される症例も例が多々みられる．

228

c 異所性静脈瘤

　十二指腸静脈瘤や直腸静脈瘤など食道・胃以外の消化管静脈瘤で，前記 b と同様に血行動態が判明すれば，BRTO の適応となる．いずれも門脈のどこから供血され，どこへ排血されるかを見極めたうえで，供排血路双方の塞栓（PTO[4]＋BRTO，TIO＋BRTO[5]）が必要な症例では，DBOE（dual balloon occluded embolotherapy）[6,7] を行う．直腸静脈瘤では左右の内腸骨静脈＋PTO のカテーテル 3 本留置が必要となる症例も存在する．

d その他

1) stomal varices

　ストーマ周囲からの肉眼的出血を，直接結紮や直視下硬化剤注入（DIS）でもなお，止血困難な肝硬変例では，BRTO の適応となり有効である．

2) 吻合部静脈瘤

　乳頭癌や下部胆管癌，膵癌に対する膵頭十二指腸切除時の術中放射線治療例では，術後門脈閉塞による挙上空腸静脈瘤からの出血に対し，内視鏡的アプローチが困難な場合に，BRTO の適応となることがある．

3) ICG-R15＞30％にて切除不能となった肝細胞癌例

　胃-腎シャントや他の Major Shunt を探索し，BRTO を施行し ICG-R15 を下げたうえで肝切除の適応にもって行く Strategy もある．

2 TIPS（経頸静脈肝静脈門脈短絡術：transjugular intrahepatic porto-systemic shunting）[8]

　経皮的な IVR により，"門脈圧亢進症を元から治す" という観点において，経頸静脈的に肝静脈-肝実質-肝内門脈にシャントを作成し，従来外科的に行われてきた門脈-下大静脈短絡術と同様に，門脈圧の減圧を図る目的に施行される手技である[7]．

　欧米では肝移植までの暫定処置として，発展してきた．しかし，ドナーの少ないわが国ではこの TIPS が最終的処置（IVR）となることも少なくない（図 2）．

- 適　応：難治性腹水．他の治療法で難渋する食道胃噴門部静脈瘤．両者における門脈血栓合併例．
- 禁　忌：穿刺・経路に要治療肝癌を有する症例．器質化した陳旧性門脈血栓保有例．
- 副作用：①肝性脳症（3 週後 30％）：分岐鎖アミノ酸製剤（BCAA）や

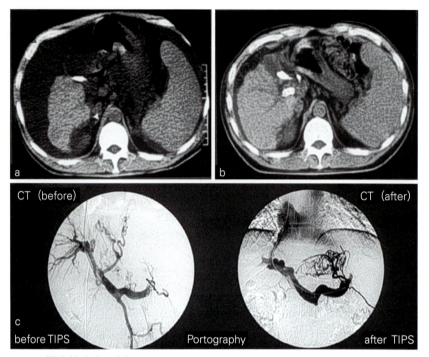

図2 難治性腹水に対するTIPS
a：難治性腹水のCT．TIPS前
b：TIPS後CT
c：経頸静脈的肝静脈-門脈造影（左；TIPS前，右；TPIS後）

ステントinステントで内腔（シャント径）を狭める．②ステント内再閉塞は6ヵ月後40％であるが，TIPSルート内バルーン拡張（血管形成術）により，ステント内に発達した自己内皮細胞との融合を図る．以後の開存率は良好である．

- 効　果：経頸静脈的に肝静脈からダイレクトに肝内門脈へカテーテルを挿入，金属ステントを留置．その場で門脈圧は低下，左胃静脈など供血路の造影も消失する．高度な萎縮肝や大量腹水例でも出血なく可能である．
- 課　題：中長期的にはプロトロンビン時間などの肝予備能低下など，検討の余地があり，本手技の適応にはより慎重な対応を要する．わが国では2016年4月に先進医療を外れたため，今後学会主導で保険適用に対する活動が推進される予定である[9]．

■文　献

1) 金川博史ほか：バルーン下逆行性経静脈的塞栓術（B-RTO）による胃静脈瘤治療．肝臓 **32**：442, 1991

2) Kobayakawa M et al：Short-Term Safety and Efficacy of Balloon-Occluded Retrograde Transvenous Obliteration Using Ethanolamine Oleate：Results of a Prospective, Multicenter, Single-Arm Trial. J Vasc Interv Radiol **28**：1108-1115, 2017

3) Hirota S et al：Retrograde transvenous obliteration of gastric varices. Radiology **211**：349-356, 1999

4) 森脇久隆：肝性脳症の治療体系．日消誌 **104**：352-356, 2007

5) Ota K et al：Combination of transileocolic vein obliteration and balloon-occluded retrograde transvenous obliteration is effective for ruptured duodenal varices. J Gastroenterol **34**：694-699, 1999

6) 森田　穣：B-RTO，DBOE ―肝細胞癌合併食道・胃静脈瘤に対する IVR による閉鎖術式．医のあゆみ **176**：477-481, 1996

7) Kimura T et al：A novel therapeutic approach for rectal varices：a case report of rectal varices treated with double balloon-occluded embolotherapy. Am J Gastroenterol **92**：883-886, 1997

8) 金沢秀典：経頸静脈的肝内門脈-大循環シャント術（TIPS），肝臓専門医テキスト，改訂第 2 版，日本肝臓学会（編），南江堂，東京，p.457-459，2016

9) 國分茂博：門脈圧亢進症の現状と未来．日消誌 **116**：368-373, 2019

第5章　非内科的治療のコツとさじ加減

2. 腹水濾過濃縮再静注法（CART）

エキスパートのコンセンサス

● 腹水濾過濃縮再静注法（cell-free and concentrated ascites reinfusion therapy：CART）は，難治性腹水患者に対し，あらかじめ穿刺排液して採取した腹水を濾過器と濃縮器を用いて濾過濃縮し，点滴再静注する方法である

● 難治性腹水に対する他の治療法と比較して安全であるが，再静注時には高頻度に発熱がみられ，非ステロイド性抗炎症薬（NSAIDs）や非ピリン系解熱鎮痛剤およびステロイドによる予防投与が考慮される

● 分岐鎖アミノ酸（BCAA）が減少している肝硬変患者では，高アンモニア血症を抑制するためにも BCAA 輸液製剤の補充が望ましい.

1　歴　史

　CART は，1981 年に難治性胸腹水に対する治療法として保険収載され，主として漏出性腹水の貯留する肝硬変患者に対して行われてきた. 2003 年高松らによって，関西 CART 研究会に所属する 8 施設での CART の施行状況をもとに，処理速度（1,000〜2,000 mL/時）や濃縮率（10 倍）の目安が示され[1]，現在使用している濾過器や濃縮器の添付文書にも重要な基本的注意事項として記載されている.『肝硬変診療ガイドライン 2015（改訂第 2 版）』（日本消化器病学会）では，「難治性腹水に対して CART は腹水穿刺排液アルブミン静注と同程度に有効であり，治療選択肢の 1 つとして試みることを提案する」（推奨の強さ 2：弱い推奨，エビデンスレベル B：中程度の質のエビデンス）とされている[2]．近年では器材，機器および施行方法の改良によって，癌性胸腹水に対しても施行されるようになった.

2　適　応

　CART は，食事療法や薬物治療により軽減できない，あるいは早期再発を防止できない中等量以上の腹水である難治性腹水に適応となりうる. 腹水エ

232

ンドトキシンの濃縮という問題があるため，腹水エンドトキシン高値例や特発性細菌性腹膜炎（spontaneous bacterial peritonitis：SBP）が疑われる症例には好ましくない[3]．また，骨髄移植後などにおける免疫不全患者においては，敗血症などの重篤な合併症併発の可能性があるため禁忌とされている．

診療報酬算定においては，2週間に1回，特定保険医療材料価格［腹水濾過器，濃縮再静注用濃縮器（回路を含む）64,100円］と手術料（胸水・腹水濾過濃縮再静注法，4,990点）が算定できる（2018年3月5日）．また，包括評価制度（DPC）導入施設においても手術の部で算定され，出来高による算定が可能である．

3 施行の実際

a 腹水採取

バイタルサインのモニタリングや輸液を行いながら，腹壁を穿刺し，腹水を排液して無菌的に貯留バッグに採取する．CART施行時の初回の腹水採取量は3,000 mLを目安とし，血圧低下などの循環動態の変調を避けるため，1,000～2,000 mL/時の速度で採取を行うことが望ましい．近年では20 L以上の癌性腹水を採取した報告もあり[4]，目的や患者の状態によって採取量や採取速度を調節する．

b 濾過濃縮

濾過濃縮には，腹水濾過器［AHF-MO，旭化成メディカル（株），東京］と腹水濃縮器［AHF-UP，旭化成メディカル（株），東京］および回路を使用し，それぞれの添付文書に準拠した方法で行う．手技に関しては『実践アフェレシス技術マニュアル2016』（日本アフェレシス学会）に解説されている[5]．腹水濾過器はポリエチレンを膜材質とし，腹水から細菌や癌細胞および血球などの成分を除去するが，溶質をほとんど通過させる．また，腹水濃縮器はポリスルホンを膜材質とし，分子量30,000以上の物質を透過させにくいため，アルブミンなどの有用蛋白が濃縮できる仕組みとなっている．腹水処理速度（腹水濾過および濃縮の速度）が速すぎると発熱の可能性があるので，腹水処理は3,000 mL/時以下，望ましくは1,000～2,000 mL/時で行うことが推奨されている[1]．

c 点滴再静注

濾過濃縮腹水を再静注する場合の速度は，発熱を避けるため100～150 mL/

第5章　非内科的治療のコツとさじ加減

hで実施することが推奨されており[1]，非ステロイド性抗炎症薬（NSAIDs）や非ピリン系解熱鎮痛剤およびステロイドによる積極的な予防投与が考慮される．

4　有効性

CARTによる症状緩和効果として，Eastern Cooperative Oncology Group performance statusの改善および食事摂取量の増加が報告されており[6]，腹部膨満感や腹痛および呼吸困難感などの苦痛を伴う症状が軽減され，QOLを向上させる．大量腹水穿刺排液/アルブミン静注療法とコンセプトは類似しており，長期予後や腹水再貯留率については同等とされるが，CARTでは腹水中に含まれるアルブミンやグロブリンなどの有効成分を自己再利用できるため，ウイルスや未知の病原体に感染するリスクがない利点がある[7]．

市販後調査においては，胸腹水 3,708±1,718 g から蛋白 67.8±41.6 g（回収率 72.0±18.1％）とアルブミン 37.8±24.7 g（回収率 73.8±16.9％）が再静注された[6]．わが国のアルブミン製剤の自給率は2007年の63％をピークに，ここ数年は約60％の状況が続いており，今後少子高齢化と医療の高度化に伴い，アルブミン製剤の不足状況はさらに深刻化すると予想される．したがって，アルブミン製剤の消費量を抑えるという点からもCARTは有効な選択肢である．

さらには，CARTによる症状緩和や栄養状態の維持によって，大量の腹水貯留により困難となる癌化学療法などの治療の継続を可能とすることができる．

5　安全性

難治性腹水に対する治療として一般的である，腹腔-静脈シャント（デンバー・シャント）や経頸静脈肝内門脈短絡術（transjugular intrahepatic porto-systemic shunt：TIPS）といった他の治療法と比較し安全性に優れているとされる．市販後調査における副作用の発現は，146例の患者に対する355回のCART施行の際に，腹水採取時が9例（6.2％）の患者で9回（2.5％），点滴再静注時が33例（22.6％）の患者で47回（13.2％）にみられた．腹水採取時の副作用としては，出血を合併しショック状態となり輸血などの処置を要した原発不明癌患者の重篤な1例（0.7％）があるが，そのほかは血圧低下4例（2.7％），胸痛1例（0.7％），腹痛1例（0.7％），呼吸困難感1例（0.7％），高アンモニア血症1例（0.7％）といずれも軽症であった．また，点滴再静

234

注時の副作用としては，発熱 30 例（20.5％），悪寒 8 例（5.5％），悪寒を伴う震え 1 例（0.7％），嘔気 1 例（0.7％），血圧上昇 1 例（0.7％），頭痛 1 例（0.7％）といずれも軽症であった[6]．

点滴再静注時における発熱は最も頻度の高い副作用である．これは濾過の際に中空糸膜に付着した細胞成分に過度の剪断応力（shear stress）が生じることにより血球が活性化され，炎症性サイトカイン，特に IL-6 が濃縮腹水中に放出されることが一因とされている[8]．そのほか，エンドトキシンやフィブリンなどさまざまな要因が関与すると考えられているが，発熱の機序については十分に解明されていない．肝硬変患者に対する CART では，再静注開始前の体温が 36.5±0.5℃，再静注開始後に達した最高体温は 37.3±0.9℃，再静注開始前と再静注開始後の最高値との体温差は 0.8±0.7℃であった[1]．CART を繰り返す対象となる患者は重篤な基礎疾患を有していることが多く，軽微であったとしても発熱は患者に身体的および精神的な負担を与えかねないため，NSAIDs や非ピリン系解熱鎮痛剤およびステロイドによる積極的な予防投与を考慮してよい．

点滴再静注に伴い循環血液量が増加することによって血圧が軽度上昇する場合があり，門脈圧上昇に起因すると考えられる肝硬変患者の食道静脈瘤破裂例の報告がある[9]．肝硬変患者に CART を行う際には，事前に食道胃静脈瘤の状態を確認して，静脈瘤破裂の危険性について患者や家族への十分なインフォームドコンセントが必要である．

なお，採取された腹水中のアミノ酸は濃縮されることなく濃縮器の排液中に廃棄されるため，分岐鎖アミノ酸（branched chain amino acids：BCAA）が減少している肝硬変患者では，高アンモニア血症を抑制するためにも BCAA 輸液製剤の補充が望ましい[1]．

難治性腹水の予後は 1～2 年と不良ではあるが，大量の腹水は腹部膨満感や呼吸困難感のみならず，患者の QOL を著しく低下させることは明らかであり，CART を含めた積極的な腹水のコントロールが重要である．安全で有効な CART を確実に行うためのガイドラインの策定や施行法の標準化，有効性や安全性の再評価，教育体制の確立が今後の課題である．CART は日本の優れた膜分離技術を用いたアフェレシス療法であり，海外での普及に向けての展開が期待される．

■文　献

1）高松正剛ほか：難治性腹水症に対する腹水濾過濃縮再静注法（CART）の現況―特に

副作用としての発熱に影響する臨床的因子の解析―．肝胆膵 **46**：663-669, 2003

2）日本消化器病学会（編）：肝硬変診療ガイドライン 2015，改訂第 2 版，南江堂，東京，p.111，2015

3）Fukui H et al：Pathophysiology and treatment of cirrhotic ascites. Liver Cirrhosis Update, Yamanaka M et al（eds）, Elsevier, Amsterdam, p.63-76, 1998

4）Matsusaki K et al：Novel cell-free and concentrated ascites reinfusion therapy（KM-CART）for refractory ascites associated with cancerous peritonitis；its effect and future perspectives. Int J Clin Oncol **16**：395-400, 2011

5）山家敏彦：腹水濾過濃縮再静注法．日アフェレシス会誌 **35**：303-308, 2016

6）Hanafusa N et al：Safety and efficacy of cell-free and concentrated ascites reinfusion therapy（CART）in refractory ascites；Post-marketing surveillance results. PLoS One **12**：e0177303, 2017

7）Graziotto A et al：Reinfusion of concentrated ascitic fluid versus total paracentesis. A randomized prospective trial. Dig Dis Sci **42**：1708-1714, 1997

8）神戸幸司ほか：腹水濾過濃縮再静注法における腹水中インターロイキン-6（IL-6）濃度測定の意義と分離膜の違いによる除去効果の検討．日血浄化技会誌 **23**：180-188, 2015

9）小島孝雄ほか：肝硬変症の難治性腹水に対する自家腹水濾過濃縮再静注療法―とくに有効性に関わる因子について―．臨消内科 **8**：609-614, 1993

3. 肝硬変・肝癌に対する外科治療

3. 肝硬変・肝癌に対する外科治療

エキスパートのコンセンサス

● 肝硬変患者の予後向上には，いかにして肝癌死させないかが，重要である

● 肝移植以外では，肝癌に対して最も根治的治療といえるのは肝切除である

● 切除の可否は，外科医と肝臓内科医を含めた集学的治療チームで決定される

● 肝臓に腫瘍が限局しており，個数が3個以下である場合で，耐術が可能であれば，肝切除を選択すべきである

● 厳格すぎる肝切除適応基準は，肝切除によるサバイバルベネフィットを失う

● 門脈腫瘍栓症例をはじめとする高度進行例においても，今後，レンバチニブをはじめとする新たな治療薬の登場により，手術プラス薬物療法による集学的治療アプローチが期待される

　肝硬変患者の予後を左右するのは，肝硬変そのものの悪化による肝不全死と肝硬変に伴って高率に発生する肝癌による肝癌死である．肝硬変の成因に対する治療は発達し，肝硬変の病態の進行を阻止することが可能となり，さらに肝硬変によるさまざまな合併症に対する薬物治療が登場し，QOLの維持が可能となった．約30年前の病棟では，吐血，肝性脳症，黄疸患者があふれていたが，今やそのような患者はほとんどみかけなくなった．今後は，肝硬変患者をいかにして肝癌死させないかが，重要である．肝癌の発生予防や早期診断に関しては他項に譲るが，本項では，肝移植を除けば肝癌に対して最も根治的治療といえる肝切除に関して述べる．

1 肝硬変に伴う肝癌に対する外科的治療

　肝硬変に伴う肝癌に対する外科的治療で，最も根治的治療といえるのは肝移植である．わが国の『肝癌診療ガイドライン2017年版』[1]においても，

237

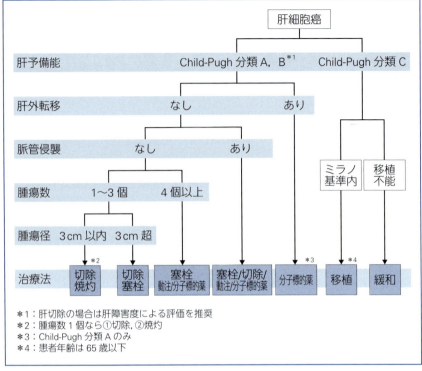

図1　治療アルゴリズム

[日本肝臓学会 編：肝癌診療ガイドライン2017年版，金原出版（2017），p.68 より許諾を得て転載]

「CQ29：肝細胞癌に対する肝移植の適応基準は何か？
　推奨：非代償性肝硬変を伴うミラノ基準内の肝細胞癌に対し肝移植が考慮される」

とされる．つまり，肝細胞癌治療アルゴリズム（図1）において，「Child-Pugh 分類Cの症例においては，ミラノ基準内（腫瘍数が3個以下で腫瘍径が3cm以内および腫瘍が1個ならば腫瘍径が5cm以内）で，患者年齢が65歳以下ならば肝移植が推奨される」とされる．肝硬変に伴う肝癌に対する肝移植に関しては他項に譲るが，ドナー不足により肝細胞癌患者では脳死肝移植はほとんど期待できず，生体肝移植の機会も限られている．さらに，最近増加している高齢者患者では肝移植は現実的ではない．したがって，肝硬変に伴う肝癌に対して最も根治的な治療としての肝切除に期待されるところは大きい．

前述の肝細胞癌治療アルゴリズム（図1）において，Child-Pugh 分類 A
または B の症例においては，肝外転移および脈管侵襲を認めない場合は，

①腫瘍数 1〜3 個，腫瘍径 3 cm 以内ならば肝切除またはラジオ波焼灼療
法（RFA）が選択される．個数が 1 個ならば腫瘍径にかかわらず第一選
択として肝切除が推奨される．

②腫瘍数 1〜3 個で腫瘍径が 3 cm 超ならば第一選択として肝切除，第二
選択として肝動脈塞栓療法（TACE／TAE）が推奨される．

「CQ20：肝切除はどのような患者に行うのが適切か？

推奨：肝切除が行われるべき患者は，肝臓に腫瘍が限局しており，個数が
3 個以下である場合が望ましい．腫瘍の大きさについては制限がない．一
次分枝までの門脈侵襲例は手術適応としてよい」

一方，欧米で採用されている Barcelona Clinic Liver Cancer（BCLC）Staging
system（図2）では，very early stage（0）と early stage（A）の一部のみ
が肝切除，肝移植，RFA などの根治的治療の適応とされる[2]．つまり，肝切
除の適応は，単発 2 cm 未満の症例や，単発 2 cm 以上で Child-Pugh 分類 A
かつ MELD score＜10 の肝予備能がきわめて良好な症例に限定されている．
BCLC の肝切除の適応はあまりに限定的で，Asia Pacific の国々においては
適切でない．

さらに米国肝臓病学会（AASLD）のガイドライン[3]においては，Child-
Pugh A 肝硬変に伴う切除可能な early stage HCC（T1 or T2）では肝切除が
RFA よりも推奨される．単発 2.5 cm までで穿刺しやすい部位の腫瘍では，
肝切除もしくは RFA が推奨されるものの，2.5〜3 cm を超える腫瘍や脈管に
近い腫瘍では RFA の適応は限定的である．しかしながら，切除可能の定義
は定かではなく，切除の適応は，技術的な側面に加えて患者の肝機能や全身
状態から判断される．

筆者が最も同意するガイドラインは，APASL のガイドライン[4]である（図3）．
肝外転移がなく，肝機能が Child-Pugh 分類 A/B であれば，次の decision-
making のプロセスは resectability である．切除の可否は，外科医と肝臓内
科医を含めた集学的治療チームで決定される．さらに，その治療アウトカム
は，お互いに feedback される．

第5章 非内科的治療のコツとさじ加減

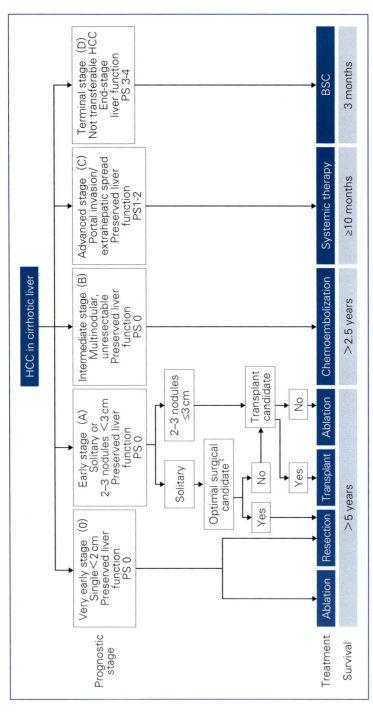

図2 Modified BCLC staging system and treatment strategy

[文献2より引用]

3. 肝硬変・肝癌に対する外科治療

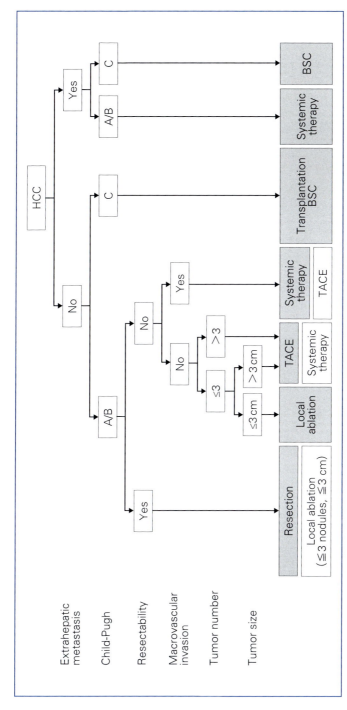

図 3 Treatment algorithm for hepatocellular carcinoma (APASL 2016)

[文献4より引用]

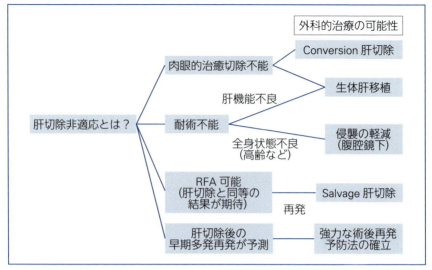

図4　肝切除非適応の病態と外科的治療の可能性

3　エキスパートが提案する肝癌手術適応

　耐術が可能で，術後の肝機能の維持が可能であれば，一般的には肝切除を選択すべきである．言い換えれば，肝切除以外の治療を選択する場合の条件は，①肝切除耐術不能，もしくは②肉眼的治癒切除が不可能な高度進行例である．さらに，肝切除以外の治療を選択する相対的な適応として③肝切除と同等以上の予後が期待できる治療であること，④肝切除を施行しても術後早期の多発再発が予想される場合である．ただし，悪性度が高く再発のリスクが高いからといって，根治的な治療法を最初から選択しないのはあまりにも消極的といえる．図4に肝切除非適応とする病態をあげるが，肝切除非適応といったん判断しても，conversion，salvage目的の肝切除や生体肝移植といった外科的治療の可能性を常に追求すべきで，非根治的治療に固執するべきではない．肝臓内科医，放射線科医，腫瘍内科医，肝臓外科医の良好なコミュニケーションが必要で，最も強力な治療といえる外科的治療を適切に選択できる集学的治療チームが求められる．

4　肝切除可能な肝機能とは？

　『肝癌診療ガイドライン2017年版』[1]において，手術適応を決定するため

の肝機能検査に関して

「CQ21：肝切除前肝機能の適切な評価法は？

推奨：一般肝機能検査に加え ICG 15 分停滞率を測定することを推奨する．手術適応は，これらの値と予定肝切除量とのバランスから決定するのが妥当である」

とされる．わが国で広く使用されている幕内基準は腹水，血清総ビリルビン値，ICG 15 分停滞率から肝切除の適応・非適応，さらには切除許容範囲を明示している[5]．この基準を遵守することにより，肝切除の安全性は向上した．

筆者らは ICG K 値に予定残肝率をかけた ICG K-rem ＞ 0.03 を 1 つの基準に肝切除を行ってきた．2004～2012 年の 504 例の肝細胞癌に対する肝切除のうち，肝部分切除，肝亜区域切除を除外した 265 例の肝切除症例の予後を検討した[6]．幕内基準外の肝切除は 158 例で行われていたが，幕内基準内と基準外で無再発生存率，累積生存率は同様であった（幕内基準内 vs. 幕内基準外，2 年無再発生存率：57.9% vs. 57.1%，5 年累積生存率：50.8% vs. 53.1%）．つまり，幕内基準外であっても肝切除により良好な予後が得られるといえる．厳格すぎる肝切除適応基準は，肝切除によるサバイバルベネフィットを失う患者を発生する．今後は肝切除の適応を拡大する方向での肝切除適応基準を確立する必要がある．

5 高度進行例における手術プラス薬物療法による集学的治療

門脈腫瘍栓は肝細胞癌の最も予後不良な病態で，無治療での予後は 3～5 ヵ月とされている．海外のガイドラインでは分子標的治療薬のみが有効な治療とされているが，わが国の肝癌診療ガイドラインでは，塞栓療法，肝切除，肝動注化学療法または分子標的治療が推奨されている．一方，単施設[7]および全国 22 施設の検討[8]で，門脈一次分枝および本幹にいたる腫瘍栓を伴う肝細胞癌において，肉眼的治癒切除が安全に施行され，さらに術後早期より肝動注化学療法が施行できれば予後（生存期間中央値 28～33 ヵ月）は改善することが明らかになった．今後，レンバチニブをはじめとする新たな治療薬の登場により，手術プラス薬物療法による集学的治療アプローチが期待される．

■文　献

1）日本肝臓学会（編）：肝癌診療ガイドライン 2017 年版，金原出版，東京，2017
2）European Association for the Study of the Liver：EASL Clinical Practice Guidelines：

第 5 章　非内科的治療のコツとさじ加減

Management of hepatocellular carcinoma. J Hepatol **69**：182-236, 2018

3) Heimbach JK et al：AASLD Guidelines for the Treatment of Hepatocellular Carcinoma. Hepatology **67**：358-380, 2018

4) Omata M et al：Asia-Pacific clinical practice guidelines on the management of hepatocellular carcinoma：a 2017 update. Hepatol Int **11**：317-370, 2017

5) Makuuchi M et al：Surgery for small liver cancers. Semin Surg Oncol **9**：298-304, 1993

6) Iguchi K et al：Validation of the conventional resection criteria in patients with hepatocellular carcinoma in terms of the incidence of posthepatectomy liver failure and long-term prognosis. Dig Surg **32**：344-351, 2015

7) Kojima H et al：Hepatic Resection for Hepatocellular Carcinoma with Tumor Thrombus in the Major Portal Vein. Dig Surg **32**：413-420, 2015

8) Hatano E et al：Significance of hepatic resection and adjuvant hepatic arterial infusion chemotherapy for hepatocellular carcinoma with portal vein tumor thrombus in the first branch of portal vein and the main portal trunk：a project study for hepatic surgery of the Japanese Society of Hepato-Biliary-Pancreatic Surgery. J Hepatobiliary Pancreat Sci **25**：395-402, 2018

4. 肝移植

4. 肝移植

エキスパートのコンセンサス

- 非代償性肝硬変に対して内科的治療が奏効しない場合の最終治療手段が肝移植である
- 肝移植には生体肝移植と脳死肝移植があり，わが国では生体肝移植がほとんどであったが，近年，脳死肝移植が増加している
- 術前サルコペニア症例は，有意に移植後生存率が不良となる
- サルコペニアを考慮した移植適応や周術期栄養・リハビリ介入により，予後が著明に改善する
- 肝移植医療の"コツとさじ加減"は，サルコペニアを考慮した移植適応と周術期栄養・リハビリ介入といえる

　最近の内科的治療の進歩により，肝硬変患者の QOL や予後は改善されつつある．しかし，依然として内科的治療が奏効せず，非代償性肝硬変から肝不全となる患者も多い．そのような患者に対する最終治療手段が肝移植である．非代償性肝硬変患者の多くは，蛋白質・エネルギー低栄養状態（protein-energy malnutrition：PEM）であるため，最近，肝移植周術期栄養療法やサルコペニアの意義が注目を浴びている．そこで本項では，わが国における生体肝移植ならびに脳死肝移植の成績を紹介し，次に非代償性肝硬変に対する肝移植医療の"コツとさじ加減"について論じる．

1 　わが国における肝移植の現状と成績

　移植適応となる疾患は，内科的ならびに他の外科的治療では治療不可能な末期肝疾患である．具体的には，胆道閉鎖症，進行性胆汁うっ滞性疾患（原発性胆汁性胆管炎や原発性硬化性胆管炎など），肝細胞性疾患（ウイルス性，自己免疫性，NASH・アルコール性肝硬変など），非代償性肝硬変に合併する肝細胞癌（遠隔転移と血管侵襲を認めず，ミラノ基準内），急性肝不全などである．このうち，非代償性肝硬変が全体の約半数を占めている．最近は年間約 450 症例の肝移植が行われており，2016 年末現在で総移植数は 8,825

245

第 5 章　非内科的治療のコツとさじ加減

例である[1]．うち生体肝移植は 8,447 例と 95.7 ％を占めている．ただ，2010 年の改正臓器移植法施行後，脳死肝移植が徐々に増加し，2016 年は生体肝移植の占める割合は 87.0 ％であった．今後，ますます脳死肝移植の割合が増えてくるであろう．なお当院では 2016 年 10 月末現在，1,898 例の肝移植を施行した．

　生体肝移植，脳死肝移植の 1 年/5 年生存率は各々84.7 ％/78.2 ％，87.4 ％/81.6 ％と，生体肝移植，脳死肝移植間に有意差はなかった．移植早期の死亡率が高いのが課題ではあるが，移植しなければ余命 1 ヵ月～6 ヵ月であったことを考えると，肝移植はハイリスク・ハイリターンの治療といえる．しかし筆者らは，たとえ肝移植であってもハイリスクであるべきではないと考え，後で述べるような取り組みを行っている．

2　脳死肝移植と生体肝移植の適応

　脳死肝移植の適応は，米国では，同様に公平な臓器分配を期するため MELD（model for end-stage liver disease）スコアが優先順位決定に利用されている．一方，日本では，脳死肝移植適応評価委員会に評価申請し，評価された医学的緊急度と血液型適合性による合計点数制で優先順位を決定してきた．しかし，2019 年 5 月 15 日以降，脳死肝移植適応評価委員会の評価を経ずに日本臓器移植ネットワーク直接申請するシステムに移行し，原則として MELDスコアによって優先順位が決定されるようになった．

　一方，生体肝移植では，その患者に特定のドナーが存在するため，脳死移植のような公平な評価は必ずしも必要ではなく，施設ごとに異なった基準で評価し，ドナーとレシピエントの適応を決定している．

3　肝移植におけるサルコペニア評価と意義

　非代償性肝硬変患者は PEM を有していることが多い．一方，肝移植は，生体に与える侵襲が大きく，手術時間も 10 時間以上に及ぶため，耐術能が危惧されるケースが少なくない．これまで肝移植後早期死亡の独立危険因子として，術前 ICU 入院中や MELD 高値などがあげられてきた[2]．しかし，栄養状態に着目した検討はほとんどなされてこなかった．

　そこで筆者らは，肝移植患者におけるサルコペニアに着目した．サルコペニアとは，1989 年に Rosenberg によって提唱された概念[3]で，その成因によって一次性サルコペニアと二次性サルコペニアに分けられる．前者は加齢

に伴う筋肉量の減少であり，後者は活動性の低下（廃用）や低栄養，臓器不全や侵襲，腫瘍などの疾患に伴う筋肉量の減少である．非代償性肝硬変患者は，浮腫や腹水による活動性の低下に加え，低栄養かつ肝不全状態と，まさに二次性サルコペニアのカテゴリーに当てはまる．そこで，肝移植におけるサルコペニアの意義を明らかにすべく，術前サルコペニア評価とその意義，サルコペニアを考慮した移植適応などについて検討した．

a サルコペニア評価

　サルコペニアの診断基準は，骨格筋量の低下，筋力の低下，歩行速度の低下からなる．なかでも，骨格筋量評価が重要である．この評価法には，全身の骨格筋量を測定する体成分分析法と，CT や MR により横断面で骨格筋の面積を測定する方法がある．前者には，InBody720® のような生体電気インピーダンス分析法と，二重エネルギーX 線吸収法（dual-energy X-ray absorptiometry：DXA）がある．筆者らは，CT と InBody720® を使用して骨格筋量の評価をしている．

　2008 年から 2012 年 4 月までの間に，当科で成人生体肝移植を施行し，InBody720® を施行し得た 124 例に対し，術前骨格筋量について評価したところ，全体の 38％の患者にサルコペニア（低骨格筋量）を認めた[4]．また，術前骨格筋量は，Child-Pugh 分類や MELD スコアとも相関を認めず，既知の肝硬変患者，肝移植待機患者の重症度スコアと独立した因子であることが明らかになった．

b 術前サルコペニアと周術期栄養療法の臨床的意義

　サルコペニア群（n=47）と非サルコペニア群（n=77）の 2 群に分け移植後生存率を検討した結果，サルコペニア群は非サルコペニア群に比べ，移植後生存率が有意に不良であった[4]．また，多変量解析にて術前低骨格筋量は独立予後因子であった．

　当院では 2007 年以降，種々のエビデンスに基づきながら，周術期栄養療法を導入してきた[5-8]．そこで，術前栄養療法を十分に行えた症例を栄養療法あり群，行えなかった症例を栄養療法なし群として，サルコペニア群，非サルコペニア群に対し，各々サブグループ解析したところ，サルコペニア群では，栄養療法あり群が栄養療法なし群に比べ術後生存率が有意に良好であった[4]．一方，非サルコペニア群では，周術期栄養療法による生存率改善効果はわずかであった．この当時，術前リハビリ介入は特に行っていなかったため，入院時栄養・サルコペニア評価によって，サルコペニア症例を選別

第 5 章　非内科的治療のコツとさじ加減

する➡サルコペニア症例を中心に栄養・リハビリ介入を行う➡肝移植成績向上，という strategy を考えた．

ⓒ サルコペニアを考慮した新たな肝移植適応

　当科では，術前サルコペニアと移植後生存率のデータを元に，2013 年より肝移植適応を変更した．以前は他の移植施設で断られたような重症例も移植を行っていたため，ストレッチャー上に寝たきりの患者も多かった．このような症例は，移植後感染を併発しやすく，移植成績は決して良好とはいえなかった．さらに当科では，多くの医師が紹介患者の移植面談を行うため，外来レベルで特別な測定装置を要さずに高度サルコペニア患者かどうか判断できるシンプルな基準がよいと考えた．

　そこで，急性肝不全以外の患者に対しては「自立歩行可能であること」を肝移植適応の第一条件とした．さらに，特にサルコペニア患者を中心に，入院時から積極的に栄養・リハビリ介入を行うこととした．

　その結果，2013 年から 2015 年 10 月までの成人生体肝移植後 1 年生存率は 94％ときわめて良好な短期成績となった[9]．また，血液培養陽性率も，適応変更後は変更前に比べ有意に低下し，たとえ敗血症を併発しても，ほとんどの患者がショックに至らずに治癒した．

　さらに筆者らは，サルコペニア因子である骨格筋量や筋肉の質に加え，体組成因子である内臓脂肪肥満に着目し，客観的な移植適応基準を作成しようと考えた．2008 年から 2016 年 7 月までに当科で生体肝移植を施行し，術前単純 CT で L3 レベルの評価を行えた 277 例で，これら体組成の予後に与える影響を検討した．当科の生体肝移植ドナー 657 例から作成したカットオフ値を用いて，骨格筋量低下，筋肉の質低下，内臓脂肪肥満と肝移植後の予後を検討したところ，それぞれ予後不良因子であった[10]．次に，これら異常因子数と移植後生存率を検討した結果，異常因子数 0，1，2，3 個の 1 年生存率は，各々 98％，78％，60％，41％と有意かつきれいに層別化された（$p <$ 0.001）（図 1）[10]．この結果を踏まえ，2016 年 10 月から，異常因子数 3 個の症例は生体肝移植の適応なしとして脳死肝移植を勧めることとした．また異常因子数 1 個または 2 個の症例には周術期栄養・リハビリ介入を行い予後改善に努めた．その結果，2018 年 10 月現在，1 年生存率 98％ときわめて良好な成績を得ることができた．したがって，当院においては，もはや肝移植はハイリスクの医療ではなくなった．

　つまり，肝移植医療の"コツとさじ加減"は，サルコペニアを考慮した移植適応と周術期栄養・リハビリ介入である．

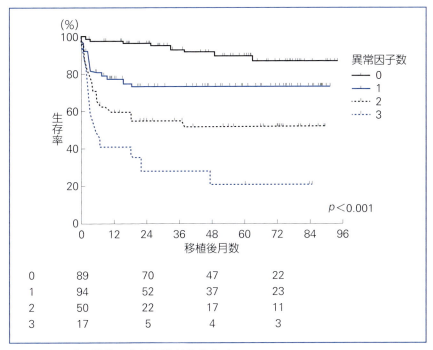

図 1　体組成異常数と生体肝移植後生存率

［文献 10 より引用］

■ 文　献
1）日本肝移植研究会：肝移植症例登録報告．移植 52：134-147, 2017
2）Kaido T et al：In-hospital mortality in adult recipients of living donor liver transplantation：experience of 576 consecutive cases at a single center. Liver Transpl 15：1420-1425, 2009
3）Rosenberg IH：Summary comments. Am J Clin Nutr 50：S1231-1233, 1989
4）Kaido T et al：Impact of sarcopenia on survival in patients undergoing living donor liver transplantation. Am J Transplant 13：1549-1556, 2013
5）Kaido T et al：Effects of posttransplant enteral nutrition with an immunomodulating diet containing hydrolyzed whey peptide after liver transplantation. World J Surg 36：1666-1671, 2012
6）Kaido T et al：Pre- and perioperative factors affecting infection after living donor liver transplantation. Nutrition 28：1104-1108, 2012
7）Kamo N et al：Impact of enteral nutrition with an immunomodulating diet enriched with hydrolyzed whey peptide on infection after liver transplantation. World J Surg 42：3715-3725, 2018
8）Kaido T et al：Effect of herbal medicine Daikenchuto on oral and enteral intake after liver transplantation：a multicenter, randomized controlled trial. Nutrition 54：68-75,

第5章　非内科的治療のコツとさじ加減

2018

9）Kaido T et al：Effects of pretransplant sarcopenia and sequential changes in sarcopenic parameters after living donor liver transplantation. Nutrition **33**：195-198, 2017

10）Hamaguchi Y et al：Impact of skeletal muscle mass index, intramuscular adipose tissue content, and visceral to subcutaneous adipose tissue area ratio on early mortality of living donor liver transplantation. Transplantation **101**：565-574, 2017

第6章

肝硬変のトピックス

第6章　肝硬変のトピックス

1. 肝硬変と腸内細菌

　ヒトには，一般的に1,000種類以上，100兆個以上，重量1.5kg程度の腸内細菌が存在するとされ，恒常性を維持しつつ，宿主にさまざまな影響を与えることが推測されていた．しかし，従来解析に利用されていた培養法では，ヒト腸内細菌の約40％が培養不可能であり正確な解析の困難さが研究の大きな障壁となっていた．近年，培養法に比較し短時間に少量サンプルで解析可能で，簡便かつ格段に信頼性の高い詳細な解析可能な分子生物的手法［T-RFLP（terminal restriction fragment length polymorphism）法，定量的PCR法，メタゲノム解析など］が開発されるとともに，メタゲノム，メタボローム，マイクロアレイ解析などの解釈にかかわるバイオインフォマティクスが長足の進歩を遂げた．これにより，実際の患者検体を用いた腸内細菌研究が急速に進展し，宿主の代謝・エネルギー利用やさまざまな疾患の発症・進展における腸内細菌の関与が明らかにされつつある．

　本項では，肝硬変患者における腸内細菌組成の特徴と肝病態との関連について，概説する．

1　肝疾患における腸管防御機構

　ヒト腸管では，摂取した食物の栄養素の消化・吸収，食物などを通し外部環境に曝露されるため，体内環境保持を目的とした生体防御が行われている．腸管における生体防御機構には，腸管上皮表面粘液層の存在，細胞間タイトジャンクションなどがある．したがって，絶食，腸炎など腸管炎症時などでは，腸管上皮表面粘液層の減少，腸管上皮の脆弱化や欠損，細胞間タイトジャンクションの破綻による腸管免疫機能障害をきたし，腸管の生体防御機構が破綻する．一方，肝には，門脈を経由して腸内細菌由来の分解物・抗原などの病原体関連分子パターン（pathogen-associated molecular patterns：PAMPs）が常に流入し，Toll様受容体4（Toll-like receptor 4：TRL-4）など肝においてPAMPsを認識する種々のパターン認識受容体（pattern-recognition receptors：PRPs）が認識・処理を担っている[1]．このような状況は腸肝相関（gut liver axis）と呼ばれる．肝は常に少量のPAMPsに曝露されている

252

1. 肝硬変と腸内細菌

が，腸管免疫機能破綻時には，PAMPs の肝への流入の増加し，PRPs からのシグナルを介して Kupffer 細胞や肝星細胞の活性化による炎症性サイトカインの分泌・発現亢進をきたす[1,2]．

2 肝硬変における腸内細菌叢の変化

a 肝硬変症例における腸内細菌組成の変化

　肝硬変症例では腸内細菌組成が変化する．その原因として，門脈圧亢進による bacterial translocation，胆汁酸の分泌低下や組成の変化，宿主である肝硬変患者の免疫機能低下による腸管生体防除機構の破綻など，多くの要因が関与すると考えられている（図1）．菌種との関連では，解析法・症例選択・基盤となる肝疾患などにより異なる部分はあるが，肝硬変患者に共通して，腸内細菌（*Enterobacteriaceae*）と連鎖球菌（*Steptococcaeae*）の増加と善玉菌とされるビフィズス菌（*Bifidobacteria*）とラクノスピラ（*Lachnospiraceae*）の減

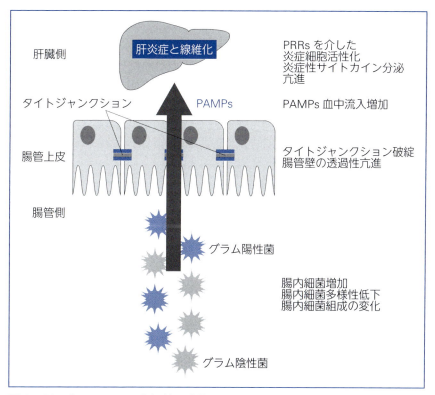

図1　肝硬変における腸内細菌の病態への関与に関する仮説

253

少[3,4]，口腔内常在菌である *Veillonella* や *Streptococcus* の増加[1] などが報告されている．

　当院での肝硬変患者と健常人の便中腸内細菌由来 DNA の次世代シーケンサーを用いた比較では，肝硬変を特徴付ける特定の菌種は同定されなかったが，菌叢の多様性を示す Shannon 指数は肝硬変患者において有意に低値であり，多様性低下の存在が示唆された．また，肝硬変患者では約半数の症例で小腸内細菌異常増殖（small intestinal bacterial overgrouth：SIBO）が生じており，この SIBO は血中エンドトキシンの増加をきたし慢性エンドトキシン血症に関与するとされる[5]．

b 肝性脳症との関連

　肝硬変の主要な合併症として知られる肝性脳症は，アンモニアなど腸管内で発生する神経毒性物質の肝での代謝能低下，門脈 - 大循環短絡（シャント）により大循環へ直接流入し血液脳関門を超えた脳内への流入を主因として発症する．アンモニア以外にもメルカプタン，フェノール，非ベンゾジアゼピン化合物など肝性脳症に関与する物質はほとんどが腸内細菌由来である．また，前述した慢性エンドトキシン血症は潜在性肝性脳症の顕在化に関与すると報告されている．さらに，Bajaj らにより，肝性脳症を合併した肝硬変患者におけるエンドトキシン酸性能の高い特定の菌種の健常人に比較した増加[6]と肝硬変患者の認知障害とアンモニア産生能の高い菌種の増加との相関[7] が報告されている．近年，プロトンポンプ阻害薬内服による腸管内 pH の変化と腸内細菌組成の変化とが肝性脳症発症に関連するとの報告もある[8,9]．

c 特発性細菌性腹膜炎との関連

　肝硬変において腹水貯留を合併した症例の約 10% 程度に合併するとされる特発性細菌性腹膜炎においても，その発生機序に bacterial translocation，非特異的感染防御機構の破綻とともに，腸内細菌組成の変化が関与することが推測されている[7]．

d 腸内細菌をターゲットとした肝硬変治療

　実臨床において，非吸収性抗生物質投与により腸管内のグラム陽性桿菌や嫌気性菌を減らさずグラム陰性菌を減少させることが肝性脳症と特発性細菌性腹膜炎の予防につながるとされ，標準治療に加え，従来までポリミキシンB 硫酸塩とアミノグリコシド系抗菌薬の投与が試みられてきた．近年わが国で肝性脳症治療に対して保険適用となったリファンピシン誘導体のリファキ

シミンは，非吸収性で広域スペクトルを有し薬剤耐性をきたしにくいとされ，今後の適用拡大なども期待される薬剤である．リファキシミンによる腸内細菌調整に関しては，今後さらなる検討を要する[7]．また，人体に好影響をきたすと考えられる微生物，またそれらを含む製剤や食品を摂取するプロバイオティクスは，正常な腸内細菌の維持と制御に重要な役割を果たすと考えられている．肝硬変患者においても，プロバイオティクスによる粘膜バリア機能補強が肝性脳症予防への有用性が推測され，臨床治験が開始されている[10]．

　肝硬変やその合併症の病態に腸内細菌は大きく関与するため，その実態を正確に評価することは，腸内細菌をターゲットとした病態の解明や創薬に関してきわめて重要である．

■文　献

1）Qin N et al：Alterations of the human gut microbiome in liver cirrhosis. Nature **513**：59-64, 2014

2）Petrasek J et al：Toll-like receptors in the pathogenesis of alcoholic liver disease. Gastroenterol Res Pract **2010**：2010

3）Chen Y et al：Characterization of fecal microbial communities in patients with liver cirrhosis. Hepatology **54**：562-572, 2011

4）Lu H et al：Intestinal microbiota was assessed in cirrhotic patients with hepatitis B virus infection. Intestinal microbiota of HBV cirrhotic patients. Microb Ecol **61**：693-703, 2011

5）Quigley EM：Small intestinal bacterial overgrowth：what it is and what it is not. Curr Opin Gastroenterol **30**：141-146, 2014

6）Bajaj JS et al：Altered profile of human gut microbiome is associated with cirrhosis and its complications. J Hepatol **60**：940-947, 2014

7）Bajaj JS：The Relationship Between the Gut Microbiota and Liver Disease. Gastroenterol Hepatol（NY）**11**：626-628, 2015

8）Tsai CF et al：Proton Pump Inhibitors Increase Risk for Hepatic Encephalopathy in Patients With Cirrhosis in A Population Study. Gastroenterology **152**：134-141, 2017

9）Baffy G et al：Hepatocellular carcinoma in non-alcoholic fatty liver disease：an emerging menace. J Hepatol **56**：1384-1391, 2012

10）Lunia MK et al：Probiotics prevent hepatic encephalopathy in patients with cirrhosis：a randomized controlled trial. Clin Gastroenterol Hepatol **12**：1003-1008. e1, 2014

第6章　肝硬変のトピックス

2. 肝硬変に対する再生医療

　肝硬変はかつて不可逆な疾患と考えられていたが，現在ではウイルス肝炎治療はじめ原因に対する治療が発展し，原因が取り除かれれば可逆性であるという理解が進んでいる．しかし一方で，線維化が進行しすぎてしまった肝硬変は原因が取り除かれても改善しにくいことも臨床的にわかっている．本項では線維化改善に対する細胞療法の世界での動向や，筆者らの行っている基礎研究，臨床でのアプローチを紹介していきたい．

1 はじめに

　原因が取り除かれれば可逆であるが，進行しすぎると可逆性が乏しくなる肝硬変に対する細胞療法の世界での動向や，筆者らの行っている基礎研究，臨床でのアプローチを紹介していきたい．

2 肝硬変に対する細胞療法の可能性

　今までの当科の寺井らが行ってきた臨床研究，治験を中心に基礎，臨床両面からこの観点を論じていきたい．

a 自己骨髄細胞投与療法

　山口大学において寺井らは，2003年11月より世界で初めて肝硬変症に対する自己骨髄細胞投与療法［autologous bone marrow cell infusion（ABMi）therapy］をスタートさせ，ABMiを行うと臨床的にヒトで幹前駆細胞の活性化，肝細胞の増殖が促進され，その結果，肝機能が改善するであろうことが明らかになった[1,2]．この療法は，通常ではほとんど血中に出てこない骨髄細胞を全身麻酔下に400 mL採取し，末梢静脈から投与を行うものである．骨髄細胞は大きく分け血球細胞と非血球細胞からなり（多くのものが間葉系細胞であると考えられる），これらの細胞は慢性障害状態にある肝幹前駆細胞のnicheなどに集積し，それにより効果を発揮すると考えられる．現在までに合計62例行われてきた．しかし，この治療法は先述の通り全身麻酔を

256

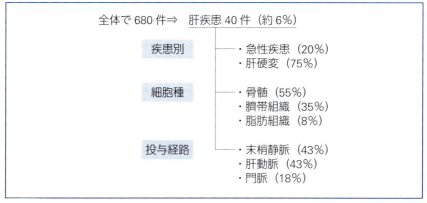

図1 間葉系幹細胞を使った臨床試験（ClinicalTrial.govより）
間葉系幹細胞を肝疾患に用いた臨床試験は40例登録されており，疾患別では急性肝障害や肝硬変がある．また細胞由来は骨髄，臍帯組織，脂肪組織の順に多い．投与経路としては末梢静脈以外にも動脈，門脈があり肝臓特有といえる．

要するなど適応範囲が限られるため，より特定の細胞を投与する流れとなっており，現在特に臨床面でも進んでいる間葉系幹細胞（mesenchymal stem cells：MSC）と，基礎研究で注目を集めているマクロファージに着目して論じていきたい[3,4]．

b MSCの可能性：総論および基礎研究

　MSCは骨髄ばかりでなく脂肪組織，臍帯組織，歯髄など医療廃棄物からも採取でき，脂肪細胞，軟骨細胞，骨細胞への分化能力をもつ細胞と位置づけられており，サイトカイン，ケモカイン，増殖因子，エクソソームなどさまざまな因子を産生し，低抗原性で他家細胞の使用も可能で抗炎症，抗線維化，血管新生，抗酸化ストレスなど多様な効果が報告され急性，慢性肝障害治療への応用が期待されている．このように低抗原性で比較的簡便に培養でき，さまざまな効果を自己細胞だけでなく他家細胞投与でも免疫抑制剤なしで行える点から，現在世界でClinicalTrial.govによると700近くの臨床試験が行われている．肝疾患に用いた臨床試験はClinicalTrial.govによると40例登録されている（図1）．一方，マクロファージも肝線維化改善に有用と報告があり，マクロファージに関して次に論じたい．

c マクロファージの可能性：総論および基礎研究

　マクロファージは近年解析が進み，多機能性をもつことが明らかになって

257

第6章　肝硬変のトピックス

きている．最も簡便に分類すると，炎症時に線維形成に関与する（pro-inflam-matory）M1マクロファージと炎症が治まった後に線維改善に寄与する（anti-inflammatory）M2マクロファージである．マクロファージのもつこの二面性が線維形成や改善に寄与することはDuffieldらによって，線維形成が起こる炎症時にマクロファージを消失させると，線維の形成が弱くなり筋線維芽細胞が減る一方，炎症の回復期にマクロファージを消失させると線維の改善が乏しくなることによって証明されている[5]．

d MSCとマクロファージの混合投与の可能性

　近年筆者らの研究室では上記のMSCとマクロファージの混合投与の可能性をマウスで検討している．筆者らは，12週間四塩化炭素（CCl4）を腹腔内投与し作成した肝硬変モデルマウスを用い，8週間目に骨髄由来のMSC 100%，骨髄から培養で誘導したマクロファージ100%，MSCとマクロファージの混合投与（50%：50%）で細胞総数1×10^6個を単回，尾静脈から投与を行うと，12週目でMSC単独，マクロファージ単独でも細胞投与したものは線維化改善がみられていたが，特にMSCとマクロファージの混合投与をした群で最も線維化が改善していたことがわかった．筆者らは，このメカニズム解析を行い以下のような結果を得ている．①MSCとマクロファージをin vitroで共培養を行うとマクロファージはM2マクロファージ方向に極性変化する．②マクロファージのほうがMSCに比べよりmatrix metalloproteinase（MMP）を産生する．③混合投与後は，ホストのマウスのマクロファージや好中球も肝臓内に集まりやすく，マクロファージの極性もM2方向のものの比率が上がっていた．④肝臓内では混合投与を行って3日目にMMPのmRNAの上昇が最も上昇し，それに引き続いて7日目にOncostatin M（OSM）やHGFなどの再生関連因子のmRNAが上昇してくる．このことは細胞投与後，線維化改善に引き続き，肝再生が起こっている可能性を示唆している．⑤二光子顕微鏡を用いてGFP（蛍光：緑）陽性マクロファージと，DsRed（蛍光：赤）陽性MSCを肝硬変モデルマウスに投与した後の細胞動態を7日目まで肝，肺，脾をライブイメージにて観察すると，マクロファージは肝臓の障害部の線維の近くや肺を中心に7日に居続けるのに対し，MSCは投与初期にほとんどが肺にトラップされ，肝臓にはごく初期に少数しか行かず7日間のうちに肝，肺，脾から消失してしまうことがわかった．⑥さらに，筆者らは肝臓の線維の近くで投与したマクロファージが，壊死した肝細胞を貪食していた像をライブイメージで世界で初めてとらえることに成功した．このマクロファージが肝細胞を貪食している意味を検証するために，in vitroで

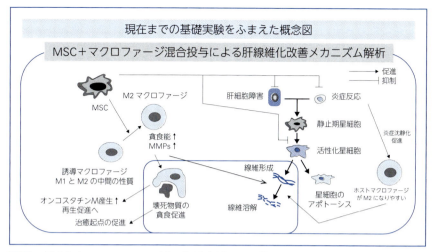

図2 MSCとマクロファージの混合投与から考えられる線維化改善再生促進の機序
MSCとマクロファージはお互いのよい面を引き出し合いながら肝線維化改善，再生促進に対して重要な働きをしている．

　マクロファージに壊死肝細胞を貪食させたところ，OSMやVEGFなどの肝再生に関わる因子を強く出すようになることがわかった．⑦また定着した投与マクロファージは，マクロファージや好中球の遊走因子も産生し，ホスト側のマクロファージや好中球も遊走させ線維化改善に貢献する．このような結果をまとめ図2のように考えている[6]．投与したMSCはほとんどが肺でトラップされ，肝臓にはごくわずかしか行かないのに効果に貢献する機序が現在まだ未解明のままである．ある意味，MSCは"指揮細胞"として線維化から再生に誘導する場を制御すると考えられる．そこでMSCの産生する栄養因子やエクソソームなどに注目が集まっている．エクソソームの投与だけでも効果が得られるとする報告も出ており，今後の多因子を産生し，さらに環境により大きく変化するMSCの効果発揮の機序解明が待たれている．またMSCはマクロファージと相加作用を発揮することで，単に肝線維化の改善のみでなく肝再生の誘導機構の解明をさらに進めていく予定である．

e MSCの臨床応用への可能性

　MSCを活用した再生医療は，MSCが医療廃棄物からも活用できる点，非常に多くの因子を産生し多機能で，他家細胞も活用できることからon demand

第6章　肝硬変のトピックス

に患者の元に届けられ，産業化も可能な分野として注目を集めている．マクロファージに関しては，他家細胞は用いることができない点，採取に手間や時間がかかる点などからハードルがある．こうしたことを背景に現在当科を中心とした多施設でロート製薬と他家由来MSCを用いたC型肝炎もしくはNASH由来の非代償性肝硬変症に対する企業治験（第Ⅰ/Ⅱ相）を行っている．本治験はあらかじめ脂肪組織提供者から採取され培養された脂肪組織由来MSCを各病院にて解凍し点滴に入れ（解凍から点滴まで20分程度で行える）静脈内に一時間かけて投与するものであり，非常に簡便に行える．今後安全性や有効性が確認されていけば，肝硬変治療の新たなオプションとなりうると考えている．今後はMSCの由来組織や培養環境，生体環境での効果の違い，MSCのエクソソームや特定の成分での治療効果の検証など広がりをみせることができる分野となる可能性がある．

　肝硬変に対する線維化改善治療は細胞療法以外でも現在多数開発中であり，いち早く有効な治療が患者のもとへ届く日がくることを願うばかりである．

■文　献

1) Terai S et al：Improved liver function in patients with liver cirrhosis after autologous bone marrow cell infusion therapy. Stem Cells **24**：2292-2298, 2006
2) Sakaida I et al：Transplantation of bone marrow cells reduces CCl4-induced liver fibrosis in mice. Hepatology **40**：1304-1311, 2004
3) Terai S, Tsuchiya A：Status of and candidates for cell therapy in liver cirrhosis：overcoming the "point of no return" in advanced liver cirrhosis. J Gastroenterol **52**：129-140, 2017
4) Tsuchiya A et al：Clinical trials using mesenchymal stem cells in liver diseases and inflammatory bowel diseases. Inflamm Regen **37**：16, 2017
5) Duffield JS et al：Selective depletion of macrophages reveals distinct, opposing roles during liver injury and repair. J Clin Invest **115**：56-65, 2005
6) Watanabe Y et al：Mesenchymal Stem Cells and Induced Bone Marrow-Derived Macrophages Synergistically Improve Liver Fibrosis in Mice. Stem Cells Transl Med **8**：271-284, 2019

3. 肝硬変に対する抗線維化薬

　肝線維化は，ウイルス性肝炎，アルコール性肝障害，自己免疫性肝炎や非アルコール性脂肪性肝炎（non-alcoholic steatohepatitis：NASH）など種々の病因に対する生体防御の結果として生じる[1]．

　長期間にわたる肝障害では肝細胞の壊死・脱落と再生が慢性的に繰り返され，壊死局所では炎症反応に寄与する細胞群が局所に集簇して，Ⅰ型コラーゲンを主とする細胞外マトリックス（extracellular matrix：ECM）物質が産生され，蓄積する．線維化が進展すると肝機能は低下し，さらには肝不全にいたる．近年，抗線維化治療薬の開発が注目されており，肝線維化の基礎および臨床研究からさまざまな報告がなされている．本項では，肝線維化の機序および抗線維化薬の開発状況について概説する．

1 肝線維化のメカニズム

　長期間にわたる肝障害では肝細胞の壊死・脱落と再生が慢性的に繰り返され，壊死局所では炎症反応に寄与する細胞群が局所に集簇して，一過性にⅠ型コラーゲンを主とする ECM 物質が産生され，蓄積する．肝障害が軽度である場合や早期に原因が除去された場合，残存肝細胞が再生増殖し，コラーゲンの分解や線維産生細胞のアポトーシスなどを介して組織は復元する．肝障害が重度である場合や長年にわたり持続する場合は，肝細胞の破壊と再生のバランスが崩壊し，壊死組織に線維化が惹起される．肝臓内で線維を合成する責任細胞は主に星細胞と考えられている．星細胞の活性化は近隣に存在するダメージを受けた肝細胞，Kupffer 細胞，類洞内皮細胞や胆管上皮細胞との密接な相互作用や循環血液中の細胞群の関与も報告されている．

a 星細胞活性化の機序

　類洞に存在する星細胞は肝細胞側の Disse 腔に配置し，細胞体から延びる枝状の突起で類洞内皮細胞を包囲し，一方で肝細胞とも接している．肝臓が障害を受けると，星細胞は活性化してその機能や形態を劇的に変化させ，筋線維芽細胞（myofibroblast：MFB）様の細胞に変化する．MFB では貯蔵ビ

261

タミン A は減少・消失し，細胞骨格蛋白質である desmin や α-平滑筋アクチン（α-smooth muscle actin：α-SMA）が増加することで収縮能が増強し，Ⅰ型コラーゲンを主体とする ECM 物質を過剰に産生する．ウイルス感染や脂肪性肝炎などによる慢性炎症の状態では，activator protein-1（AP-1）やc-Jun N-terminal kinase（JNK）などの転写因子の活性化によって星細胞は持続的に活性化し，TGF-β の産生・活性化とそれを介した TIMP-1 の過剰産生が起こる．これによって TIMP-1 と MMPs との間に相対的アンバランスが生じ，組織にⅠ型コラーゲンが蓄積する．MFB は nuclear factor-κB（NF-κB）や phosphoinositide 3-kinase-Akt 経路の活性化により細胞死抵抗性となり，新生血管の構築を伴いながら線維性隔壁を構成して瘢痕形成を行う．MFB 化した星細胞は，monocyte chemotactic protein-1（MCP-1），CC ケモカイン受容体などの発現，抗原提示，toll-like receptor 4（TLR4）や CD14 の発現を伴ったエンドトキシンへの高反応性を介して，一酸化窒素などの活性酸素種を産生させ，局所炎症を持続させる．

b 肝線維化の発症・進展

肝線維化の発症・進展には，近隣に存在する細胞群に由来するサイトカイン（ケモカイン）や酸化ストレス，さらには星細胞自体が産生するメディエーターが関与する．

星細胞は MCP-1，RANTES，IL-8 や MIP-2 などの種々のケモカインを産生し，かつ自らも CCR2，CCR5，CCR7，CXCR3，CXCR4 などのケモカイン受容体を発現する．星細胞からの CC ケモカインは TLR4 依存性に産生され，なかでも MCP-1 と RANTES は星細胞に由来する強力なケモカインである．近年，星細胞の活性化や線維増生，遊走にも複数のケモカイン（MCP-1，SDF-1α）とケモカイン受容体（CCR2，CCR5，CCR7，CXCR3，CXCR4）が関与すると報告されている[2]．

一方，肝臓のマクロファージである Kupffer 細胞も多種多様な炎症性サイトカインを産生する．すなわち MCP-1/CCL2，RANTES は単球・マクロファージ，MIP-1α/CCL3 は樹状細胞前駆体の，MIP-2/CXCL8 は NK 細胞の肝臓への浸潤に寄与する．さらに，活性化した Kupffer 細胞は PDGF や TGF-β を産生し，これらが星細胞の活性化を誘導する．

2 肝硬変に対する抗線維化薬

線維化の機序の項でも触れた通り，肝線維化は主に星細胞が関与している

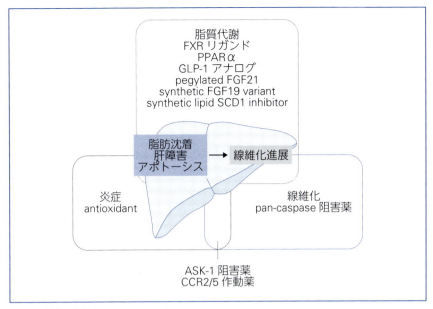

図1 抗線維化薬のターゲット

ことから，星細胞の制御が抗線維化治療の主なターゲットとなる（図1）．抗線維化薬は，①低分子化合物，②抗体，③リポソームを用いた複合体の3つに大きく分類され，臨床試験登録サイト「CliniaclTrial.gov」に登録されている試験を参考に，これまで報告されている抗線維化薬の作用機序と開発状況の一部を紹介する．

a 低分子化合物

1) peroxisome proliferator-activated receptor（PPAR）γ作動薬

　PPARγはリガンドと結合することで転写因子として働き，主に脂質や糖代謝に関連する核内受容体である．PPARγは星細胞に発現しており，活性型星細胞ではPPARγの発現が低下する．PPARγ作動薬の投与により星細胞の活性化やECM産生能が抑制される．作用機序としては依然不明な点も多いが，ケモカイン産生低下や血管新生阻害作用によって星細胞の活性化を抑制すると報告されている．NASH患者を対象とした臨床試験では，PPARγの作動薬であるピオグリタゾン投与による肝脂肪化と肝小葉の炎症の改善が認められたが，肝線維化の改善は認められなかった[3]．

263

第6章 肝硬変のトピックス

2）farnesoid X receptor（FXR）作動薬

FXR は胆汁酸をリガンドとする核内受容体である．PPARγ と同様に星細胞に発現しており，星細胞の活性化に対して抑制的に働く．FXR 作動薬は NF-κB の活性を抑制し，チオアセトアミド誘発肝線維化ラットモデルでは，抗線維化効果が認められると報告された．しかし，NASH 患者を対象とした第Ⅱ相試験では FXR 作動薬であるオベチコール酸投与による NAFLD activity score の改善や抗線維化効果が認められたが[4]，わが国では抗線維化効果が得られず，2018 年 3 月に国内開発は行われないことが決定した．

3）アンジオテンシンⅡ受容体拮抗薬（ARB）

アンジオテンシンⅡは血圧上昇作用のあるペプチドとして知られている．肝星細胞にはアンジオテンシンⅡ typeⅠ（AT1）受容体が発現しており，AT1 受容体を介した JAK2 経路によって星細胞は活性化する．JAK2 を阻害することで肝星細胞の活性化が抑制され，AT1 受容体ノックアウトマウスにおいては四塩化炭素投与による肝線維化モデルで肝線維化は抑制すると報告されている．ヒトアルコール性肝硬変を対象とした臨床試験では，ARB であるカンデサルタン内服による肝線維化改善が報告されている．一方で，長期投与を行っても，進行した線維化を伴う慢性 C 型肝炎患者において十分な線維化抑制効果は得られなかったとの報告[5] もあり，実臨床において，その抗線維化効果に一定のコンセンサスは得られていない．

4）Galectin-3 阻害薬

Galectin-3 はレクチンファミリーの 1 つである糖結合蛋白質であり，TGF-β 経路を介して星細胞を活性化する．Galectin-3 をノックダウンすると肝星細胞の活性化が抑制され，肝線維化も抑制されることが報告されている[6]．2018 年 4 月に開催された欧州肝臓学会（EASL）でも，NASH 患者において肝静脈圧較差（HVPG）や線維化の改善が報告され，Galectin 阻害薬の第Ⅲ相臨床試験が計画中である．

5）β-catenin 阻害薬

β-catenin は細胞質内分子で上流の Wnt シグナルによって核内へ移動し転写因子として働く．β-catenin は星細胞の活性化に関連し，線維化した肝組織の星細胞に強く発現している．β-catenin 阻害薬は CREB binding protein と β-catenin との結合を阻害することにより細胞増殖を抑制し，対照的に p300 と β-catenin の結合を増加させ，細胞分化を誘導する．当初，抗癌薬としての開発が進められていたが，四塩化炭素投与および胆管結紮による肝線維化マウス，HCV トランスジェニックマウスにおいて，抗線維化効果が報告された．PRI-724 は第Ⅰ相試験にてヒトへの投与の安全性が確認され，2018

年 7 月以降に第Ⅱ相試験が計画されている[7].

6) apoptosis signal-regulating kinase（ASK）1 阻害薬

ASK1 はセリン／スレオニンキナーゼの 1 つで，酸化ストレスにより活性化され p38 や JNK を介して，MFB を活性化する．ASK1 阻害薬である selonsertib は NASH モデルマウスにおいて肝脂肪化，炎症，線維化の改善効果があると EASL で報告された．NASH に起因する肝線維化患者を対象とした第Ⅱ相試験では simtuzumab 単独群よりも selonsertib 治療群で抗線維化効果が認められた[8]．現在，第Ⅲ相試験が進行中である．また，NASH のモデルマウスにおいて，selonsertib と現在開発中のアセチル CoA カルボキシラーゼ（ACC）阻害薬（GS-0976）または FXR 作動薬（GS-9674）の併用群では，単独投与群に比べ，肝脂肪量の減少が大きく，線維化関連遺伝子の発現量も低いことが 2018 年の EASL で報告された．

7) CCR2 および CCR5 作動薬

C-C ケモカイン受容体（CCR）2 および 5 は肝星細胞，単球，Kupffer 細胞に発現しており，炎症性細胞の動員に関与する．炎症時に産生される CCL2 などのケモカインによりこれら受容体が刺激され炎症性細胞が浸潤する．その結果，肝星細胞が活性化し線維化が亢進する．CCR2 および 5 の阻害薬である cenicriviroc（国内未承認，CVC）は，急性および慢性肝疾患の動物モデルでは強力な抗炎症・抗線維化作用を有することが示されており，肝硬変患者を対象とした臨床試験でも安全性と良好な忍容性が確認されている．すでに第Ⅱ相試験が実施され，1 年追跡した結果から，NAFLD activity score（NAS）2 点以上改善の達成率は，CVC 群とプラセボ群に差は認められなかったものの，肝線維化ステージ改善の達成率は，プラセボ群に比べて CVC 群が 2 倍高く，忍容性も良好だったと報告された[9]．

8) pan-caspase 阻害薬

肝細胞のアポトーシスは星細胞の活性化に関与し，肝線維化促進因子の 1 つである．emricasan はアポトーシスや炎症など，重要な細胞機能モジュレーターとして役割を果たす関連酵素群 caspase を阻害するが，胆管結紮モデルマウスや NASH モデルマウスで炎症と線維化を抑制することが報告されている．28 日と短期間の臨床試験ではあるが肝逸脱酵素アラニンアミノトランスフェラーゼ（ALT）において，プラセボ群では 14％の改善であったのに対し，emricasan 群では 39％改善された[10]．現在，長期投与を含めた第Ⅱ相試験が進行中である．

第6章　肝硬変のトピックス

b 抗　体

1) simtuzumab

lysyl oxidase homolog 2（LOXL2）は ECM の架橋形成に関与する酵素であり，TGF-β 経路を介して MFB を活性化する．simutuzmab は LOXL2 特異的ヒト IgG4 モノクローナル抗体であり，四塩化炭素肝線維化マウスモデルで，抗線維化があると報告された．しかしながら，NASH 由来の肝硬変患者に投与した第Ⅱb 相試験では抗肝線維化効果が認められなかった[11]．

c 複合体

1) HSP47 siRNA

熱ショック蛋白質（heat shock protein：HSP）はすべての細胞中に普遍的に存在するシャペロン蛋白質である．HSP47 は小胞体に局在するコラーゲンに特異的な分子シャペロンとして機能し，コラーゲンの成熟や分泌に関与する．HSP47 の働きが阻害されると小胞体内にコラーゲンが集積し活性型星細胞がアポトーシスを起こす．よって，活性型星細胞の減少とコラーゲンの分泌低下による抗線維化効果が期待されている[12]．活性型星細胞へ取り込まれる HSP47 siRNA 含有ビタミン A 修飾リポソーム製剤が開発され，2014 年より米国にて治験Ⅰb/Ⅱ相試験が開始され，わが国でも 2015 年より治験Ⅰb 試験が開始されている．

近年，抗ウイルス薬の開発が目覚ましい進歩を遂げているが，抗線維症治療薬はいまだなく，アンメット・メディカル・ニーズとして上市が待望されている．本項は，肝線維化における活性化星細胞の役割を中心として新旧の知見を合わせて概説したが，実際の生体内では肝構成細胞，ECM，サイトカインなどが相互作用し，より複雑な機構で線維化が進展すると考えられる．今後さらなる病態の理解とそれによる合理的な治療法の開発が期待される．

■文　献

1) Asahina K et al：Mesenchymal origin of hepatic stellate cells, submesothelial cells, and perivasucular mesenchymal cells during mouse liver development. Hepatology **49**：998-1011, 2009

2) Hong F et al：Hepatic stellate cells express functional CXCR4：role in stromal cell-derived factor-1alpha-mediated stellate cell activation. Hepatology **49**：2055-2067, 2009

3) Sanyal AJ et al：Pioglitazone, vitamin E, or placebo for nonalcoholic steatohepatitis. N Engl J Med **362**：1675-1685, 2010

4) Neuschwander-Tetri BA et al：Farnesoid X nuclear receptor ligand obeticholic acid

for non-cirrhotic, non-alcoholic steatohepatitis（FLINT）：a multicentre, randomised, placebo-controlled trial. Lancet **385**：956-965, 2015

5）Abu Dayyeh BK et al：The effects of angiotensin blocking agents on the progression of liver fibrosis in the HALT-C Trial cohort. Dig Dis Sci **56**：564-568, 2011

6）Henderson NC et al：Galectin-3 regulates myofibroblast activation and hepatic fibrosis. Proc Natl Acad Sci USA **103**：5060-5065, 2006

7）Nishikawa K et al：Wnt／β-Catenin Signaling as a Potential Target for the Treatment of Liver Cirrhosis Using Antifibrotic Drugs. Int J Mol Sci **19**：3103, 2018

8）Myers RP et al：Longitudinal correlations between MRE, MRI-PDFF, and liver histology in patients with non-alcoholic steatohepatitis：Analysis of data from a phase Ⅱ trial of selonsertib. J Hepatol **70**：133-141, 2019

9）Friedman SL et al：A randomized, placebo-controlled trial of cenicriviroc for treatment of nonalcoholic steatohepatitis with fibrosis. Hepatology **67**：1754-1767, 2018

10）Barreyro FJ et al：The pan-caspase inhibitor Emricasan（IDN-6556）decreases liver injury and fibrosis in a murine model of non-alcoholic steatohepatitis. Liver Int **35**：953-966, 2015

11）Harrison SA et al：Simtuzumab Is Ineffective for Patients With Bridging Fibrosis or Compensated Cirrhosis Caused by Nonalcoholic Steatohepatitis. Gastroenterology **155**：1140-1153, 2018

12）Kawasaki K et al：Deletion of the collagen-specific molecular chaperone Hsp47 causes endoplasmic reticulum stress-mediated apoptosis of hepatic stellate cells. J Biol Chem **290**：3639-3646, 2015

第6章　肝硬変のトピックス

4. 肝癌に対する新規治療薬

　肝硬変診療におけるマネージメントにおいて，最大限に注意を払わなければならないのが肝癌の発症である．肝癌に対する薬物療法として，ソラフェニブが2009年にわが国において保険適用となって以来，長らく唯一の分子標的薬であったが，2017年に二次治療としてのレゴラフェニブ，2018年に一次治療としてのレンバチニブが承認され，肝癌に対する薬物療法の選択肢が拡がった．また，他癌腫においてすでに承認されているPD-1，CTLA-4など免疫チェックポイント分子に対する阻害薬も肝癌に対し積極的に検証されており，2017年に米国FDAにおいて抗PD-1抗体であるニボルマブが承認されている．本項では分子標的治療薬，免疫チェックポイント阻害薬など肝癌に対する新規薬物治療について概説する．

1 ┃ 分子標的治療薬（レゴラフェニブ，レンバチニブ）

a レゴラフェニブ

　レゴラフェニブは2017年7月よりわが国において使用可能となったマルチキナーゼ阻害薬である．適応症は「癌化学療法後に増悪した切除不能な肝細胞癌」であり，ソラフェニブ治療後の二次治療として用いられる．ソラフェニブと類似した構造式であるが，フッ素を付加することでより強いチロシンキナーゼ阻害活性を有しており，抗腫瘍効果の増強が期待される反面，より重篤な有害事象の発症についても注意が必要である．導入に際しては，ソラフェニブに対する忍容性などRESORCE試験の適格基準に従うことが重要である．RESORCE試験において全生存期間（OS）中央値はレゴラフェニブ群10.6ヵ月，プラセボ群7.8ヵ月とレゴラフェニブ群の有意な生存期間延長が示された．modified RESCISTによる抗腫瘍効果は奏効率10.6%，病態制御率65.2%であった．比較的高頻度にみられた有害事象は手足症候群，下痢，倦怠感，高血圧，食思不振，肝障害などであった[1]．

b レンバチニブ

　レンバチニブはVEGFR，FGFR，KIT，RETなどを阻害することで腫瘍血

管新生阻害作用を有するマルチキナーゼ阻害薬である．REFLECT 試験において ソラフェニブに対するレンバチニブの非劣性が証明され，2018 年 3 月に「切除不能な肝細胞癌」に対する適応が承認された．REFLECT 試験の選択基準においては，腫瘍肝占拠率 50％以上，明らかな胆管浸潤，門脈本幹浸潤（VP4）などの高度進行症例は除外となっている．REFLECT 試験の OS 中央値はレンバチニブ群 13.6 ヵ月，ソラフェニブ群 12.3 ヵ月（ハザード比＝0.92，95％信頼区間：0.79〜1.06）と，レンバチニブのソラフェニブに対する非劣性（非劣性マージン：1.08）が認められた．また副次評価項目である無増悪生存期間，無増悪期間，奏効率においても有意に良好であり，modified RESCIST による奏効率はレンバチニブ群 40.6％，ソラフェニブ群 12.6％と優れた腫瘍縮小効果が認められた．主にみられた有害事象としては高血圧，下痢，手足症候群，食思不振，蛋白尿，疲労であり，これまでの安全性プロファイルと同様の結果であった[2]．

　現状での進行肝癌に対する薬物療法の一次治療として，ソラフェニブ，レンバチニブが使用可能であるが，腫瘍縮小，副作用発現率，二次治療におけるレゴラフェニブの忍容性などを適切に評価して治療選択なされるべきである．また，副作用プロファイルの熟知と適切な用量調節および副作用管理が薬剤の治療継続と効果を最大限に高めるために重要である．

2　その他の期待される分子標的薬（カボザンチニブ，ラムシルマブ）

　わが国で未承認であるが，今後適用が期待される他の薬剤としてカボザンチニブ，ラムシルマブなどがある．カボザンチニブは VEGFR2，MET，RET などを標的とする分子標的治療薬，ラムシルマブは VEGFR-2 を標的とした IgG1 型ヒトモノクローナル抗体である．いずれもソラフェニブ治療後の二次治療薬として第Ⅲ試験にて検証されている．CELESTIAL 試験において，主要評価項目 OS 中央値はカボザンチニブ群 10.2 ヵ月，プラセボ群 8.0 ヵ月とカボザンチニブ群での有意な生存期間延長が認められた[3]．AFP 400 ng/mL 以上の症例を対象としたラムシルマブの有効性を検証する REACH-2 試験では，主要評価項目 OS 中央値はラムシルマブ群 8.5 ヵ月，プラセボ群 7.3 ヵ月とラムシルマブ群において有意に良好な結果であった[4]．AFP 高値例で，レゴラフェニブが使用できないソラフェニブ不耐症例におけるよい適応と考えられる．レゴラフェニブ，レンバチニブに続く新たな選択肢として今後の承認が期待される．

第6章　肝硬変のトピックス

3 　免疫チェックポイント阻害薬

　癌に対する免疫療法は，第4の治療法として期待されながらも，悪性黒色腫など一部の癌腫を除いて効果は限定的であり，これまで期待された成績を示すことはできなかった．しかしながら近年，PD-1，CTLA-4をはじめとする免疫チェックポイント分子を阻害することで，免疫担当細胞による抗腫瘍効果とOSの延長が多くの癌腫で証明され，癌免疫療法は第4の治療法として確立されるとともに，癌治療を大きく変えつつある．肝癌に対しても，これまでワクチン療法，細胞療法など種々の免疫療法が検証されており，その有効性を実証する報告もある[5]．2019年7月時点においてわが国で肝癌に対し認可された免疫療法薬はないが，表1に示すようにさまざまな免疫チェックポイント阻害薬の第Ⅲ相試験が進行中であり今後の治療応用が期待されている．

　Check Mate040試験は肝癌に対するニボルマブの第Ⅰ/Ⅱ相試験であり，用量漸増パートと拡大パートで行われた[6]．48例が登録された用量漸増パートにおける奏効率は15％［完全奏効（CR）3例，部分奏効（PR）4例］であり，G3以上の有害事象を12例（25％）に認めた．拡大パートでは3mg/kg

表1　肝癌に対する免疫チェックポイント阻害薬の主な第Ⅲ相試験

試験登録番号	試験名	薬　剤	標　的	治療次数	対照薬
NCT02576509	CheckMate 459	Nivolumab	PD-1	1st-line	Sorafenib
NCT02702401	KEYNOTE-240	Pembrolizumab	PD-1	2nd-line	Placebo
NCT03062358	KEYNOTE-394	Pembrolizumab	PD-1	2nd-line	Placebo
NCT03298451	HIMALAYA	Durvalumab± Tremelimumab	PD-L1＋ CTLA-4	1st-line	Sorafenib
NCT03383458	CheckMate 9DX	Nivolumab	PD-1	Adjuvant	Placebo
NCT03412773		Tislelizumab (BGB-A317)	PD-1	1st-line	Sorafenib
NCT03434379	IMbrave150	Atezolizumab + Bevacizumab	PD-L1＋ VEGF	1st-line	Sorafenib
NCT03605706		Camrelizumab (SHR-1210) + FOLFOX4	PD-1 （＋殺細胞性抗癌薬）	1st-line	Sorafenib or FOLFOX4

[ClinicalTrials.govより作成]

に容量設定され，214 例が登録された．奏効率は 20％（CR 3 例，PR 39 例）であり，G3 以上の有害事象を 40 例（19％）に認めた．HBV，HCV 感染の有無，ソラフェニブ前治療の有無にかかわらず奏効率は同程度であり，有害事象においても他癌腫で報告されているのと同様の結果であった．現在一次治療としてのソラフェニブとの比較，および根治的治療後のアジュバント治療としての第Ⅲ相試験が進行中である．

KEYNOTE-224 試験は，ソラフェニブ治療後の二次治療としてのペムブロリズマブの有効性を評価する第Ⅱ相試験である[7]．104 例が登録され，主要評価項目である奏効率は 17％（CR 1 例，PR 17 例）であり，病勢制御率は 61.5％（64 例）であった．G3 以上の有害事象は 25 例（24％）で，免疫介在性肝炎は 3 例（3％）に認められた．現在ペムブロリズマブの二次治療としての第Ⅲ相試験が 2 本進行中である．

4 肝癌に対する免疫チェックポイント阻害薬の展望と課題

肝癌に対する免疫チェックポイント阻害薬の奏効率は単剤では 15〜20％程度と非常に高い治療効果が期待できるものではない．現在，他の分子標的治療薬や免疫療法との組み合わせ（複合免疫療法）や TACE，ラジオ波などの肝癌特有の治療法との併用が積極的に検証されている．ASCO2018 においてペムブロリズマブとレンバチニブの併用（abstract 4076）では奏効率 46％（6 例），抗 PD-L1 抗体アテゾリズマブと抗 VEGF 抗体ベバシズマブの併用（abstract 4074）では，奏効率 62％（13 例）と第Ⅰb相試験の結果が報告されており，併用療法は高い治療効果の可能性を秘めていると考えられる．免疫チェックポイント阻害薬への期待は高まるが，特有の有害事象（irAE）の発現に留意することはもちろん，高価な薬剤でもあり，治療効果を予測する PD-L1 発現や遺伝子変異などに代表されるバイオマーカー探索も重要な課題である．

肝癌における薬物療法は，これまでソラフェニブのみであったが，新たな分子標的薬が登場し，さらには今後さまざまな免疫療法薬が使用可能となってくる可能性がある．薬剤の特性，有害事象，患者背景を適切に評価し，個々の患者に対しいかに最適な治療法を選択するかが重要である．肝癌の領域においても理想的な個別化癌診療の時代が到来しつつある．

271

第6章　肝硬変のトピックス

■文　献

1) Bruix J et al：Regorafenib for patients with hepatocellular carcinoma who progressed on sorafenib treatment（RESORCE）：a randomised, double-blind, placebo-controlled, phase 3 trial. Lancet **389**：56-66, 2017

2) Kudo M et al：Lenvatinib versus sorafenib in first-line treatment of patients with unresectable hepatocellular carcinoma：a randomised phase 3 non-inferiority trial. Lancet **391**：1163-1173, 2018

3) Abou-Alfa GK et al：Cabozantinib in Patients with Advanced and Progressing Hepatocellular Carcinoma. N Engl J Med **379**：54-63, 2018

4) Zhu AX et al：REACH-2：A randomized, double-blind, placebo-controlled phase 3 study of ramucirumab versus placebo as second-line treatment in patients with advanced hepatocellular carcinoma（HCC）and elevated baseline alpha-fetoprotein（AFP）following first-line sorafenib. J Clin Oncol **36**（suppl, abstract 4003）, 2018

5) Mukaida N, Nakamoto Y：Emergence of immunotherapy as a novel way to treat hepatocellular carcinoma. World J Gastroenterol **24**：1839-1858, 2018

6) El-Khoueiry AB et al：Nivolumab in patients with advanced hepatocellular carcinoma（CheckMate 040）：an open-label, non-comparative, phase 1/2 dose escalation and expansion trial. Lancet **389**：2492-2502, 2017

7) Zhu AX et al：Pembrolizumab in patients with advanced hepatocellular carcinoma previously treated with sorafenib（KEYNOTE-224）：a non-randomised, open-label phase 2 trial. Lancet Oncol **19**：940-952, 2018

索　引

■ ギリシア文字
αグルコシダーゼ阻害薬　118
β-catenin 阻害薬　264
β-エンドルフィン　205

和　文

■ あ
亜鉛　184
アザチオプリン　103
アルコール性肝疾患　18
アルコール性肝障害　89
アルコール脱水素酵素　89
アンジオテンシンⅡ受容体拮抗薬　264
アンチトロンビン（AT）Ⅲ　152
　──製剤　199
アンモニア　132

■ い
異所性静脈瘤　229
犬山分類　134
茵蔯蒿湯　216

■ う
ウイルス性肝硬変　64, 70
うっ血性肝硬変　24
ウルソデオキシコール酸　101, 114, 187
ウロキナーゼ　156
運動プログラム　57

■ え
栄養状態　43
エロビキシバット　222
炎症性腸疾患　111

■ お
黄疸　4
オベチコール酸　120

■ か
過栄養　49
架橋性線維化　18
下腿浮腫　3
カボザンチニブ　269
カルニチン欠乏　202
カルニチン補充療法　47
肝移植　245
肝炎体操　60
肝癌　64
肝硬変　23, 221, 253, 256
肝細胞周囲性線維化　20
肝障害度分類　33
肝腎症候群　170
肝性脳症　4, 26, 132, 196, 203, 212, 221,
　228
肝切除適応基準　243
肝線維化　6, 12, 17, 117, 261
癌のリハビリテーション　55
肝肺症候群　174
肝発癌予防　178
肝庇護薬　187, 216
漢方製剤　215
間葉系幹細胞　257

■ き
偽アルドステロン症　215

273

索 引

偽膜性大腸炎　197
強力ネオミノファーゲンシー®　189
筋痙攣　147, 215
筋線維芽細胞　261

■ く
クモ状血管腫　3
グリチルリチン製剤　188
グリチロン®　189

■ け
経頸静脈肝内門脈大循環短絡術　127,
　229, 234
血小板減少　161
血清遊離脂肪酸　43
ケモカイン　262
原発性硬化性胆管炎　23, 110
原発性胆汁性胆管炎　22, 96

■ こ
抗アルドステロン薬　194
高アンモニア血症　196, 203, 212
抗凝固薬　199
合成二糖類　135, 212
こむら返り　147, 203, 215
孤立性胃静脈瘤　227
孤立性静脈瘤　141
昏睡度分類　134
根治的治療　237

■ さ
再生医療　256
サイトカイン　262, 266
細胞外マトリックス物質　261
サルコペニア　28, 42, 120, 147, 246
サルコペニア肥満　51
酸化マグネシウム　222

■ し
刺激性下剤　222
自己骨髄細胞投与療法　256
自己免疫性肝炎　96
芍薬甘草湯　215
集学的治療　237
周術期栄養・リハビリ介入　248
重症型アルコール性肝炎　92
重症度判定　32
就寝前エネルギー投与　46, 92
手掌紅斑　3
出血傾向　159
小柴胡湯　216
食道胃静脈瘤　29, 140
食道胃噴門部静脈瘤　140
女性化乳房　3

■ す・せ・そ
スピロノラクトン　194
星細胞　261
生体肝移植　245
瘙痒症　164, 205

■ た
ダイノルフィン　206
ダナパロイドナトリウム　154
胆道造影　112
蛋白質・エネルギー低栄養　42, 90, 126

■ ち
超音波エラストグラフィ　11
腸肝相関　252
腸内細菌叢　218, 253
直接作用型経口抗凝固薬　157, 199
直接作用型抗ウイルス薬　70

■ て
低分子ヘパリン　199

テノホビル製剤　64
テルリプレシン　172
デンバー・シャント　234

■ と
銅　104
糖鎖欠損トランスフェリン　91
糖尿病　117
特発性細菌性腹膜炎　125, 233
トルバプタン　127, 194
トロンボポエチン受容体　208
　　──作動薬　161

■ な
内因性オピオイド受容体　165
内視鏡的硬化療法　141
内視鏡的静脈瘤結紮術　141
内臓脂肪肥満　248
ナルフラフィン　102, 114, 168, 205
難吸収性抗菌薬　196
難治性腹水　232

■ に・の
ニボルマブ　270
尿素回路　184
脳死肝移植　245

■ は
排便調節　221
排便調節薬　221
バソプレシン V_2 受容体拮抗薬　127, 194
バルーン閉塞下逆行性経静脈的塞栓術
　141, 226

■ ひ
非アルコール性脂肪肝　80
非アルコール性脂肪肝炎　20, 80

非アルコール性脂肪性肝疾患　10, 20, 80
脾腫　4
非侵襲的肝線維化診断　16
非選択性 β 遮断薬　144
ビタミン K 拮抗薬　199
脾摘　161
肥満　49

■ ふ
フィブロスキャン　65, 71
フェロポーチン　107
腹腔-静脈シャント　127, 234
腹水　3, 27, 124
腹水穿刺排液　127
腹水濾過濃縮再静注法　127, 232
腹壁静脈怒張　3
部分的脾動脈塞栓術　161
プロバイオティクス　218, 255
分岐鎖アミノ酸　42, 60, 133, 192, 235

■ へ
ベザフィブラート　114
ヘプシジン　107
ペムブロリズマブ　271
ヘモクロマトーシス　107
便秘症　221

■ ま
幕内基準　243
マクロファージ　257
慢性ウイルス性肝炎　18
慢性瘙痒症　164

■ み・め
ミドドリン　173
メトホルミン　118

索 引

■ も
燃え尽き NASH　21
門脈圧亢進症性胃症　140
門脈血栓　152, 199
門脈腫瘍栓　237

■ ら
ラクチトール　212
ラクツロース　212
ラムシルマブ　269

■ り
利尿薬　194
リファキシミン　135, 196

■ る
ループ利尿薬　194
ルストロンボパグ　208
ルビプロストン　222

■ れ・わ
レゴラフェニブ　268
レボカルニチン　202
レンバチニブ　268
ワルファリン　156

欧 文

■ A
acute-on-chronic liver failure（ACLF）
　36
ALBI スコア　35
ALDH2　91
ASK 阻害　265
ATⅢ製剤　154, 199
ATP7B　104
autoimmune hepatitis（AIH）　96

■ B
balloon-occluded retrograde transvenous
　obliteration（BRTO）　141, 226
branched chain amino acids（BCAA）
　42, 60, 133, 192, 235
burn out NASH　21
B 型肝硬変　64

■ C
CCR2/CCR5 作動薬　265
cell-free and concentrated ascites rein-
　fusion therapy（CART）　127, 232
chicken-wire mesh fibrosis　20
Child-Turcotte-Pugh（CTP）分類　32
conversion　242
C 型肝硬変　70
C 型慢性肝炎　7

■ D
D-ペニシラミン　106
direct oral anticoagulants（DOAC）
　157, 199
direct-acting antivirals（DAAs）　70
DPP-4 阻害薬　119
dysbiosis　218

■ E
endoscopic injection sclerotherapy
　（EIS）　141
endoscopic variceal ligation（EVL）
　141
extracellular matrix（ECM）　261

■ F
FIB-4　6
free fatty acid（FFA）　43
FXR 作動薬　264

■ G

Galectin-3 阻害薬　264
GLP-1 受容体作動薬　119
gut liver axis　252

■ H

HBs 抗原量測定　68
HSP47 siRNA　266

■ I

imeglimin　120
International Club of Ascites　171

■ K・L

Karvonen の式　60
Kupffer 細胞　262
late evening snack（LES）　46, 92

■ M

M2BPGi　8
MELD スコア　34
mesenchymal stem cells（MSC）　257
MR エラストグラフィ　11
myofibroblast（MFB）　261

■ N

nonalcoholic fatty liver disease（NAFLD）
　10, 20, 80
nonalcoholic fatty liver（NAFL）　80
nonalcoholic steatohepatitis（NASH）
　20, 80
　──肝硬変　80

■ P

pan-caspase 阻害薬　265
portal hypertensive gastropathy（PHG）
　140
primary biliary cholangitis（PBC）
　22, 96
primary sclerosing cholangitis（PSC）
　23, 110
protein-energy malnutrition（PEM）
　42, 90, 126

■ S

SGLT2 阻害薬　119
shear wave elastography　14
shear wave imaging　12
simutuzmab　266
spontaneous bacterial peritonitis（SBP）
　125, 233
strain imaging　12
sustained virological response（SVR）
　70

■ T・W

Transient elastography　13
transjugular intrahepatic portosystemic
　shunt（TIPS）　127, 229, 234
Wernicke 脳症　92
Wilson 病　104

肝硬変治療マニュアル─エキスパートのコツとさじ加減

2019 年 12 月 1 日　発行	編集者　吉治仁志
	発行者　小立鉦彦
	発行所　株式会社　南　江　堂

〒113-8410　東京都文京区本郷三丁目 42 番 6 号
☎(出版)03-3811-7236　(営業)03-3811-7239
ホームページ　https://www.nankodo.co.jp/
印刷・製本　永和印刷
装丁　中嶋かをり

Manual for Treatment of Liver Cirrhosis
© Nankodo Co., Ltd., 2019

定価は表紙に表示してあります．
落丁・乱丁の場合はお取り替えいたします．
ご意見・お問い合わせはホームページまでお寄せください．

Printed and Bound in Japan
ISBN978-4-524-24881-0

本書の無断複写を禁じます．

JCOPY 〈出版者著作権管理機構　委託出版物〉

本書の無断複写は，著作権法上での例外を除き，禁じられています．複写される場合は，そのつど事前に，
出版者著作権管理機構（TEL 03-5244-5088，FAX 03-5244-5089，e-mail: info@jcopy.or.jp）の許諾を
得てください．

本書をスキャン，デジタルデータ化するなどの複製を無許諾で行う行為は，著作権法上での限られた例外
（「私的使用のための複製」など）を除き禁じられています．大学，病院，企業などにおいて，内部的に業
務上使用する目的で上記の行為を行うことは私的使用には該当せず違法です．また私的使用のためであっ
ても，代行業者等の第三者に依頼して上記の行為を行うことは違法です．